神经肌肉超声
Neuromuscular Ultrasound

神经肌肉超声
Neuromuscular Ultrasound

原　　著　Francis O. Walker

Michael S. Cartwright

主　　译　吕国荣　李拾林

副 主 译　王凌星　苏淇琛

译　　者　（按姓名汉语拼音排序）

陈少华（福建医科大学附属第二医院）

李拾林（福建医科大学附属第二医院）

林惠通（福建医科大学附属第二医院）

柳舜兰（福建医科大学附属第二医院）

吕国荣（福建省泉州医学高等专科学校）

苏淇琛（福建医科大学附属第二医院）

苏珊珊（福建医科大学附属第二医院）

王凌星（福建医科大学附属第二医院）

北京大学医学出版社

SHENJING JIROU CHAOSHENG

图书在版编目（CIP）数据

神经肌肉超声 /（美）沃克（Walker, F. O.），（美）卡特赖特（Cartwright, M. S.）原著；吕国荣，李拾林主译 .—北京：北京大学医学出版社，2016.4
　书名原文：Neuromuscular Ultrasound
　ISBN 978-7-5659-1266-5

Ⅰ.①神… Ⅱ.①沃… ②卡… ③吕… ④李… Ⅲ.①神经肌肉疾病—超声波诊断 Ⅳ.① R746.04

中国版本图书馆 CIP 数据核字（2015）第 264258 号

北京市版权局著作权合同登记号：图字：01-2015-7081
ELSEVIER
Elsevier (Singapore) Pte Ltd.
3 Killiney Road, #08-01 Winsland House I, Singapore 239519
Tel: (65) 6349-0200; Fax: (65) 6733-1817
Neuromuscular Ultrasound
Francis O. Walker, Michael S. Cartwright
Copyright ©2011 by Sauder,an imprint of Elsevier Inc.
ISBN-13: 9781437715279
This translation of Neuromuscular Ultrasound by Francis O. Walker and Michael S. Cartwright was undertaken by Peking University Medical Press and is published by arrangement with Elsevier (Singapore) Pte Ltd.
Neuromuscular Ultrasound by Francis O. Walker and Michael S. Cartwright 由北京大学医学出版社进行翻译，并根据北京大学医学出版社与爱思唯尔（新加坡）私人有限公司的协议约定出版。

《神经肌肉超声》（吕国荣 李拾林 译）

ISBN: 9787565912665

神经肌肉超声

主　　译：吕国荣　李拾林
出版发行：北京大学医学出版社
地　　址：（100191）北京市海淀区学院路 38 号　北京大学医学部院内
电　　话：发行部 010-82802230；图书邮购 010-82802495
网　　址：http : //www.pumpress.com.cn
E－mail：booksale@bjmu.edu.cn
印　　刷：北京强华印刷厂
经　　销：新华书店
责任编辑：宋小妹　　责任校对：金彤文　　责任印制：李　啸
开　　本：889 mm×1194 mm　1/16　印张：13.5　字数：415 千字
版　　次：2016 年 4 月第 1 版　2016 年 4 月第 1 次印刷
书　　号：ISBN 978-7-5659-1266-5
定　　价：150.00 元
版权所有，违者必究
（凡属质量问题请与本社发行部联系退换）

原著者名单

Roy Beekman, MD, PhD
Department of Neurology
Atrium Medical Center,
Heerlen, The Netherlands

Andrea J. Boon, MBChB
Assistant Professor
Department of Physical Medicine and Rehabilitation
Department of Neurology
Mayo Clinic College of Medicine
Rochester, Minnesota

Michael S. Cartwright, MD
Assistant Professor
Department of Neurology
Wake Forest University School of Medicine
Winston-Salem, North Carolina

C. Michael Harper, MD
Professor of Neurology
Vice Chair
Department of Neurology
Mayo Clinic College of Medicine
Rochester, Minnesota

Lisa D. Hobson-Webb, MD
Assistant Professor
Department of Medicine
Division of Neurology
Duke University Medical Center
Durham, North Carolina

Christopher Harker Hunt, MD
Assistant Professor of Radiology
Department of Radiology
Mayo Clinic College of Medicine
Rochester, Minnesota

Sigrid Pillen, MD, PhD
Department of Neurology and Clinical Neurophysiology
Department of Pediatrics
Radboud University Nijmegen Medical Center
Nijmegen, The Netherlands

Steven J. Shook, MD
Staff
Neuromuscular Center, Neurological Institute
Cleveland Clinic
Cleveland, Ohio

Nens van Alfen, MD, PhD
Neurologist/Clinical Neurophysiologist
Department of Neurology & Clinical Neurophysiology
Radboud University Nijmegen Medical Center
Nijmegen, The Netherlands

Leo H. Visser, MD, PhD
Department of Neurology
St. Elisabeth Hospital
Tilburg, The Netherlands

Francis O. Walker, MD
Professor
Department of Neurology
Wake Forest University School of Medicine
Winston-Salem, North Carolina

Robert S. Weller, MD
Professor
Department of Anesthesiology
Wake Forest University School of Medicine
Winston-Salem, North Carolina

Craig Mitchell Zaidman, MD
Assistant Professor
Department of Neurology
Division of Child Neurology
Washington University
St. Louis Children's Hospital
Barnes Jewish Hospital
St. Louis, Missouri

Machiel J. Zwarts, MD, PhD
Professor
Clinical Neurophysiology
Radboud University Nijmegen Medical Center
Nijmegen, The Netherlands
Professor
Epilepsy Centre Kempenhaeghe
Heeze, The Netherlands

译者前言

肌肉骨骼超声是超声医学的重要组成部分。神经肌肉超声是肌肉骨骼超声的一个重要分支。超声医学发展日新月异，介入性超声、三维超声、超声弹性成像、声学造影等新技术已经融入了超声医学各个领域并推动着超声影像诊断和治疗水平的提升。由 Francis O. Walker 教授和 Michael S. Cartwright 助理教授主编的神经肌肉超声（*Neuromuscular Ultrasound*）内容丰富，涵盖超声诊断基础理论、周围神经及四肢肌肉的超声检查方法、常见疾病的超声表现、介入超声在神经肌肉疾病诊断中的经验、超声与其他检查技术的联合应用等方面，观点新颖，技术先进，重点突出，简明扼要，还十分重视超声新技术在神经病学各个不同领域的应用，反映了当代神经肌肉超声的先进水平和最新成就，同时就目前该领域尚不完善或空白方面进行了详细分析，为进一步研究指明了方向。我国尚缺少有关神经肌肉的超声诊断专著，因此，我们组织了福建医科大学附属第二医院和泉州医学高等专科学校的专家翻译 *Neuromuscular Ultrasound* 一书。读者可登录 www.expertconsult.com 搜索本书英文版书名，观看相关视频（购买本书英文版方可获得相关激活码）。希望本书的出版能促进我国神经肌肉超声的发展。

由于我们在神经肌肉超声方面的诊断水平和经验有限，而且这是一个全新的超声领域，因此，本书翻译难免有疏漏、错误之处，诚恳地希望超声医学界专家和同道不吝指正。

吕国荣
2016 年 1 月于泉州

原著前言

"所有人类科学只是观察能力的提高,所有人类艺术是动手能力的增加。视野和操作以无数间接和转化的方式,成为所有知识进步中的两个协同因素。"

John Fiske,1899[1]

医学既是艺术,也是科学,这一点在电诊断医学实践和神经肌肉超声体现得最清楚。这两种技术都是以感知信息(科学)和运动技能(艺术)为基础进行推理研究,都有助于探索个体患者的病理改变以及影响广泛人群的神经肌肉疾病的机制。Fiske 在其早期的著作中详细解释了艺术和科学的协同效应[2]:

"科学不只是普通感觉借助推理进行的延伸,艺术也不只是肌肉系统以运动方式表现心理状态的扩展。因此,认识规律的每一次进步都有助于人类的操作,每一次成功操作的结果都有助于发现其他规律……现在,几乎没有一项科学观察不涉及艺术工具的使用,而且几乎没有一个艺术过程与科学预测无关。"

这种描述很恰当,因为肌电图(EMG)和超声检查作为 20 世纪的发明,是可以亲手操作的技术(艺术),也就更好地理解科学(艺术)。当然,人们对这些技术(艺术)中的科学理解越透彻,就越能激发人们对它们进行探索。国际上对于实际进步技术的描述与提出的研究假说是存在差异的,但也有些人认为这是发明创造的重要前提。这种想法无法解释大部分创新,特别是现在常规可用且具有技术进步特征的发明中隐含的实时推理和运动技巧。事实上,正是物理研究如超声检查和 EMG 的实时性才使它们对操作者更具有吸引力。这些技术通过整合问诊、体格检查、电诊断和实时超声的综合结果,促进问题的解决。整合的过程,或更常见的是整合失败,会激发好奇心并促进该领域的发现。

本书是为那些想借助超声检查进一步发展神经肌肉科学和艺术的人而写的。与临床医学的很多情况类似,我们对这一领域的兴趣来自热心导师 William McKinney 博士的帮助。他是美国超声医学会前主席,也是颈动脉超声检查的先行者。他在 25 年前就鼓励 Francis O. Walker 继续进行 Heckmatt 等[3]关于使用超声检查评价肌萎缩的研究。超声技术的偶然使用证实了它对检测慢性肌肉疾病具有敏感性。若单独使用,其在临床护理中的作用微乎其微,所以该技术主要限于研究时使用[4]。然而,在接下来的 15 年内,随着可用分辨力的明显提高,超声技术被用于研究神经并用来常规评价卡压性神经病变。大约 10 年前,Michael S. Cartwright 开始使用超声检查进行神经肌肉研究[5]。从那以后,有许多美国及国外的研究者加入,其中有些人比我们更早进行研究且更有经验。这些先行者通过他们的意外发现和优秀研究鼓励并促使我们汇编了这本神经肌肉超声的入门教材。我们尽可能多地邀请这些优秀的研究者来编写相关章节或大量引用他们的研究。我们期待未来能找到更多的同道和合作者,推进这一广阔领域的发展。

Francis O. Walker,Michael S. Cartwright

参考文献

1. Fiske J. The destiny of man viewed in light of his origin. Boston:Houghton Mifflin(the Riverside Press Cambridge);1899.p60
2. Fiske J, Outlines of cosmic philosophy based on the doctrines of evolution with criticisms on the positive philosophy,vol. 2,1891,Houghton Mifflin(the Riverside Press Cambridge),Boston,p 310
3. Heckmatt JZ, Dubowitz V, Leeman S. Detection of pathological change in dystrophic muscle with B-scan ultrasound imaging. Lancet. 1980;1:1389-1390.
4. Walker FO, Donorio PD, Harpold GJ, Ferrell W.G. Sonographic imaging of muscle contraction and fasciculations:a correlation with electromyography. Muscle Nerve. 1990;13:33-39.
5. Cartwright MS, Wiesler ER, Caress JB, et al. High-resolution ultrasound in the evaluation of carpal tunnel syndrome. Neurology. 2002;58(Suppl 3):A67.

目 录

第一章

超声的基本原理

Francis O. Walker

译者：柳舜兰　苏淇琛

本章要点

- 神经肌肉超声检查常用线阵换能器（探头）。线阵换能器通常含有一组数百个晶体或陶瓷的压电元件，这些元件既可以将电能转换成声波，也可以将组织反射回来的声波转换成电子脉冲。换能器主要运行于接收模式而非发射模式，处于接收模式的时间超过 99%。
- 声波是一种变速传播的压力波，其传播速度取决于所在组织。超声仪器假定声波传播的平均速度是 1540 m/s，并以此来计算回声的深度。
- 声波在组织中传播时会发生衰减（高频声波比低频声波衰减更明显），也会在致密结构表面发生反射或散射。因此，高频换能器产生的浅表影像质量要远高于深部影像。
- 大多数神经肌肉超声检查采用 B 型（辉度调节）成像模式，也称为实时成像模式。换能器不断地产生和接收声波，接收返回的声波后，计算机应用假设和公式进行估算，产生直观显像，包括空间、时间分辨力和回波强度。

熟悉超声波基本原理的神经科医生极少。因此，本章的目的在于使读者理解超声仪器的基本原理，以利于更好地掌握仪器的操作技能，并懂得如何调节和优化超声图像。此外，还可引导读者深入了解超声技术进一步发展的潜能。目前仪器的设计主要针对的不是神经和肌肉，而是深部的器官和组织，因此，从有经验的用户那里得到更多的反馈，可以改善神经肌肉超声仪器的性能。

一、概述

古希腊人通过 Echo 和 Narcissus 的神话故事，理解了光和声反射的基本原理。故事中的 Narcissus 对自己水中的倒影着迷，而不为美丽的 Echo 所吸引。这个传说的作者不可能预见水下声呐、医学超声的发展，但是她似乎懂得回波定位的价值，回波定位是另一种感知自然界的方式。

自然界的生物很早就掌握了回声定位的能力。神奇的蝙蝠和鲸鱼，在黑暗中或视线不佳的深水区，可使用回声进行空间定位。它们通过回声定位来感知世界的能力，对于人类来说是遥不可及的。我们不能感受超声波，所以我们必须找到一个替代品，可以通过反射的声能创造出可经视觉感受的结构信息。霍华德·休斯在他获奖的书籍《感觉新奇事物》中深入探讨了人以外的哺乳动物回声定位能力和其他独特的感觉经验[1]。

不论医师的经验是否丰富，本书都值得一读。我们以了解仪器设备的性能为开篇，对如何形成超声影像进行了阐述。本章节首先描述了图像如何生成，随后是换能器及其组成元件，声波和回声在人体组织中的特性，以及如何调节换能器和如何实现回声到图像的转换。在阐述上述内容的同时，还对超声与电诊断法进行了比较。神经肌肉的病变主要是通过电诊法诊断，而非其他影像技术，所以与其比较是有价值的。许多读者有较多的电诊断经验，这将有助于他们学习超声技术。文中还讨论了一些关于人类感知能力以及它们如何影响超声仪器显像的内容（图 1.1）。

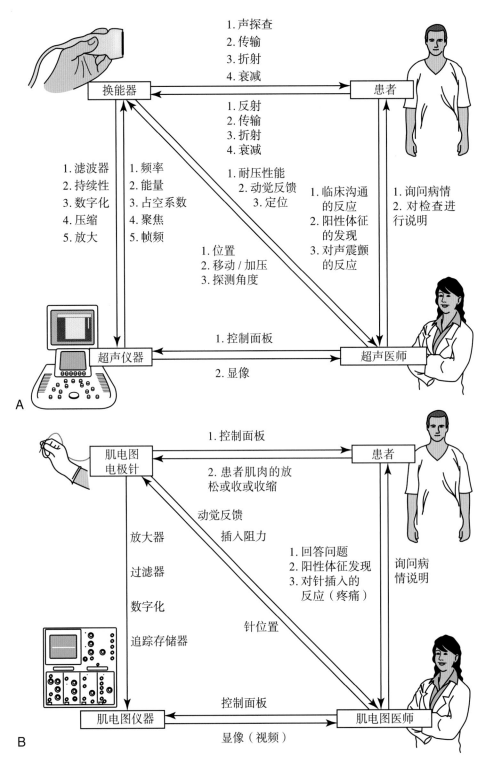

图 1.1 A，超声成像的四个要素：换能器、仪器及操作、患者、超声医生。超声医生在检查时将相互作用的四个因素联系起来。B，肌电图——采用与超声检查相同的网格图进行描述，EMG 有时被认为是体格检查的扩展，神经肌肉超声也一样。带有方向性的箭头表示这些要素之间复杂的相互反馈作用。EMG，肌电图

二、使用入门：获取图像

超声仪器上有一系列复杂的开关、刻度盘和按钮，认识这些对于初学者来说有点困难（图 1.2）。另外，为了避免误操作，开 / 关键总是设置在比较隐蔽的位置。然而仪器一旦开始运行，操作者很快就会发现仪器其实很直观而且很快就能学会使用。首先要确定仪器的探头连接正常，并在其表面涂上耦合剂。之后，将探头放在手腕上进行方位识别，如图 1.3 所示。请注意，每个线阵探头的一端都有一个相对应的方位定位标记。这个标记一般对应显示在屏幕的左上角。检查时应该使探头的定位标记端指向患者的头侧，以获取矢状断面图像，指向超声医师的左侧，以获取横断面图像。因此，超声声像图的定位方式与计算机断层扫描（CT）或磁共振成像（MRI）是一致的。应该注意的是，并非所有神经肌肉成像都采用这种定位方式，本书中的一些旧图像就是如此。例如，腕部正中神经的矢状断面成像在文献中通常采用相反的定位方式：屏幕的左边显示腕部的远端。但根据超声规范，这是不可取的，应当避免[2]。神经肌肉超声检查还受其他因素影响，如框 1.1 所示。

框 1.1　神经肌肉超声检查的总体要素

1. 使用频率≥12 MHz 的线阵式换能器
2. 检查室的设置应该确保超声医师可同时观察到患者和超声仪器（图 1.25）
3. 与超声显示屏左上角标志相对应的换能器标志，在进行横断面显像时应对着超声医师的左侧，矢状断面成像时应对着患者的头侧
4. 在检查过程中，深度、聚焦、增益和时间增益补偿应调整至可显示感兴趣结构的最佳状态
5. 若条件允许，应使用多普勒超声明确血管中有无血流
6. 获取和保存所检查部位的图像应至少包括两个断面。例如，对于腕管综合征的患者，无论是正中神经的横断面还是矢状断面图像都应该评估和保存
7. 使用有注释功能的超声仪器时可以标注感兴趣的结构，并保存重要的图像。图像可以打印、保存到仪器硬盘，或上传至图像存档和通信系统

检查腕关节时，掌根应舒适地放在患者的前臂或其他支撑结构上。声像图要包含腕管的内容物、桡动脉和（或）尺动脉。图像的宽度与探头的扫描范围相对应（图 1.4），对于曲面探头，则对应其曲度（图 4.2 和图 4.14）。耦合剂除了增强声波的穿透性外，还能使探头容易向左、向右、向远端或向近端滑动，从而获取相邻组织的最佳显像。稍微施压可使探头向近端或远端倾斜。总体来说，探查时探头应垂直于皮肤表面，但也经常需要调整探头角度。一般情况下无需加压扫查，施加太大的压力会使结构发生变形，也会使患者对超声检查产生厌烦和不适感（图 1.5）。为了方便和有效地识别图像，可以

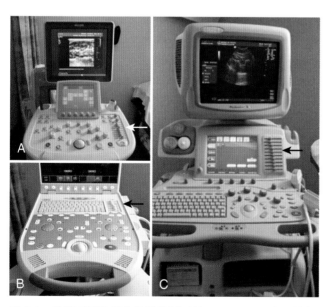

图 1.2　几种不同的超声仪器控制面板。A，Philips（飞利浦）IU22。B，Biosound Esaote（百胜）便携式 B 超机。C，GE Logiq。尽管现代仪器是数字化的，但仪器控件还是有连续调整或逐步递增两种模式。箭头所示为仪器上的时间增益补偿面板

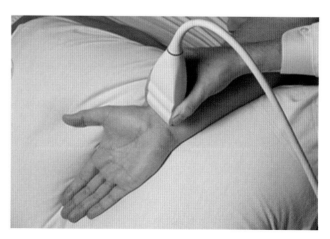

图 1.3　图像方位示意图：探头边缘的方位定位标记已被手指遮挡，在此位置可获取腕部正中神经的横断面声像图

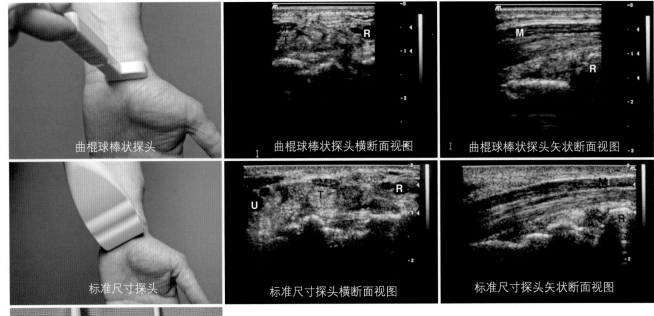

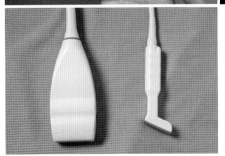

图1.4　不同类型探头的扫查范围不同。顶行显示了腕部的曲棍球棒状（小视野）探头及其产生的横断面和矢状断面图像。第二行显示的是标准探头及其产生的横断面和矢状断面图像。底部的图像是两种探头外观的比较。大探头的视野较宽，可以包含桡动脉（R）和尺动脉（U）、相关的静脉、正中神经（M）以及多根肌腱，而小探头只能显示部分的正中神经和桡动脉。与小探头相比，标准探头获取的矢状断面图像中正中神经（深部骨骼）更加清晰可见。第二行的图像中桡骨深方存在混响伪像。同时还应注意矢状断面图像中神经末梢是在左侧，因为这些是旧式图像，没有遵循规范标准

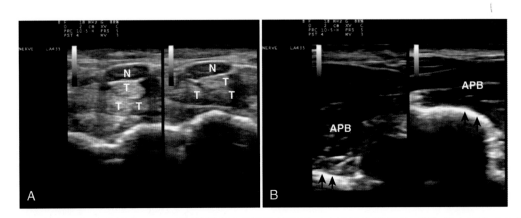

图1.5　探头压力对神经和肌肉的影响。A，两幅图像均为远侧腕横纹处正中神经的横断面。施加较小压力（左侧图像）与较大压力（右侧图像）时，神经厚度或形状几乎没有任何改变，但随着压力增加，神经和桡骨之间的距离缩小。B，两幅图像为通过拇短展肌的掌骨（箭头）的正中横断面。左侧图像为探头施加较小压力，右侧图像为施加较大压力。压力造成拇短展肌厚度减小约50%。与拇短展肌相比，较大压力对腕管造成的变形较小，因为肌腱和神经与骨骼肌肉相比，其可压缩性和可移动性较差

适当加入一些可识别的标志（血管分叉、骨缘等）。

　　为了获得理想图像，可以对仪器进行几项简单的调整。超声仪器面板上有用来调整显示深度的旋钮，可调整以显示目标结构[3]；缩放功能可以对感兴趣的细节进行详细的观察。MRI与CT都是机械地记录标准化切面，而超声仪器则需要操作人员使

用探头进行多部位和多角度探查，并通过操作相关控件来获取和存储最有用的二维（2D）图像。深度的增加（低倍放大）以及缩放功能（高倍放大）与显微镜的镜头功能类似——低倍镜对方向定位和异常情况的显示有帮助，而高倍镜则可用来捕捉病理变化的本质。对于弥漫性病变，低倍放大（增加深度，如了解肌肉病变范围）更适合。

图像的亮度也可通过调节功率以及增益旋钮来控制[3]。功率控制着传输至组织的声能量，增益旋钮可以放大回波信号。这些旋钮有类似但不完全相同的功能，并且需要通过设置来优化感兴趣结构的显像。这些旋钮与摄影也有相似之处：功率旋钮控制闪光灯的亮度，而增益旋钮本质上相当于调节着曝光的速度。在电诊法中，功率旋钮控制着刺激强度[4]，而增益显示神经传导效应的幅度。在超声和电诊法中，过大的强度对显像效果和研究效能均毫无作用。

聚焦对结构分辨有一定帮助，通常在屏幕上也有相应的显示标记[3]。聚焦区域应当包含感兴趣结构（图1.6）。仪器上的冻结按钮会停止机器的实时功能并且显示为单帧图像。大多数的仪器在冻结前可以储存几秒钟的资料，所以，图像被冻结后可慢慢回放之前的多幅图像并储存最佳图像。超声仪器的倒带和回放功能成为产业标准已经很多年了，但是，这一简单的功能直到最近才用在肌电图（EMG）仪器上。任何被冻结的图像可被储存以供以后观看，

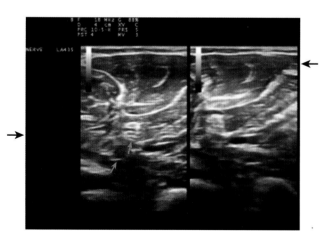

图1.6 旋前圆肌深面肱动脉分叉水平的前臂正中神经声像图。左图的聚焦带和正中神经处于同一水平，右图的聚焦带稍低于皮肤（黑色箭头）。可以看出，左图浅方的正中神经以及深方的肱动脉（绿色箭头所示）的轮廓结构与右图的相比而言，更加清晰

以及在各种仪器上进行再处理、标记和分析。

三、换能器（探头）

专业术语中"换能器"指的是可以将一种能量转换成另外一种能量的载体。生物受体器官都有换能器（感受器），可将不同类型的物理能量转换成神经系统的电脉冲；视网膜转换光线，耳蜗转换声音，神经末梢转换热量。肌肉是一种与感觉换能器作用相反的换能器，它将电能转换成机械能。在充足的腺苷三磷酸（ATP）的作用下，肌肉以非凡的作用力完成这种能量转换。提升重物的动作从中枢神经系统（CNS）中一些脑神经元的微伏放电开始，这些放电通过神经传导到肌肉很快就转化成了数百磅的力量。与此相似，甲杓肌在肺中压力气流的帮助下，将神经元发放的电子脉冲转换成声能量。在各种各样的装置中，将电能转换成声波通常是由扬声器来完成的，而将声波转换成电能是由麦克风完成的。这些仪器都需要隔膜和电磁铁，但对于医用超声来说它们的体积都太大了。因此，必须选用压电晶片代替它们。

压电元件将电能转换成声脉冲能量，然后又将该声波的回波转换成电能[3]。压电元件阵列创造出声能，产生回波，随后回波反射到探头激发产生了电子信号，这显示出了超声换能器的重要功能——超声换能器在皮肤上发出和接收声脉冲。超声换能器有别于电诊断中的接触元件，用于肌电图（EMG）和神经电传导检查（NCS）的电极构造相对简单。虽然它们也要记录并携带电子信号，但并不需要把电子信号转换成另外一种形式的能量，其一组电极发出电能，另一组记录电能[4]。这些电极由裸露的环状、碟状或针状金属组成（图1.7）。无论是电诊断仪器还是超声换能器，一旦获取电信号，信号将通过不同的仪器进行过滤和放大，产生显像。在这一点上，两种仪器均把电能转换成光能，生成图像。在电诊法中，显示的是具有恒定强度的单个点，其垂直位移（振幅）随着时间的推移而改变，但是在超声诊断中，显示的2D图像是由大量的点组成，其亮度随着时间的推移而改变。在肌电图中，显像信号也可被转化成声能。而在超声成像时，只有应用多普勒血流显像，声音才是超声显像的典型部分。从复杂的元件设计上看，超声换能器明显比电诊断使用的电极更加昂贵和脆弱。

肌电图教科书常常用几页的篇幅来描述肌电图

电极的特征，因为电极结构上的微小差异也能导致记录特征的细微差别（关于这一点仍有争议）（图1.7）[4]。对于超声仪器来说，换能器的功能要比EMG的记录电极复杂得多，而且换能器与主机密切连接，检查者往往很少把焦点放在超声仪器设计的细微差异所导致的后果上，而是更注重检查的手法来获取最佳的影像。

（一）复合结构

一个超声探头包含多个微小压电元件组成的阵列，每个压电元件提供单线的超声数据（图1.8）。与老式电视机产生图像的方式相同，显示器把这些数据进行无间隙地整合，生成了一个二维（2D）图像[3]。超声探头有很多种形状。检查心脏时，采用曲面的超声探头，以便探头放在肋间时能通过狭窄的肋间隙获得更大的扫查范围[2]。用于阴道、直肠和食管成像的腔内探头具有与其解剖相符合的形状。在特殊情况下，可以使用血管内超声探头来检查动脉壁[5]。所有超声仪器都有几组不同形式或形态的探头。对于神经肌肉成像，最常见的是线阵式探头，因为这个形状适合大部分成像部位。曲棍球棒状探头隶属于线阵式探头，探查范围小，手柄长，可用于某些骨骼周围的表面成像，如肱骨内上髁。

（二）压电材料微型化

超声换能器最关键的原理还是压电现象，这种特性是一些特殊材料固有的[3]。这种现象最先发现于石英晶体，电流通过晶体时会引起能量的吸收，电子轨道的改变，继而影响晶体形状的变化（图1.9）。空间的突变就产生了声脉冲。对石英晶体反向施加机械压力可产生电流，这种特性使得这种材料成为制造留声机拾音器针头和超声换能器的最佳选择。

目前，用于超声换能器的材料有锆钛酸铅[3]和压电陶瓷。尽管此类化学材料不是天然压电物质，但当它在电磁场中被加热至350℃以上时，晶体分子就会被快速地诱导，继而成为具有压电性能的偶极驱动晶格。当被冷却时，施加在这种材料的电压导

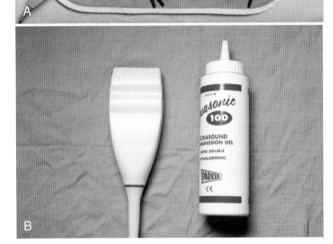

图1.7 肌电图设备和超声设备的比较。A，电诊法研究的设备：测量刺激部位、刺激和记录部位之间距离的带尺，固定表面电极的胶带，各种表面测量电极（环、棒、盘、板）和一个刺激电极。两种类型的肌电图电极针，长的是单极，短的是同心的；消毒皮肤的乙醇溶液（酒精）和用于减少皮肤阻抗的电解质糊。B，超声探头接触患者皮肤时，使用耦合剂可以提高声波的穿透性，且超声耦合剂能够起到电解质糊的作用，但是反过来电解质糊不能作为耦合剂使用。很明显，超声检查的准备时间要少于电诊法

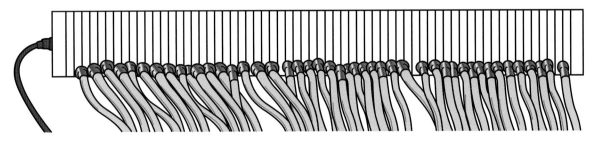

图1.8 阻抗匹配材料、保护套已拆除的超声换能器示意图。每个压电元件都有单独的电通道。从超声电线的厚度（如图1.7）可反映出大部分换能器都需要配备数百个元件

致它变厚或变薄，就像悬浮分子使其偶极向静电荷靠近或远离。这种在晶体材料中的形状变化产生了现代超声探头中的声脉冲。这些小晶片每个都是单独布线，以线性的方式排列，形成典型的超声换能器。

（三）换能器外壳

超声探头的外壳包括很多部分：换能器、换能器的布线和一些材料层[3]。因此，连接换能器与仪器的电缆非常厚实，包含组成典型线阵式探头的数百个微型换能器的输入及输出（图1.4）。在换能器底部放置减震材料，是为了协助探头控制声脉冲的长短。声脉冲越短，分辨力越高。

在探头的接触面和底层阵列的换能器之间，增加了匹配层[3]。这就减少了换能器和皮肤之间阻抗的不匹配性。使用耦合剂可以增强这种匹配作用。如果没有这些措施的话，超过80%的声波将会从皮肤表面返回换能器。关于声阻抗匹配更详细的内容将在其他章节进行讨论[6]。

四、声脉冲技术

简单地说，回声定位涉及单个声脉冲、回波时间和回波强度三个方面[1]。蝙蝠使用其声带发出短波脉冲来创造回声。人类没有这样精良的装备，但可向深井中大喊，然后从回声的延迟推测出井的深度，从声音的音质推测出井中的反射物质。如果底部有光滑的石面或者贮水池的话，就会传回尖而清晰的回声。相反，如果苔藓覆盖井壁、树叶覆盖井底的话，就会听到低沉且柔和的声音。

超声波也依赖于单一的声脉冲产生二次回波[3]。

声波由换能元件产生，当声波穿过身体时，不同层次的组织界面就会产生出不同强度的多个回声。在每个界面，某些声波被反射，而另一些声波继续传播。回声在不同的时间回到换能元件，而换能元件将它们转化为一个跟踪信号。回声的延迟时间提供了空间信息（反射界面的深度），而回声的强度提供了反射界面类型的信息。

人类主要用视觉来描绘空间，这就是为什么会用图像来显示超声信息。绝大多数视觉的出现来自于持续的光能刺激，比如太阳和灯泡。回声是一次完整声脉冲的反射，所以脉冲越短，回声越不可能在其本身的脉冲期间返回，前后连续的脉冲也就越不可能产生相互干扰[3]。常用的 B 型超声脉冲是在0.2~0.3ms 内。有趣的是，蝙蝠的叫声持续的时间更长，达 0.2~100ms，它们的叫声可以覆盖更远的距离，达到 50m 或更远。而在适当的时候，如当蝙蝠接近飞蛾等捕食目标时，会缩短叫声持续时间，以增强定位能力。

超声换能器每秒可发出多次声脉冲以形成脉冲重复频率[3]。它就像录像机上的帧率一样，对图像中的时间分辨力起着决定性作用。占空系数是一个术语，用来计算换能器实际发射脉冲的时间比例。实际上，发射脉冲要比换能器接收回波所用的时间少得多。一个换能器所发射的总能量与占空系数直接相关，并且决定了某些特定的物理效应，例如组织发热。

组织以产生回波作为对声脉冲的回应。仪器的作用就是根据这些信息重建出图像。要了解仪器的工作原理，必须理解声脉冲如何作用于人体组织。

五、声波的基本原理及其在组织中的生物学行为

（一）声速

声音是一种可传播的压力波。海中波浪的振幅方向（垂直）与其前进方向（水平）平面垂直，而声波的传播则不同，它的传播是由介质中的分子交替性压缩和疏松来进行的（图1.10）。这些变化可以通过压力、密度或粒子振动进行测量，这些参数都是声学变量[3]。正如波浪一样，声音具有其内在的波长、周期、频率，而且这些都是相互关联的。声音传播的速度，并不是某种类型声能量的属性，而是传输介质的属性。声音传播速度与组织的刚性，

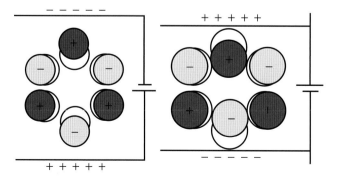

图 1.9　压电材料对电流的反应。由于内部化学结构固有的不对称性，应用电流时会在分子偶极间发生转移，从而导致压电元件形状的改变

或者更准确地说，与组织的密度有关。因此，在易压缩的气体中传播较慢，在体液和身体组织较快，在固体最快。对于声音传播的感知认识，很容易从一种螺旋弹簧玩具(slinky)模型中获得启示(图 1.11)，玩具由弹性金属缠绕的线圈构成的，机械能作用产生了螺旋形线圈收缩和疏松连续交变的驻波。如果紧紧缠绕的是金属硬线圈，振波的传播速度就很快。缠绕较紧的螺旋弹簧线圈模型的传播速度比缠绕线圈少且疏松的模型快。

声音在不同介质中传播速度会发生变化，这在日常生活和临床中都有重要意义。靠耳朵贴近铁轨来推断火车临近，比通过空气辨别声音来源要快。一般来说，声音在金属中的传播速度比在人体软组织中快 4 倍，在人体软组织中的传播速度略快于海水中，而在海水中传播的速度比在空气中快 4 倍。

人类已知的最坚硬的物质——钻石传播声音的速度可达 12 000m/s（表 1.1）。

（二）超声波测距

超声检查的主要目的之一是准确表达人体组织的空间特性。超声依靠回波时间来测量深度（范围）。正如上文所提到的，超声使用大量的假设来计算深度 [3]，它假定声音从换能器到靶目标，是沿直线传播并返回。有足够的回波从组织返回换能器，这些回波被接收并进行计算。当声波传播的整个软组织声速高度一致时，测量会更加准确。一般而言，这些观点是正确的，特别是用于研究神经肌肉超声检查等较表浅的结构时。所有的超声波仪器都假定声音在组织中以 1540 m/s 的恒定速率传播，而且回波图像也是在此基础上构建的。另一种表达方式更让人容易理解：在人体软组织中，声波往返 1cm 的时间平均为 13μs [3]。

超声图像的宽度表示线阵式超声探头内每个换能元件厚度的总和（图 1.4 和图 1.8）[3]。由于未假定组织中的声速恒定不变，组织宽度测量可能会比深度的测量更加精确。但是，由于宽度测量没有把

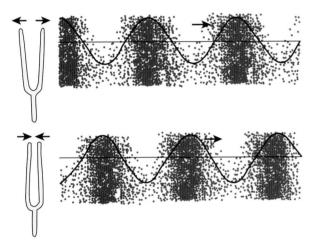

图 1.10 纵波（叠加正弦波）与声能压缩波的比较示意图，图中说明声能压缩波引起分子交替性收缩和疏松的变化

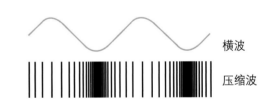

横波

压缩波

图 1.11 比较横波与压缩波的传播方式。底部的图形类似于一个螺旋弹簧玩具的模型

表 1.1 声音在不同介质中的传播速度			
传播介质	速度（m/s）	传播介质	速度（m/s）
空气	331	肌肉	1585
脂肪	1450	晶状体	1620
水（50℃）	1540	肌腱	1650
人体软组织	1540	冰	3152
脑组织	1541	颅骨	4080
肝	1549	铜	4490
肾	1561	铝	6400
血液	1570	钻石	12 000

折射因素考虑进去，因此，当声波与探测组织有倾斜角时（见下文的斜回波），声波以不同速度在组织中传播可能会导致宽度失真。

基于实用性考虑，声速的变化并不重要。但是，如果测量两个患者的骶骨深度，一个患者的脂肪很少，而另一个患者骶骨上的脂肪超过臀大肌 7.5cm（由肌电图针测量肥胖患者的经验得出），就会产生微妙的影响。超声在肥胖者身体组织中的传播速度要比一般人慢，因此，超声往往将脂肪层厚度（1541/1450）高估约 6%，而将肌肉层厚度低估约 3%（1541/1585）（表 1.1）。

因此，可引发这样的推测：因为神经内的脂肪含量高，声音在神经中的传播速度会稍低于一般组织。但目前为止确切的数值仍未知，只知道超声在脑组织中的传播速度为 1541m/s。由于大部分神经很细，因此对声速进行特别调整来精确判断神经大小并无意义。采用超声射频分析并测量人体组织和脂肪厚度的特殊技术，可能有利于解决此类问题[7]。

声波传播的速度差异对面积和体积测量的影响更大，因为面积的测量是线性测量的平方，体积是线性测量的立方。这就可以解释用超声测量肌肉或脂肪厚度时，与其他成像方式（如 MRI 或 CT 检查）只存在细微差异的原因了。目前，标准体积测量并未常规用于肌肉或神经，但内脏器官的体积测量已开始运用，以标准的二维超声线性测量为基础。以肾为例[8]，运用 0.5 × 前后径 × 横径 × 高度对肾体积可进行一个相对可靠的估算。当它用于神经肌肉常规容积测量时，神经肌肉组织声速变化的校正应当被纳入这种数学模型中。

另一个影响组织中声速变化的因素是温度。对脂肪组织的影响最为显著——温度越高，声速越慢，

但在其他组织中则相反，影响程度也相对较小[9]。总之，温度在常规成像中的影响是有限的。一些证据表明，人体中同时存在于固态、液态和熔化状态的脂肪组织，或许 35℃ 是其状态转化的节点[10]。

六、传播与谐波的关系

在实践中，波的传播速度不是匀速的。当波通过任何介质，其压力高的部分传播速度快于压力低的部分，所以其通过空间的进程在某种程度上是非线性的[3, 9]。因此，产生了随其传播距离增加而叠加的高频谐波成分（图 1.12）。谐波频率是原始或基频的奇数或偶数倍。这个概念在基频产生伪像时是有临床意义的。例如，经过肋部进行深层结构显像时，运用谐波成像可减少伪像，高频回波成像可提高深层结构的显像质量。

（一）衰减

衰减是指声波在组织中传播其声强度随着传播距离的增加而逐渐减弱。有些能量是通过反射或背向散射丧失，但大多数是通过衰减损失的[3, 9]。衰减程度可以通过多种方式进行评估，并可以用衰减系数来表示，即单位距离内的声衰减量（dB/cm）。衰减和背向散射受很多因素影响。例如，衰减的速度与频率有关，随着传播距离增加，频率越高，衰减的速度越快（表 1.2）[3]。声音在听觉范围内也显示出类似的特性，这就是为什么疾驰而过的汽车里的高音音乐，路人听见的却主要是较低的音调，为什么遥远的电闪雷鸣是一个低沉的隆隆声，而附近的雷击是一个高亢的爆裂声。这一现象说明了最关键的原理是，用于成像的高频率超声，有效穿透深度比低频率的小[2-3, 9]。

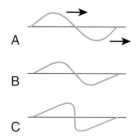

图 1.12 在非线性传播中声波的传播速度取决于压力。A，高压力部分波传播的速度比低压部分快。B 和 C，随着声波传播进程增加而波的形状改变。这种变化是初始正弦波叠加谐波形成的

频率 （MHz）	软组织的平均 衰减系数 （dB/cm）	每厘米的衰减 比例（%）	每 10cm 的 衰减比例 （%）
2.0	1.0	21	90
3.5	1.8	34	98
6.0	2.5	44	99.7
7.5	3.8	58	99.9

表 1.2 组织的平均衰减系数

表 1.3　生物介质中的衰减系数（频率：1 MHz）			
介质材料	衰减系数（dB/cm）	介质材料	衰减系数（dB/cm）
水	0.0022	脑组织	0.85
羊水	0.0053	肝	0.94
4.5% 白蛋白	0.019	肾	1.0
血液	0.18	骨骼	20
脂肪	0.63	肺	41

不同组织的声波衰减程度不同（表 1.3）。在特定组织中，超声衰减量通常与频率呈线性关系，频率越高，衰减越多。然而，这种效应在不同组织[10-11]以及不同物种之间存在坡度变化。实际上，在同一个体不同部位的同种组织中，衰减系数也可能不是完全相同的。对于某些组织，例如肌腱、骨骼肌和心肌，平行于肌肉（腱）纤维的方向成像与横断面成像进行比较，衰减系数几乎翻倍[12]。可以想象，与数百个肌纤维的小横断面相比，整个肌纤维长轴方向的声能重新分布会更加困难。

吸收现象对于超声的治疗作用是很重要的。声能被组织吸收后转变成热能。根据这个原理，超声疗法在很多年前就已经开始应用于物理治疗与康复专业了。由于声能很容易被肌腱、韧带和骨骼吸收，因此超声成了为深部结构提供直接热能的一种手段，热能可从表面传递给深部结构[3, 13]，而这些结构往往是肌肉骨骼疾患中易受损伤的部位（请参照其他关于超声治疗的信息资源）[14-19]。然而，应注意的是，随着声能量的增加，有必要加强相应的安全防范措施[20]。

超声能量最令人关注的理论应用之一就是运用超声波激发微泡内药物的释放[21-25]。注射到静脉内的微泡药物随血流遍布整个人体，但微泡药物仅在组织中受超声波激发而释放，从而显著提高靶部位的药物浓度。例如，采用这种方法可将药物选择性地递送到肿瘤组织中，同时最大限度地减少其在其他正常组织中的分布。声波和局部微泡的其他介入性应用，如促进骨损伤愈合[26-29]或成为一种促进肌肉再生的工具等，都在积极地研究中[29]。

（二）回声的物理学行为

1. 垂直回声和声阻抗

声音在组织中传播时产生回波。最简单的研究方案就是将超声波垂直入射到两种组织层间的平滑界面（图 1.13）。大部分声能继续在同一方向上传播。然而，被界面反射的能量则以相反的方向直接返回到换能器[3]。反射的量与两个组织层间的声阻抗差成正比，声阻抗差越大，反射的能量就越多。透过水看水母时，空气与水之间的声阻抗差比水与海蜇之间声阻抗差大得多。因此，空气 - 水界面与水 - 海蜇界面相比，前者光反射更多，更容易辨别。反射与入射能量的比值是反射强度系数。透射能量与入射能量的比值是透射强度系数。两个比值之和是 1(假设在某个特定情况下声能极少被吸收)。声阻抗单位为瑞利（reyls），声阻抗与超声在特定组织或组织层中的传播速度有关。关于声阻抗特征和特异性等复杂问题，更详尽的阐述请参见其他书籍[3, 30-31]。

2. 非垂直回声（斜回声）

如果声束入射的角度是倾斜的，并且界面是光滑的，入射角等于反射角（相对于垂直轴），这类似

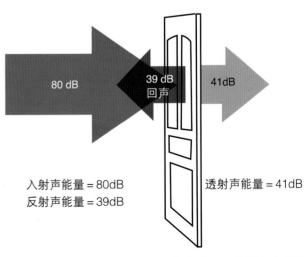

图 1.13　采用声音穿过大门的实例来论证。值得注意的是，透射声能量和反射声能量的总和等于入射声能量

于花式台球母球撞击时的现象[3, 30-31]。声音传播的角度亦与声阻抗有关。如果声波在深层组织中传播比在表层的快，声束弯曲朝向界面，如果比在表层慢，

声束则弯曲朝向垂直轴。这些就是折射的例子（图1.14）。

（三）散射

当然，在生物组织中，完全光滑的界面是不存在的。粗糙的界面和非均质材料往往会导致声波从多个方向入射（散射）和反射传播（背向散射）[3, 30-31]。大部分的光反射界面也是不光滑的，手电筒照射在墙壁上可使整个房间产生弥漫昏暗的光线，这就是背向散射（图1.15）。雾是空气中的不均质介质，它可引起入射光束的散射和反射，这就是为什么车头的远光灯在晴朗天气的优势无法在有雾的天气中表现出来。斑点是组织成像平面的声波随机背向散射的结果。这些声波之间产生相互正或负的干涉，或被垂直反射回换能器的声波干涉，最终产生了随机的亮度减低和增强，或形成斑点。

（四）造影剂

微小的不均质介质——超声造影剂，可以被注射到组织中，引起局部组织脉管系统中大量背向散射回波的产生，从而导致局部回声增强。而放射成像造影

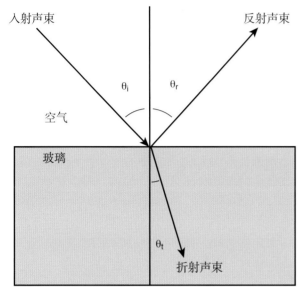

图 1.14　入射声束倾斜于反射界面时，声能量从空气到玻璃的透射和反射。要注意的是，θ_i 等于 θ_r，并且 θ_t 是由空气与玻璃的声阻抗比值来决定的

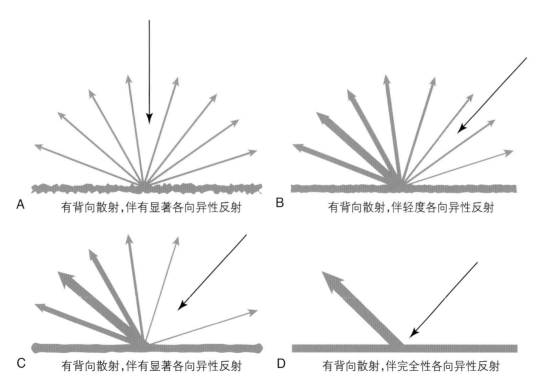

图 1.15　不同结构中各种入射能量各向异性反射的表现：无（A），轻度（B，如神经），显著（C，如肌腱）和完全（D）。图中还显示背向散射与固有各向异性的反比关系（即具有高度各向异性的结构几乎没有散射，可与图1.23比较）

剂（静脉肾盂造影剂）或磁共振成像造影剂（钆）能溶于水，其渗透到灌注组织进而显出对比度。超声造影剂与它们不同，之所以能产生回波是由于它的反射特性，这意味着它们必须是微粒，且造影剂的微粒必须足够大且足够小和柔软：够大才不会从毛细血管间隙渗出，足够小和柔软才不会阻滞血液循环。通常，这些含有气体的微泡都是被脂质或蛋白质包裹着[22,32-33]的。它们可以显示出组织内血供增多的区域，但并不能显示毛细血管壁渗漏的区域。与其他造影剂不同，使用超声造影剂，血管壁的炎症区域可表现为微泡血管壁附着和持续存在[32-33]。因此，对于血管壁变化引起的纤维蛋白原和血小板黏附、血栓形成的检测，某些特定类型的超声造影剂可能会比 MRI 和 CT 检查中使用的水溶性造影剂更敏感。在神经肌肉疾病，如肌肉或神经的炎性病变中，超声造影剂将被挖掘出新的应用。

（五）聚焦

超声束可在一个维度上聚焦成最小宽度的波束[3,30-31]。这种类型的聚焦不同于光学聚焦，光学聚焦可发生在三维方向上，这种光学特性可表现在纸上、放大镜和明亮的阳光下。和光学聚焦一样，超声聚焦也可以提高分辨力。超声聚焦通过缩小声束的宽度，使成像过程中所产生的聚焦平面之外的声束减少，以提高分辨力。当成像聚焦在一个肿胀神经的横断面时，这个特性具有价值，因为它能更精细地识别肿大神经最大的横断面部位。

探头晶片的排列方式（如凸阵式排列）和晶片的控制方式（如相控阵）可以改变聚焦。在某些图像中可有多个聚焦区，但是这需要不同的电脉冲用于不同的聚焦，因此降低了图像的帧频（参见时间分辨力）。

超声检查时，超声的最佳聚焦位置常常在图像右侧用小箭头提示（图 1.6）。它所在深度的图像质量是最好的，深度和聚焦带厚度可作适当调整。检查微小结构时，如神经，将焦点调节到适当深度是很重要的。例如，在前臂腕部追踪正中神经，它走行于指浅屈肌、旋前圆肌深方，有几次局部的深度变化，因此，有必要通过多次变更聚焦深度来优化图像[34]。刚入门的医生常常忘记调节聚焦，这就使得正中神经追踪起来更加困难，尤其是当它靠近浅表皮肤或走行于肌肉深处时。关于探头设计和聚焦的详细讨论将在其他书籍阐述[3,30-31]。

（六）分辨力

超声检查的目标之一在于提高感兴趣结构的分辨力。这种性能可以用特定的模型进行客观地评估，这种模型在概念上类似于视力表，包括各种可扫查的组织模型[3]。通常这些模型都由琼脂充填，并采用较小的悬浮物质模拟组织结构，很容易进行超声显像，而且购买各种类型的模型也很方便。测试仪器对这些小物质（无论是模型上的悬浮物还是视力表上的字母）的分辨能力就是分辨力的测量。这些模型还可以用来比较不同换能器和仪器的分辨力。

超声的轴向分辨力是指超声区分其传播方向上相邻物体的能力；侧向分辨力则是指区分垂直于传播方向上相邻物体的能力。轴向分辨力主要与所发射的信号脉冲长度，即频率相关。侧向分辨力与声束宽度有关，而声束宽度与聚焦密切相关。因此，评估不同仪器时，重点在于比较各自的技术性能（如换能器频率）以及感兴趣区的图像质量。

超声的时间分辨力是指超声区分组织（物质）快速运动的能力[3]。要提高时间分辨力，帧频越高，运动成像就越好，显像越流畅；要提高时间分辨力，聚焦带要越窄，同时减少余辉及前后图像的叠加。后者就提供了一种随机控制伪像的手段，例如斑点。由于静态超声图像的质量常与 MRI 或 CT 相比，因此就产生这样一种偏好，设计超声仪器时往往最大限度地提高静态图像的质量。介入/血管放射科和临床专科医师对实时运动和血流的超声检测有非常强烈的需求。能适应未来需要的超声仪器不仅需要有高时间分辨力，而且是否可用于研究如肌纤维颤动[35]等细微、快速的运动也很关键。

七、超声仪器的功能：换能器的驱动和图像显示

超声设备要完成很多重要的任务，其中有些已经讨论，例如声音的脉冲频率和相位与图像显示。这些功能的复杂性和准确性既不依赖于仪器的大小，也不依赖于显示屏的尺寸，而是依赖于其基础技术的成熟。现在有些仪器是笔记本式的，且可提供有竞争力的图像分辨力。超声仪器可分为传出和传入两部分功能，说明如下。

（一）超声传出功能：波束形成器、脉冲发生器、编码激发器、放大器，以及传输/接收功能

超声仪器的传出功能从波束形成开始[3, 33-34]，声脉冲的产生需要多个装置。首先需要一个脉冲发生器，它将电能转换成短脉冲的电压。该装置与肌电图机上的激发器相似，可提供单个或多个电压激发的定时脉冲或固定间歇的电流。然而在超声仪器中，这就比较复杂了。超声探头由压电换能元件阵列组成，每个元件从上述脉冲发生器接收到一个单独的输入信号。因此，超声仪器的脉冲发生器控制数百个通道，而不像大多数电学仪器只有单个或两个激发器系统（图1.8）。为了获取多个聚焦和图像增强经常采用编码的时序变化，需按顺序激活换能器（激励编码），这就需要更复杂的程序。因此，需要一系列的脉冲自动延迟开关置于仪器内。

放大器与脉冲发生器串联应用决定了超声波的强度。当脉冲序列传给换能器时，受机器内最后的阀门（发送/接收开关）的调控，该发送/接收开关在各脉冲序列发出后自动关闭换能器的发射功能，开启换能器的接收功能，因此，就可对回波进行分析。换能器大部分时间都处于接收模式，占据了99.0%~99.9%的时间。脉冲持续时间、序列、通/断时间周期是根据成像模式（多普勒与B模式）、换能器类型、聚焦、成像深度等预先设定的。检查者通常无法自行调整，只能调节发射信号的幅度。

（二）仪器的输入功能

单个脉冲波作用于组织后，仪器就切换为接收回波并对回波做出反应的模式。随后又切换回传输声脉冲模式。这种周期性的变化在成像过程中不断重复。

（三）放大器和时间增益补偿

压电元件将返回的回波转换成电脉冲后，需要将其放大以创建图像。大多数的仪器都有一个时间增益补偿控件，检查者可以用它来优化图像质量。如果没有进行优化的话，远场返回的回波会比近场的回波少得多。这是声能在组织中传播时发生衰减所致。因此，所有设备都设有回波扩增功能，而且这些设置都是基于软组织衰减程度的标准进行换算的（表1.1和表1.2）。然而，某些组织的声吸收量会多于或少于平均预测值，在这些情况下，适当微调

近场和远场的时间增益补偿控件，有助于获取感兴趣结构更典型的图像和降低噪音。时间增益补偿控件（图1.2）有一个特征性的控制面板，不同的滑块控制不同深度的增益补偿。在声波出现过度衰减时（如在纤维组织），或出现弱衰减时（如在囊性或血管结构），调整此控是最有用的（图1.16和1.17）。

1. 滤波器

超声仪器还可以通过使用滤波器来增强显像。如前所述，衰减与频率有关，随着声波传播距离的增加，高频率的信号被不成比例地衰减掉。此外，

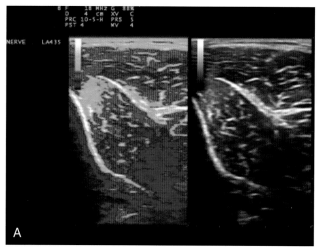

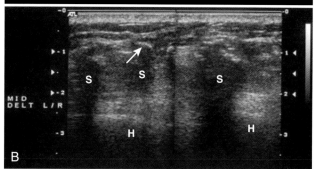

图1.16 两幅声像图显示的是声影的例子。A，膝盖和脚踝中间胫前区的B型超声横断面图。两个图像显示的内容相同，左侧是彩色图像（白色最亮的，其次绿色，然后红色，蓝色最暗）。右侧是标准的灰阶图像。中央的腱膜（胶原含量高）回声显著增强，该区域声波被反射的比例大于预期。因此，位于腱膜深方的肌肉层，特别是图像右下方（该处腱膜较厚），回声反而更少（或更蓝）。图像的左上方（该部位没有腱膜），肌肉层的回声增强（绿色）。这些变化很细微，但对于组织回声的分析很关键。常规超声检查很少采用彩色显像，但本例中可以突出微小的声影与腱膜的关系。声波在胫骨骨缘被完全反射，因此，在两个图像中均显示为声影。B，创伤后骨化性肌炎患者三角肌的横断面。肌肉钙化（箭头）在某些区域会导致显著的阴影（S），并遮挡了肱骨（H）骨缘

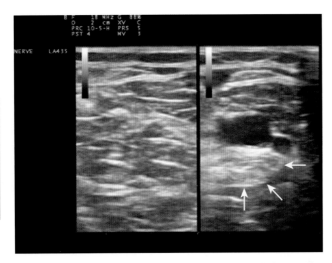

图 1.17　这是回声增强的例子。腓肠肌内侧的横断面图像。右侧图像中探头施加的压力较小，图像中可显示大静脉。大静脉后方回声增强（箭头）。左侧图像中探头施加的压力较大，静脉被压瘪，其后方没有出现回声增强。这说明增强伪像与静脉内血液的回声相对较低有关

换能器发射的声波频率范围或带宽范围有限。当回波从深部组织结构返回时，高频率声波比低频率声波衰减更明显，即高频率声波产生的噪声比率增加。因此，许多仪器在带宽范围内选择性地过滤掉高频声波，即那些从深层组织返回的高频回波[3]。这种随探测深度不同，滤过频率不同的声波过滤器提高了信号 - 噪声比。谐波成像同样有用。由于谐波频率比基频失真少，因此，可以有效地用于某些类型的超声成像。

2. 持续性

持续性（余辉）是超声波中的图像平均过渡时间，是一种可以改善空间分辨力的形式。它可以消除随机斑点（即声散射积极或消极的干涉引起的不可知的回声改变）和其他伪像。然而,随着持续性增加，时间分辨力降低[3]。理想的设备应该简化面板配置，因为这样意味着设备有更多的预设配置和稳定的影像学特征。这些预设配置将更注重图像的持续性和稳定性，因此，时间分辨力可能被忽略掉。如果设备是用于检查快速运动组织或是细微的运动，更灵活的设置可能会有所帮助。

3. 振幅（A 型）模式成像

肌电图和超声最初使用的示波器都是采用标准 A 型模式显像[3-4]（图 1.18）。A 型模式显示的超声数

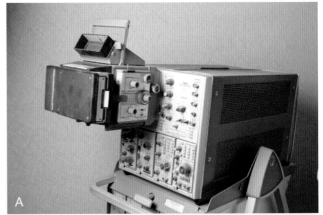

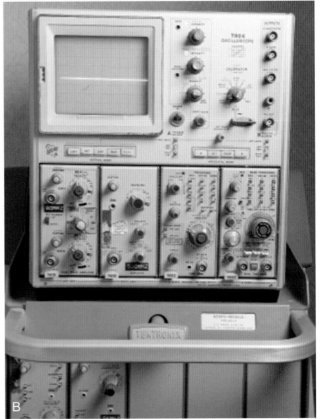

图 1.18　20 世纪 60 年代末期，Wake Forest 大学用于超声研究的示波器照片。A，如何使用宝丽来相机获取图像。B，大多数肌电医师熟悉的传统 A 型模式的照片

据呈单一线性，X 轴表示回波的延迟时间（对应于距离或深度），Y 轴表示回声（例如回声振幅）。这些大家应该很熟悉，因为它是肌电图或神经传导检查常用的显像方式，其中 X 轴是延迟时间，Y 轴为电信号（电压）的振幅。对于肌电图医师来说，很难理解超声如何演变成一个实时二维图像，因为肌电图显像一直都是单一实时线性的。对于超声而言，

振幅的变化是来自回声，回声是由换能器的入射声脉冲返回产生的，回声的大小是由解剖结构的时空关系决定的。对于电诊断学，振幅的变化来自于电极半径内所有可测量离子的运动。尽管对生物电信号做三角测量并进行相应的定位已成为可能，但是这种方法很复杂，而且不是电诊断学仪器的常规程序。两者的主要区别在于：超声检查中发生的振幅变化（回声），是由反射声波的解剖结构所在位置决定的，这样也就形成了实时空间结构显示。在电诊断学中空间关系只能靠推断。

4. 辉度（B 型）显像

B 型显像模式，即辉度模式，已取代 A 型显像模式。在 B 型显像模式中，Y 轴上显示的是振幅的信号变化幅度，振幅大小用亮度变化来表示。高的振幅信号比低的振幅信号亮。肌电图信号的记录类似于 B 型显像模式，声音越响亮的肌电信号，振幅越大。由于在超声学上时间相当于距离，若用亮度来表示振幅，就可以开发出新的显示模式，新的显示模式是由多个 A 型模式并行显像而成。这样复合装置在二维图像中可用亮度的变化来表示解剖结构。但是，这种类型的显像也存在一些小缺陷。

5. 压缩

用亮度取代垂直位移来显示振幅，将产生更多意想不到的问题。人眼很容易区分高度的微小变化，但不容易区分光强度的变化。另外，虽然实际测量的高度与感知的高度之间存在直接的线性关系，但是实际测量的亮度与感知的亮度之间的关系是指数级且不直观[36]。用一个简单的实验来证实，在黑暗中一个手电筒和两个手电筒对视觉产生的影响决不仅是简单的双倍关系。事实上，不清楚到底需要有多少手电筒才能使环境光强度加倍。因此，在显示屏上亮度呈指数级增长，不能用简单的线性关系来表示亮度。另外，这种增长需要进行校正，以补偿因亮度增加导致瞳孔收缩所产生的影响。毫无疑问，没有一个简单的公式可以像 A 型模式那样直观地表达高度和振幅的比例。有趣的是，决定振幅如何转换成亮度变化的公式，在不同厂家之间，不同型号仪器之间是不同的。厂家往往是根据影像美学的经验确定。

眼球和眼眶的超声检查常采用 A 型模式。该技术采用了一种量化的方法评估回声。它不仅可以对眼内结构的反射强度进行准确评估，还可以通过与

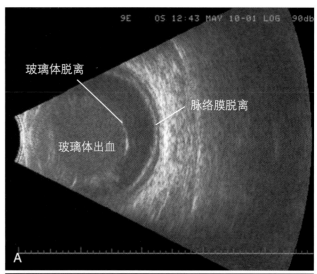

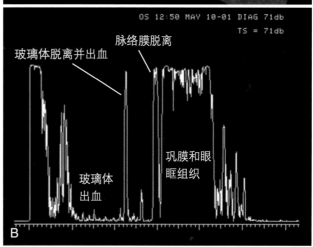

图 1.19　眼眶 B 型模式（A）和 A 型模式（B）图像。A 型模式的图像来源于图像中央的水平声束。注意：A 型模式记录了单个线性方向上的振幅变化以及与振幅变化相应的亮度变化，但是很难对回声的表现进行解释，因为无法确定信号的峰值幅度是否有超过限定范围（天花板效应）。还要注意的是，B 型模式能够传达更多的信息（摘自 Waldron RG，Aaberg TM：B-scan ocular ultrasound, eMedicine from webMD. Updated January 2009. 可以从以下网址下载：www.emedicine. medscape. com/article/1228865-overview.）

已知的眼部结构（例如，巩膜后壁）回声强度的比较来推断一个未知的眼内肿物。与 B 型灰阶参数不同，眼科超声设备中 A 型模式的振幅在不同仪器和制造商之间，都采用分贝比（压缩系数）进行标化。然而，还是有一些问题存在，如图 1.19 中所描述的显像中的天花板效应。目前，在大部分非眼科仪器中，A 型模式并不常用。

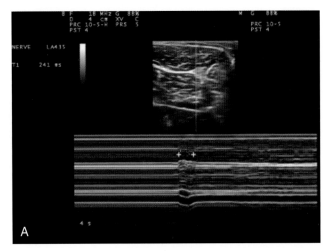

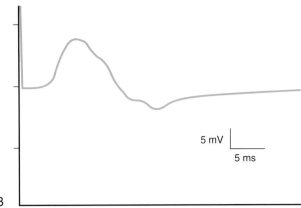

图 1.20 M 型超声与 EMG 比较。A，膝关节至踝关节间胫骨前肌肉中段横断面的 B 型显像。这幅图像中绿色、垂直的细线用来作为 M 型模式的采集定位线，图像的下方显示了随着时间的推移，该处肌肉所发生的变化。"+……+"标记的是腓骨小头处腓总神经受到超强刺激后产生的复合肌肉动作电位的 M 型超声显像。肌肉机械收缩的持续时间为 241ms，比复合肌肉动作电位的持续时间长得多。还应注意的是，肌肉最大收缩峰值（肌肉收缩的峰值时间）是在肌肉开始收缩后 71ms 左右。B，该图像显示腓骨小头处腓总神经受到刺激后表面电极记录同一肌肉的复合动作电位。两者的持续时间差异显著：超声所测得的持续时间为 241ms，神经传导研究测得的是 10ms。这说明肌肉的机械特性与电生理特性之间是存在差异的

6. M 型显像模式

M 型超声用于显示并测量运动组织的变化。这种技术是从 B 型超声选择单通道信息，显示这一通道信息随时间的改变（图 1.20）[3]。这种显像模式像是一个心电图（ECG）追踪器，每毫秒完成一次标准测量。这种技术可用于测量肌肉收缩或肌束颤动的时间。应当指出，运用电诊断学技术测量肌肉动作电位持续时间，可测得单次跨膜动作电位的持续时间为 10ms，而超声测得肌肉的实际机械收缩和舒张的时间为 200～300ms。

7. 数据转换

现代的超声仪器都是通过模拟数字转换来显示信号。这种转换使图像持续时间、插补和平滑处理等成为可能[3]。这种调整会影响回声的真实表现。有些仪器为用户提供了控制和调整这些功能的控件，这有助于优化不同类型的组织显像。

8. 3D 和 4D 成像

随着计算机基础技术的发展，2D 图像可以重建成 3D 和 4D 图像。通过该技术重建得到的胎儿面部表情和动作的逼真视频最引人注目。胎儿面部周围羊水包绕是该技术最理想的成像条件（图 1.21）[3]。然而在临床实践中，大多数超声成像仍然在二维平面中进行（尽管在技术上这已经是真正的三维成像——深度、宽度和时间）。已发表的超声论文中，这种视频比较少见，3D 图像也不常见。因此，除非来源于网络，要不读者很少能从文章中找到这样的图像[38]。截至目前，已发表的文章中很少有在神经或肌肉显像中使用 3D 成像的。

9. 彩色多普勒

超声仪器可以通过多普勒效应来显现组织运动和血液流动[3]。多普勒效应是由于物体运动所引起的声频率改变，类似于火车进站时汽笛音调升高（出站时音调降低）。声波的回波也表现出类似的效应。多普勒原理已经被用于生产自动滑动玻璃门开关的定时装置。

超声多普勒的物理学原理是复杂的，详细的内容不在本章阐述。目前很少有与神经或肌肉有关的血流或组织运动的论文发表。但这将是神经肌肉超声中具有发展潜力的领域。起初，彩色多普勒的重点大部分在于检测异常的血管内血流，以明确大血管的急性阻塞或排除闭塞为目的。为满足神经肌肉超声检查的需要，大部分的信息被编码成二维彩色多普勒或多普勒能量显像。能量多普勒成像技术，可用于某些组织的检查，如神经血流增多。这种类型的成像受到噪声的干扰小，并且可用于检测流速慢、较细或较深的血管，其效能优于频谱多普勒成像。能量多普勒显像主要用于定性，而且不同仪器间可能会有所不同。尽管如此，这种显像方式为评估组织的血供是否发生变化，提供了一种简单而可靠的

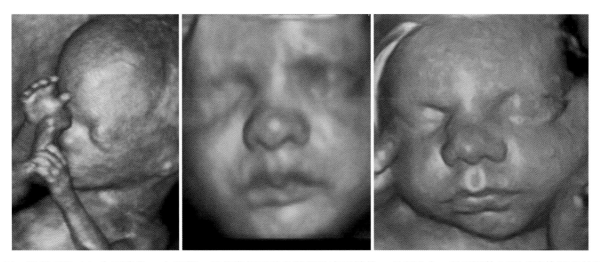

图 1.21 这是三维（3D）图像的一个实例，目前常用于胎儿精细的表面结构。在实践中，对于液体包绕或液体填充的结构，3D 成像可提供很多信息。但该技术仍处于发展阶段。（摘自 Wladimiroff JW，Eik-Nes SH，editors：Ultrasound in Obstetrics and Gynaecology，Edinburgh，UK，Elsevier.）

方法。有趣的是，超声彩色显像除了能对亮度，还能对色调和饱和度方面进行信息编码，因此，彩色显像所用的编码信息不只是简单的灰阶显像。将来多普勒技术可用于评估肌肉收缩和神经运动。希望关注更多关于彩色多普勒成像细节问题的读者，可以把 Frederick Kremkau 的教科书作为入门读物[3]。

10. 图像存储和操作

许多现代仪器都可存储最终的图像，并可以进行后处理[3]。最简单的包括注释（箭头和文字）和距离测量，许多仪器还可以通过改变其他属性，如灰度和压缩等，进一步优化显像。这样的功能有助于保存记录和研究。

八、超声定量

（一）组织的空间维度

超声仪器非常适合测量空间变量，如厚度、宽度、深度、面积和体积。对于边缘分辨力，超声较 CT 或 MRI 更精确，并且所有仪器的设计都使空间参数的测量变得简单和快捷。在实践应用中，常对组织采用一些简单的跱性测量，例如可以采用公式来估算肾的体积，这种公式是在尸体研究的基础上获得的[8]。但至今为止，尚未在肌肉或神经中建立类似的公式。线性测量时应注意一些事项。首先，深度测量是以组织中的声速为基础，且不同类型的组织中稍有不同。

宽度的测量依赖于假定超声波在组织中呈直线传播，然而，声波穿过声阻抗不同的组织层面时，确实发生了折射（如肌肉和脂肪）。在体积测量时，宽度、长度和深度的乘积放大了任何线性测量的误差，与 CT 或 MRI 对照，超声的体积测量应进行校正。总之，超声测量的误差较小，而且在某种程度上是可以预见的。在临床应用上，了解超声这些物理特性有助于解决此类相关的小差错。

（二）组织运动定量

超声可比较容易和迅速地对心血管系统的血液流动情况进行精确评估[3]，但对于固体组织运动的估算比较困难[39]。这并不意味着组织运动比血液运动更难以测量，而是反映了超声技术用于血流动力学研究的时间较长。虽然超声对血流估算并不十分精确，但以此结果来制订临床决策还是可靠的。对于神经和肌肉运动，包括肌束震颤、肌肉纤维颤动、神经半脱位、神经滑动等，超声定量评价的标准方法还有待研究。描述性的等级评定量表还没有进行充分的验证，但偶尔有被使用，且较为可信。这些方面的研究还处于发展阶段，通过技术手段（如彩色组织多普勒成像），未来更多关于肌肉和神经活动的量化指标将会被标准化。

（三）回声定量

30 年前，Heckmatt 和 Dubowitz[40] 描述了杜氏肌营养不良症患者肌肉的回声增强，自此之后研究人员一直热衷于寻找定量回声的方法。尽管在这三十年中仪器技术有了实质性的进展，但回声量化问题仍然未能解决。出现这种情况的原因，与利用超声技术优化图像和利用超声技术测量组织的物理参数之间的矛盾有关。防炫目太阳镜就是很好的例子，在某种环境下，减少强光的目的在于提高对物体的可视能力。目前超声仪器也有类似的情况，仪器设计用来满足大多数用户的感觉，但这种方法同时也存在缺陷。

超声仪器设计的目标在于最大限度地提高对组织的识别和诊断能力。识别被定义为一种意识，即感知既往已经认知的事物。这个定义类似于我们通常所说的诊断，说明我们之前已经见过类似的疾病模式。虽然看似周边物理环境的量化，是伴随着认识或感知出现的，但事实上它们是不同的。这种区别是格式塔心理学领域的一个焦点问题，它探讨了认识的本质。在人类经验世界，感觉的量化与大部分的主观感觉是不同的：

> 感官认识的变量与感知认识的变量完全不同。前者比如质量、强度、空间和时间，色调、亮度和饱和度，音调、响度和音色，压力、温暖、寒冷、疼痛等感觉。后者是环境的维度，包括某些事件和表象、空间、物质、其他动物，甚至符号的变量。感知（心理学）的含义：生理上感觉不到的。看见补丁的颜色并非看见一个物体。看到颜色的形式与看到物体的形状不同。看到一个黑色的补丁而不是看到阴影，感觉到咸咸的味道而不是感觉吃了盐巴……感觉到局部疼痛而不是感觉到被针刺，感觉到温暖而不是感觉到有阳光照射在皮肤上。

—— J. J. Gibson[41]

设计超声仪器目的是为了最大限度地提高感知认识（心理学）的能力，而不是纯粹的感官认识。如果设计的程序不利于准确地认识，组织回声表达的准确性就会降低。同理，眼睛瞳孔的对光反射牺牲了部分的亮度感受，对光反射是通过瞳孔的收缩或扩散来减小环境亮度变化对视觉的影响。此外，在日常生活中，一些可量化的视觉变量比其他的变量更重要。例如，在一般情况下，对空间大小的识别比亮度更重要。对于灵长类动物而言，云层改变引起环境亮度发生 10 倍的变化，对行为的影响很小，但附近的空间大小一旦发生 10 倍的变化（图 1.22），

影响就会立即出现。

不同的超声仪器计算回声亮度的方法不同，而这些估算方法都还不是标准的。只有在用于眼科检查的 A 模式中，尝试制定这方面的成像标准。当然，亮度也很容易受探测角度（见下文中的组织各向异性）、增益或能量设置、时间增益补偿，换能器频率的影响。对亮度更复杂的影响来自组织，脂肪层、皮肤，或其他覆盖的组织过厚，将改变深层结构回波强度，而机器很难准确补偿这种影响。鉴于这些变量的多重影响，回声的显示只是被用于提高分辨力，而不作为反射回波强度的度量。

电诊断法也有类似的强度 / 振幅方面的问题，从神经肌肉中记录到的电信号的振幅变化所传达的信息并不多，要少于电信号实时波形变化所传达的信息。例如，表面或电极针的位置对振幅具有深远的影响，表面电极的轻微运动可能改变记录肌肉复合动作电位的 50% 或更多，轻微的电极针运动可导致更明显的单位动作电位变化。但同样的细微运动对于动作电位的传导速度、持续时间等的影响就要小得多。除去这些细微运动的影响，波形的变化所传达的病理信息也要比单纯的振幅多。此外，选择不同的滤过装置、电极针插入皮肤或脂肪的深度、甚至是电极针方向的改变等，都可对记录到的振幅产生深远的影响。电诊断设备设计目的是为了更准确地测量振幅（强度），但事实上，即使振幅测量再准确，它也并不是实时的数据信息。

亮度的问题是超声仪器设计的首要问题。如果可能的话，仪器以标准的方式进行设置，并可靠地测量和记录回声的变化。但是目前为止还没有足够的证据表明，这样的设置具有重要的临床意义。超声的亮度问题是目前公认的技术难题，但事实上，它很少成为焦点问题，但并不意味着该领域的研究和发展是徒劳的。

九、伪像

超声成像伴随着各种伪像的产生，其中有许多伪像是不证自明的，分析图像时很少因为伪像导致重大问题的发生。识别更多常见的伪像并为其命名，可方便仪器操作，并有助于图像的准确描述。

（一）组织各向异性

组织各向异性可以产生明显的伪像，但实际上，它在超声成像中是相当有价值的。每种组织对光的

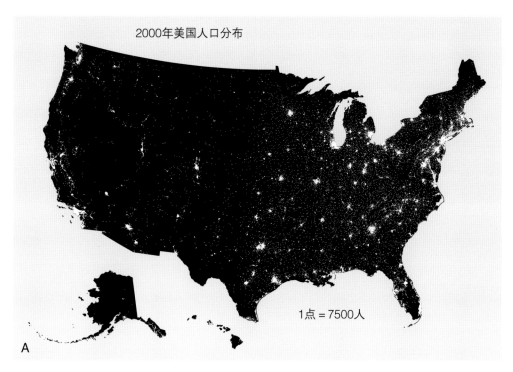

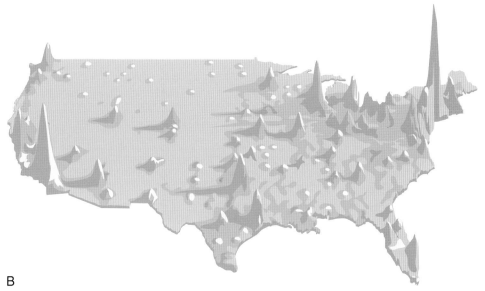

图 1.22　两个不同类型的人口密度图。A，这是 B 型模式图，用亮度来显示人口密度。文中所讨论的问题是显而易见的，很难确定以下四个城市中哪个人口密度最大：亚特兰大、芝加哥、明尼阿波利斯、达拉斯。B，这是一个凹凸图，它用高度表示人口数量。从图中我们很容易看出不同城市的人口密度水平，并可以清楚地看到，迄今为止所有代表城市中人口密度最大的是纽约。人类的眼睛对于高度比的分辨优于亮度比

反射是不同的。有些产生较多的背向散射[3]（图 1.23 和图 1.15），有些产生较多的镜面反射（入射角等于反射角）。组织的背向散射程度高，各向异性就较低，超声入射角度不同引起的差异就不明显。反之，组织的作用更像一个纯粹的反射器，并具有高度各向异性，当探头垂直于组织时，图像看起来明亮，否则要暗淡许多。常规 MR 或 CT 成像的能量源的方向相对恒定，超声则不同，探头微小的入射角变化就可以表现出组织各向异性的影响（图 3.4），这有助于区分不同类型的邻近组织，如肌腱（各向异性显著）和神经（各向异性轻微）。这种关系如图 1.23 所示。技术娴熟的超声医师可利用探头入射角度的变化建立有价值的眼-手反馈机制，这有利于对组织进行分析。

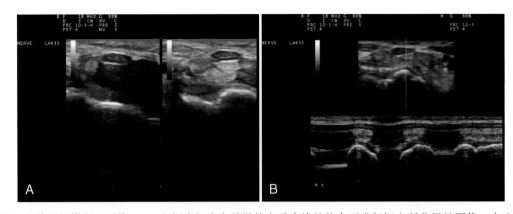

图1.23 腕部正中神经的横断面图像。A，左侧为探头在稍微偏离垂直线的状态下进行探查所获得的图像。在这种情况下，肌腱的回声低于神经。右侧的图像中，换能器垂直于腕部肌腱，肌腱的回声高于正中神经。B，M型超声（如上图所示，用一条绿色的细线进行取样）显示了换能器的运动轨迹，换能器从垂直面移开（上图的左侧），穿过垂直面（上图的右侧），再离开垂直面转向其他方向，然后如此反复三次。注意：神经确实被证实存在一些各向异性，当它与换能器垂直时，神经回声增强，但是肌腱回声差异更显著

（二）声影

信号衰减导致了声影的产生。典型的声影例子是组织的钙化，如动脉钙化。这些钙化组织不传播任何声波，要么反射回探头要么背向散射声波。因此，钙化组织的深方无声波返回，出现锐利的声影[3]。声影具有其独特的意义，因为组织变化中可以导致声影出现的情况很少，它们的出现很容易引起超声医生对其病理意义的重视（图1.16）。

（三）回声增强

回声增强与声影相反。一些结构，例如囊肿，不产生回声，可以将所有通过它的声能几乎完全地传输（表1.2）。这往往使囊肿深方紧邻的结构显得更加明亮[3]。这是因为仪器设定的机制默认声波通过组织时会损失一定的声能量，当声能量没有损失时，仪器的显像结果则为远端的回声增强。某个组织的后方回声增强，说明该组织是囊肿或血管结构的可能性大（图1.17）。彩色多普勒血流常常用于鉴别静态的液性囊肿和缓慢流动的血液，就像鉴别动静脉畸形或假性动脉瘤一样。对两者的鉴别最好是在执行可疑囊性肿物穿刺之前进行。

（四）其他伪像

探头或一些表浅组织结构作为声波反射界面，可发生混响伪像（图1.24）[3]，与三棱镜相似，可产

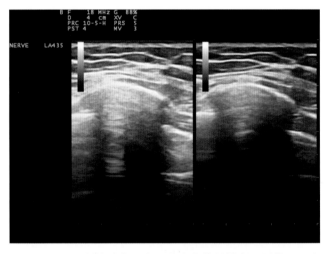

图1.24 这是在前臂中央水平获取的桡骨横断面图像。左边的图像是用18MHz探头获得，右边的图像是用10MHz探头获得。注意骨缘下方一系列小线状反射。这些线性反射表示声波在换能器与骨头之间存在多重反射。在左边能看到更多更密的线性反射，这是因为换能器的频率较高，且有多重反射存在。伪像对探头的角度很敏感，一旦探头没有垂直于骨骼，回波就会远离探头

生多个等距的反射图像。这些伪像经常存在一些自然征象中，一般很容易辨别。其他伪像也可发生，但通常是不证自明的。正如心理学家研究视幻觉一样，了解超声伪像，有利于超声医师提高诊断的技巧。

十、关于神经肌肉超声的实际考量

（一）仪器的选择

应选择购买几乎每个人都可使用，或想要使用的超声仪器。超声仪器的价格从 20 000 美元到 200 000 美元不等。本章的这一部分强调了不同商用仪器的特色功能，这可能会影响购买者的决定。

（二）价格

有两个因素决定超声仪器的价格。第一是图像质量，第二是功能范围。昂贵的仪器往往同时具备高品质的图像和众多功能。在神经肌肉超声领域中浅表结构的图像质量可能是最有价值的功能。彩色多普勒血流成像能力是其次，也有可能是后面章节里所阐述的某项重要功能。频率范围、3D 成像、大型显示屏、人性化的实用工具、复合探头、后处理功能以及便携性，这些功能往往都不太受到重视，但对使用者来说也是同样重要的。对于超声检查的新手而言，他们还不了解对仪器的实际需求，所以租用一台新的机器或购买一台二手的机器可以积累有益的经验和技术以便指导后续的购买。出于经济目的而言，大多数仪器至少可以有效地使用 4 年，但许多仪器还可继续使用若干年。超声技术在稳健发展，关键是要使用最佳的技术。进行超声检查需要时间，好的设备可以提高效率和准确性，在购买时应适当考虑这些因素。

超声仪器的制造商有大型跨国公司（如 General Electric）、中等规模的企业（百胜），以及许多较小规模的公司。大公司的竞争主要侧重于制造多功能高档仪器，而小公司的竞争则往往集中于小众市场。但这方面的竞争现已经不那么激烈了，改革即将来临。小公司在小众市场竞争，而最终的赢家往往被大公司收购。超声新领域里的产品不断发展，所以密切关注新的制造商和熟悉仪器的原理对于购买神经肌肉超声仪器是非常有用的。

（三）服务与培训

对于所有的用户，尤其是新手用户，在选择仪器时还应考虑售后服务和超声仪器的稳定性和品质问题。对于超声仪器生产厂家来说，大规模实践基地或学术中心的医生使用其仪器是一个良好的开端。

一个稳定的厂商代表具有很大优势，可以给仪器打折、提供有吸引力的租赁或提供设备选项，还可提供和潜在供应商（和代表）进行比较的标准。一个差强人意的厂商代表可能会导致一些问题的出现，比如否定了设备中许多可有效应用的技术优势，因此在购买设备时这方面不应该被忽视。应当指出的是，目前只有少数厂商代表了解神经肌肉超声的性能，对他们进行培训，可以帮助他们展示与神经肌肉疾病相关的仪器性能。

（四）仪器规格

仪器的规格是影响购买的一个问题，因为较大的仪器会占据更多的空间，产生更多的热量，并且很难移至其他位置使用。如果超声检查者打算与其他用户共享仪器，或异地使用时，仪器的大小就是一个很重要的问题。若医师希望在肌电图实验室里使用肌电图和神经传导检查的同时又能随时使用超声仪器，出于实际原因的考虑，可选择方便使用和体积较小的仪器。特别是对于新用户来说，这种预先的准备是至关重要的，因为解决电诊断学局限性的诱惑是难以抗拒的。便携式电池可以避免仪器移动时拔出插头并重新启动。超声设备使用的易学易用也是至关重要的，因为越早熟悉并投入使用，就意味投入可以更早得到回报和可以更早地利用资源。某些仪器配有较大或较亮的显示屏，在用来对住院医生或其他医师进行培训时，这也是一个优势。图像质量和分辨力比屏幕大小更重要，许多现代仪器都配备 LCD 投影机端口，可以为教学会议提供图像。人性化的设计特点常常体现在仪器面板上，这对于日常使用是很重要的。

（五）培训肌电图技师使用超声

一个训练有素的、非医师出身的超声检查者是不太可能胜任神经肌肉超声检查的。首先，因为这是需要通过很多课程培训或放射学实践的罕见领域。另一方面，超声技术人员属于临床医学中高薪技术人员之一，他们的仪器操作技能是要付费的。以笔者的经验，电诊断学技术人员经过培训可以进行常规神经超声检查，他们有能力将电诊断学与电生理学研究的结果联系起来，而且熟练的仪器操作技能和对神经肌肉疾病的熟悉将使他们快速学成。超声还可以帮助他们在电诊断学中学得更好，因为它提供了常规研究下的解剖结构。当然，阅片医师有丰富的经验和足够的培训，能够独立进行检查，监督技术人员的执行程序，解决技术问题，跟得上仪器发展的脚步，当仪器更新时可以进行新的应用。

美国神经肌肉及电生理医学协会（AANEM）制定的培训标准非常适合希望从事神经肌肉超声的医师[42]。

（六）安全性

超声波是现使用的最安全的成像模式，很少有伤害，如果有的话，也是技术原因导致的物理伤害[3]。它是观察胎儿的标准成像方法。超声波的理论风险主要涉及组织加热能力。最容易受超声波损害的组织器官是眼睛[43-45]。高强度超声波非常短暂的爆发，可能会诱发白内障。视神经或眼球成像要求超声检查者非常精通规范的仪器操作程序和超声波检查的风险。温度探头或水听器可用来测量在组织和环境声能量中热量的增加，有望用来量化超声成像的热效应。

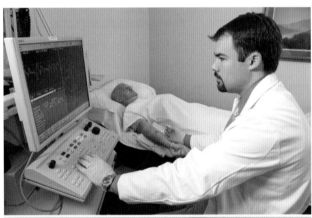

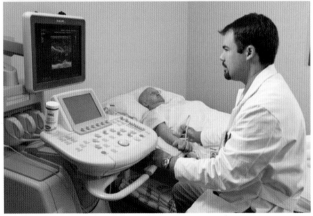

图 1.25　图片显示从肌电图（EMG）检查转变为超声检查，患者和医师都可轻松过渡

（七）谁应该获得一台超声仪器？

本书突出超声波在各种常见的神经肌肉疾病的评价作用。任何使用电生理医学或解决患者常见神经肌肉问题的医师，得到超声仪器并学会使用很可能会提高诊治患者的能力。它不仅可以用于神经肌肉病理的识别，也有潜力去鉴别那些在电生理研究结果中是正常的肌肉骨骼病变。正在接受教育的学生或住院医师将会发现仪器能显著增强他们对局部解剖学的认识并引起他们对病理学的兴趣。作者在专业电诊断学实验室的经历表明，超声医学可以帮助住院医师更灵活地学习，避免用死记硬背的方式学习电诊断法，并能提高他们参与介入手术如肉毒杆菌毒素或类固醇注射的能力。有使用超声仪器的能力和好的动机并舍得花时间和精力，对于医生掌握学习曲线是相当重要的（图 1-25）。鉴于成像仪器质量的提高和成像技术的快速进步，影像技术将来可能在诊断和患者的管理中占据越来越重要的作用，超声经验是非常宝贵的，可以促进更好地应用和解释复杂的成像技术如 PET、MRI 或 CT。鉴于超声影像设备的当前价格和优势，有志于神经肌肉成像的研究者将这一技术延迟应用到临床实践中是不明智的。

十一、结论

像肌电图一样，超声是一种有活力而又受质疑的技术。观看屏幕上冻结的图像和实时操作观察有根本性的不同。这是因为实时操作中含有探头的移动和动觉的反馈，共同促成了视觉通知。执行超声检查时我们看到的图像不只是呈现在视网膜上的一系列或亮或暗的像素，那是一幅在大脑皮质重建的一系列多角度、动态的立体影像。关于人类如何看待一个复杂的结构（如面部）的研究揭示，它是由一幅由多重眼球运动的多特写镜头和整体广角视觉组成的画像，而不只是一张图像[46]。Felipe Fernandez-Armesto[47] 在 *Truth, A History and Guide for the Perplexed* 这本书中用隐喻式的手法准确地解释了这一过程。他谈到如何审视过去的观点，同样也适用于超声影像：

我尝试使用多种角度，从尽可能接近该观点的多个角度去看待过去，历史就像从叶缝间窥见沐浴的少女，你越是转变视角你就能看到越多。如果你想要看到她的全部，你必须懂得避开和摆脱很多不同的观点。

事实上，超声影像就是这样，由许多观点来重建一个多维的概念。不像 CT 或 MRI，这些观点是预定的，仅基于静态图像。超声影像提供的是一种由超声科医师从各个角度选择观看的纯粹的动态成像。那些乐于将这种自由发挥与他们的智慧和想象力相结合的人，是那些乐于贡献和拯救患者的医师，勇于改革该领域的学科带头人。

参考文献

[1] Hughes HC. Sensory exotica. In a world beyond human experience. Boston: MIT Press; 2001.

[2] Brandt WE. The core curriculum: ultrasound. Philadelphia: Lippincott, Williams & Wilkins; 2001.

[3] Kremkau FW. Diagnostic ultrasound: principles and instruments. St. Louis: Saunders; 2002.

[4] Kimura J. Electrodiagnosis in diseases of nerve and muscle: principles and practice. New York: Oxford; 2001.

[5] Lee JT, Fang TD, White R A. Applications of intravascular ultrasound in the treatment of peripheral occlusive disease. Semin Vasc Surg. 2006;19:139-144.

[6] Papadakis EP. Ultrasonic instruments and devices: reference for modern instrumentation. San Diego, Calif: Academic Press; 1999.

[7] Ng J, Rohling R, Lawrence PD. Automatic measurement of human subcutaneous fat with ultrasound. IEEE Trans Ultrason Ferroelectr Freq Control Soc. 2009;56:1642-1653.

[8] Grant M., Baxter PSS. Ultrasound of the urogenital system. New York: Thieme; 2006.

[9] Duck FA, Baker AC, Starrit SH. Ultrasound in medicine. London: Institute of Physics (IOP); 1998.

[10] Maruvada S, Shung KK, Wang SH. High-frequency backscatter and attenuation measurements of selected bovine tissues between 10 and 30 MHz. Ultrasound Med Biol. 2000;26:1043-1049.

[11] Bushong SC, Archer BR. Diagnostic ultrasound. St. Louis: Mosby Yearbook; 1991.

[12] Christopher Rowland Hill JCBGH. Physical principles of medical ultrasonics. Hoboken, NJ:Wiley; 2004.

[13] Draper DO, Quillen WS. Therapeutic modalities in rehabilitation. New York: McGraw-Hill;2005.

[14] Al-Kurdi D, Bell-Syer SE, Flemming K. Therapeutic ultrasound for venous leg ulcers. Cochrane Database Syst Rev. (1):2010. CD001180

[15] Baba-Akbari SA, Flemming K, Cullum NA, Wollina U. Therapeutic ultrasound for pressure ulcers. Cochrane Database Syst Rev. 3, 2006. CD001275

[16] Baker KG, Robertson VJ, Duck FA. A review of therapeutic ultrasound: biophysical effects. Phys Ther. 2001;81:1351-1358.

[17] Laing ST, McPherson DD. Cardiovascular therapeutic uses of targeted ultrasound contrast agents. Cardiovasc Res. 2009;83:626-635.

[18] Robertson VJ, Baker KG. A review of therapeutic ultrasound: effectiveness studies. Phys Ther.2001;81:1339-1350.

[19] Speed CA. Therapeutic ultrasound in soft tissue lesions. Rheumatology (Oxford). 2001;40:1331-1336.

[20] Batavia M. Contraindications for superficial heat and therapeutic ultrasound: do sources agree?Arch Phys Med Rehabil. 2004;85:1006-1012.

[21] Karshafian R, Bevan PD, Williams R, et al. Sonoporation by ultrasound-activated microbubble contrast agents: effect of acoustic exposure parameters on cell membrane permeability and cell viability. Ultrasound Med Biol. 2009;35:847-860.

[22] Stride E. Physical principles of microbubbles for ultrasound imaging and therapy. Cerebrovasc Dis. 2009;27 2(Suppl)):1-13.

[23] O'Neill BE, Vo H, Angstadt M, et al. Pulsed high intensity focused ultrasound mediated nanoparticle delivery: mechanisms and efficacy in murine muscle. Ultrasound Med Biol.2009;35:416-424.

[24] Liu HL, Chen WS, Chen JS, et al. Cavitation-enhanced ultrasound thermal therapy by combined low- and high-frequency ultrasound exposure. Ultrasound Med Biol. 2006;32:759-767.

[25] Pitt WG, Husseini GA, Staples BJ. Ultrasonic drug delivery: a general review. Expert Opin Drug Deliv. 2004;1:37-56.

[26] Busse JW, Kaur J, Mollon B, et al. Lo intensity pulsed ultrasonography for fractures: systematic review of randomised controlled trials. BMJ. 2009;338:b351.

[27] Lerner A, Stein H, Soudry M. Compound high-energy limb fractures with delayed union: our experience with adjuvant ultrasound stimulation (exogen). Ultrasonics. 2004; 42:915-917.

[28] Nussbaum E. The influence of ultrasound on healing tissues. J Hand Ther. 1998;11:140-147.

[29] Rantanen J, Thorsson O, Wollmer P, et al. Effects of therapeutic ultrasound on the regeneration of skeletal myofibers after experimental muscle injury. Am J Sports Med. 1999;27:54-59.

[30] Hoskins P. Diagnostic ultrasound: physics and equipment. London: Greenwich Medical; 2002.

[31] Szabo TL. Diagnostic ultrasound imaging inside out. Burlington, Mass: Elsevier; 2004.

[32] Zhao S, Kruse DE, Ferrara KW, Dayton PA. Selective imaging of adherent targeted ultrasound contrast agents. Phys Med Biol. 2007;52:2055-2072.

[33] Zheng H, Kruse DE, Stephens DN, et al. A sensitive ultrasonic imaging mcthod for targctcd contrast microbubble detection. Conf Proc IEEE Eng Med Biol Soc. 2008:5290-5293.

[34] Walker FO. Neuromuscular ultrasound. Neurol Clin. 2004;22:563-590.

[35] van Baalen A, Stephani U. Fibration, fibrillation, and fasciculation: say what you see. Clin Neurophysiol. 2007;118:1418-1420.

[36] Stevens SS. On the psychophysical law. Psychol Rev. 1957;64:153-181.

[37] Byrne SF, Green RL. Ultrasound of the eye and orbit. Philadelphia: Mosby; 2002.

[38] Marek T, Zelizko M, Kautzner J. Images in cardiovascular medicine: real-time 3-dimensional transesophageal echocardiography imaging: adult patent ductus arteriosus before and after transcatheter closure. Circulation. 2009;120:e92-e93.

[39] Coppieters MW, Hough AD, Dilley A. Different nerve-gliding exercises induce different magnitudes of median nerve longitudinal excursion: an in vivo study using dynamic ultrasound imaging. J Orthop Sports Phys Ther. 2009;39:164-171.

[40] Heckmatt JZ, Dubowitz V, Leeman S. Detection of pathological change in dystrophic muscle with B-scan ultrasound imaging. Lancet. 1980;1:1389-1390.

[41] Gibson JJ. The useful dimensions of sensitivity. Amer Psychol. 1963;18:1-15.

[42] Walker FO, Alter KE, Boon AJ. Qualifications for practitioners of neuromuscular ultrasound: position statement of the American Association of Neuromuscular and Electrodiagnostic Medicine. Muscle Nerve. 2010;42:442-444.

[43] Silverman RH, Lizzi FL, Ursea B.G., et al. Safety levels for exposure of cornea and lens to very high-frequency ultrasound. J Ultrasound Med. 2001;20:979-986.

[44] Coleman DJ, Lizzi FL, Jakobiec F A. Therapeutic ultrasound in the production of ocular lesions. Am J Ophthalmol. 1978;86:185-192.

[45] Barnett SB, Rott HD, Ter Haar GR, et al. The sensitivity of biological tissue to ultrasound.Ultrasound Med Biol. 1997;23:805-812.

[46] Kano F, Tomonaga M. How chimpanzees look at pictures: a comparative eye-tracking study. ProcBiol Sci. 2009;276:1949-1955.

[47] Fernandez-Armesto F. Truth, a history and guide for the perplexed. New York: St. Martin's Press;1997.

周围神经的超声检查

Leo H. Visser 和 **Roy Beekman**

译者：李拾林　王凌星

第二章视频

视频 2.1：
肌腱与神经的区别

视频 2.2：
尺神经肿胀的超声及彩色多普勒显像

视频 2.3：
桡神经肿胀的超声及彩色多普勒显像

视频 2.4：
腘窝及踝关节附近的胫神经

本章的视频资料可在线观看，网址：www.expertconsult.com。

本章要点：

- 声波通过不同组织的界面时可产生反射或折射，通常两种情况都会发生。利用超声波的这种特性我们可以看到被肌腱、肌肉、骨骼、血管及其他结构包围的神经组织。
- 12MHz 或更高频率的超声线阵式探头检查周围神经较磁共振成像（MRI）具有更高的空间分辨力。
- 从矢状切面做超声扫查时，神经显示为多条平行的高回声带，边界为两条更粗的平行高回声线。横切面扫查，神经为圆形或椭圆形，内部回声呈网（蜂窝）状，外周为高回声环。在一些病理状态下，会失去这种蜂窝状回声表现。
- 超声设备有测量功能，可以测量神经的厚度及横截面积。测量神经的面积时应沿高回声环的外缘而不是内缘画线。
- 神经疾病的超声表现包括横截面面积增大（见于神经卡压、神经源性肿瘤、脱髓鞘病变及其他病变）、正常纹理消失、血流信号增加、神经外部及周边结构（如肿瘤、囊肿、血管、肌肉等）异常回声。

超声检查是一种安全的影像学方法，已普遍应用于人体软组织检查。其主要优势在于实时反映解剖学结构。超声波是指频率超过人类正常听力上限（20kHz）的声波。诊断用超声波频率范围为 1~20MHz，通过一个含有机电换能器的探头接触皮肤而产生。换能器由压电晶片构成，既可以发射也可以接受声波。换能器可以将电子信号转换成机械振动（超声波）并在组织中传播。一部分超声波在不同组织的界面产生反射并重新被换能器接受。由于声波在不同软组织中的平均传播速度相对稳定（1540m/s），可以通过声波从换能器发射到接受所用的时间间歇进行进一步分析。尽管许多医生仍然觉得超声波图像很难理解，但是过去十年中图像质量已经得到了大幅度的提高。在神经肌肉超声方面，技术的进步使得极佳分辨力（即通常被称为高分辨力）超声识别像周围神经这样的小结构成为可能。由于这些技术的进步，高分辨力超声作为一种诊断周围神经系统疾病的工具越来越引起人们的兴趣。过去 15 年，相关文献迅速增加。尽管直到现在，电生理学检查仍然是神经疾病的主要诊断方法，然而，电生理学检查存在假阴性、诊断模糊、不可靠、疼痛及技术困难等缺点。与电生理学的功能性检测（神经传导检查及肌电图）不同，影像学检查提供外周神经系统病理改变的信息。联合应用影像学及电生理检查能够提高诊断的准确性并最终制订出正确的治疗方案。在这一方面，我们可以将脑部的影像学检查与脑电图进行类比。影像学检查可以发现神经的病理改变和导致神经疾病的结构异常（如囊肿、肿瘤、血肿），并使得检查神经周边组织（如腕管综合征中的滑膜炎）成为可能。

一、神经肌肉超声原理

（一）物理学原理

超声波为纵向波，有以下物理学参数：频率（f，单位 Hz），波长（λ，单位 m），振幅（u_0，单位 m），波速（c，单位 m/s）[1]。波速与波长、频率之间的关系公式为：$c = \lambda f$。尽管超声波的传播速度在不同软组织中相对恒定，但声速仍然受特定组织密度（ρ，单位 kg/m^3），硬度 [K，单位 $kg/(m \cdot s^2)$] 及温度的影响。另一个影响因素为声阻抗 [Z，单位 rayls 或 $kg/(m \cdot s^2)$]，其与声速和密度之间的关系为：$Z = \rho c$。

在通过两种组织（或媒介）的边界时，部分超声波会穿过组织继续传播，另一部分则会通过反射产生回声（图 2.1）。这种边界称为界面。界面反射的强度（或称为反射强度系数，R）取决于两种媒介的声阻抗。当声束垂直通过一个光滑的界面时，$R = (Z_2 - Z_1)^2 / (Z_1 + Z_2)^2$，$Z_1$、$Z_2$ 分别为两种媒介的声阻抗（图 2.1 A），因此，两种媒介之间声阻抗差别越大，反射（回声）越强。当声束与界面不垂直时，R 值和穿过组织连续传播（折射）的强度还取决于声束的角度（图 2.1 B）。测量声束角度时应垂直于界面。当超声波照射一个凹凸不平的界面或微小结构时，能量会向不同的方向反射（散射）（图 2.1 C）。超声波在组织中传播的过程中部分能量会转变成热量，这个过程称为吸收。超声波的能量经过反射、折射、散射及吸收后会逐渐衰减。散射和吸收的量取决于组织类型和声波的频率，频率越高，散射和吸收越大，因此高频超声穿透深部组织的能力较差。深部组织的反射量少于浅表结构，通常需通过时间增益补偿来弥补。

（二）换能器

不同的检查项目需要选择不同的换能器。神经显像通常选择线阵换能器。这种换能器由一排单个的换能器（压电化学物质或晶体元件）组成。监视器上显示的纵向图像即由这些晶体的连续活化所产生（超声束沿着阵列发射）。在一些先进的换能器中，一组相邻的晶体只产生一束声波，在阵元中来回移动。换能器以脉冲的形式产生声波。这些脉冲波有固定的波长，可以分解成不同频率的正弦波（傅立叶转换）。这些正弦波的频率范围称为带宽，脉冲波长越小，带宽越宽。带宽和中心频率均可用于描述一个换能器的频率。垂直扫描激活的速率有赖于脉冲重复频率（PRF）和扫描线的数量。扫描速率的表达公式如下：扫描速率 = PRF/ 扫描线数。换能器产生的超声波的形状像一个

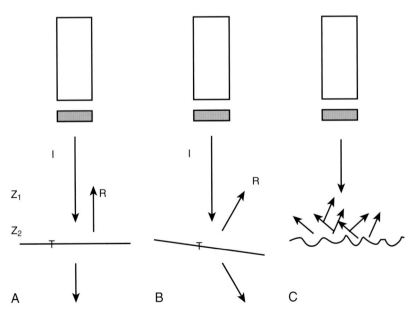

图 2.1　超声波在界面处的反射、传播和折射。垂直（A），不垂直（B），粗糙表面（C）。I：发射声束。R：反射声束。T：穿过和折射声束。Z1：介质 1 声阻抗。Z2：介质 2 声阻抗

沙漏，颈部代表聚焦区，该处声束的密度最大，这种狭窄的声束宽度由聚焦产生。

（三）分辨力

最终的图像质量有赖于空间和对比分辨力。对比或组织分辨力的定义为分辨两种不同正常组织及正常与异常组织的能力。空间分辨力是指分辨相邻细微结构的能力[2]。空间分辨力分为轴向和侧向分辨力。轴向分辨力的定义为分辨位于声轴方向上两个结构的能力，轴向分辨力随着脉冲波长的减少（带宽增加）及声波频率的增加而提高。侧向分辨力可以通过聚焦减少波束的宽度或减少帧频而提高，也可以通过前述的多排晶体技术来提高。

（四）超声波

超声波照射组织界面后产生回声从而在监视器上形成图像。而在通常描述中，回声往往指感兴趣的组织而不是界面。我们可以识别强回声、低回声和无回声界面。例如骨和软组织之间由于声阻抗差别较大会产生强回声（监视器上为白色），囊肿为无回声，监视器上显示为黑色。介于这两种回声之间的是高或低回声结构（如肌束），表现为不同程度的灰阶。正常外周神经纵切面扫查显示为管状回声结构，内部为平行的线状回声，横切扫查显示为蜂窝状圆形回声结构。

（五）伪像

超声波成像会产生许多伪像[1, 3-5]，这是超声波的特性所决定的。应当学会鉴别这些伪像，避免产生错误的判断。一些伪像还可降低成像质量。

1. 各向异性伪像　是由于声束与界面不垂直，导致回声失落的伪像。检查者可以通过改变探头角度来纠正这种伪像。

2. 混响　是由于多重反射在屏幕上造成多条平行线的伪像。常由于两个高反射界面之间或换能器表面与高反射表面之间多重反射所产生。

3. 声影　产生于声束通过高反射物体的后方，也可见于强衰减物体后方，其后方无明显回声。

4. 后方回声增强　见于低衰减结构（如囊肿）后方。该结构后方的回声强度高于邻近结构。

5. 斑点伪像　表现为声像图上布满雪花状回声，是由于相干波的干涉作用造成的。可使图像呈颗粒状，尤其是在均匀的组织中。

6. 混杂伪像　是波束伪像及混响产生的噪声的一种形式。

二、超声新技术

超声影像的质量随着计算机技术的发展得到了显著的提高，它可以进行精确自动分析，达到图像重建，这是功能显像所必需的。过去 15 年中图像质量的最大进步之一是组织谐波成像技术的出现，从组织返回的二次谐波成像减少了大量混杂伪像。计算机技术的提高也使实时成像能力得以提高，例如空间合成技术（SonoCT Philips，安德沃，马萨诸塞州）可以显著减少超声显像固有的斑点伪像；后处理技术（XRES Philips，安德沃，马萨诸塞州）有助于清晰显示影像中的结构特点[6]。

这些方法极大地提高了浅表器官、小器官（像外周神经）的成像质量，并使得这些器官的显示更加容易。

（一）谐波成像技术

通过接收返回探头的二次谐波而非基波成像，提高了成像的质量，因为二次谐波是由更深的部位而不是表面产生的，因此由于组织的不均质性导致的混杂伪像会减少[7]。

（二）复合成像技术

在实时空间图像合成过程中，超声波通过预先设计的角度重复、重叠扫描而成像。该技术由于从不同的角度扫查减少了声学伪像（如斑点伪像、混杂伪像）从而提高了成像质量。由于这些图像是随机（互不相关）和对一系列重复扫查进行平均得到的，从而抑制了伪像的产生。多角度扫查减少了各向异性，而且小的病变能更好地显示，因此复合成像有利于在肌肉骨骼超声中应用[7-8]。增加帧频的缺点是当探头移动太快时易导致图像模糊。Lin 及合作者将实时空间复合成像与传统超声成像质量进行了系统地对比研究，由三位有经验的超声医生使用 5 点评分表对 118 个肌肉骨骼超声图像进行盲法回顾性分析，发现实时空间复合超声显著提高了成像质量（更好地区分软组织，减少了斑点及其他噪声，提高了成像细腻程度）[9]。

（三）XRES 技术

XRES 是一种通过在像素水平上实施实时分析模式的图像处理技术。该技术可以在各组像素中找到优势模式并进行组合，从而减少伪像，使边界显示更清晰[10]。

（四）宽景成像超声

高频率和小探头的一个缺点是成像视野小，这导致在一副图像中识别一些超声标志比较困难，而超声定向必需利用这些标志。通过移动探头来合成图像会超出成像的视野。宽景成像技术使得将一些相邻的单幅图像连起来形成一副全景图成为可能（图2.2）。宽景成像超声可能产生以下两种伪像：①扫查运动的目标时会导致图像扭曲；②当扫查区域有一个无声波反射区域时声像图会出现一个向上的扭曲，这是由于探头移动到这个区域时失去回声关联[11]。

（五）三维超声

三维（3D）超声从研究领域转向临床应用后迅速普及，主要应用在乳腺和腹部病灶成像上。与传统超声相比，该方法有许多明显的优势：一次扫描进行三维重建；几乎没有观察视野的限制；准确评价长期疗效；评价解剖结构和病变准确性高、重复性强。然而，目前三维超声在外周神经中的应用研究并不多[12]。

三、高分辨力超声在外周神经的应用

（一）为何超声适合外周神经成像?

如前所述，随着新技术的发展，超声的分辨力大大地提高，甚至超过常规的 MRI。许多外周神经位置表浅，很容易被超声检测到。超声甚至可以研究一些非常小的神经及神经束结构。周围神经系统超声检查中最重要的伪像是各向异性，这意味着超声检查者必须不时调整探头的扫查角度以获得神经的最佳显示效果。由于前面所述的一些物理因素，深部神经难以检查。神经的斜行走向对于超声来说不成问题，因为探头可以沿着神经走向移动，宽景成像技术可以在神经长轴上显示很长一段，这在 MRI 上很难做到。尽管在短反转恢复成像或脂肪饱和 T2 加权快速自旋成像上神经的高信号提示神经病变，但这也可能是魔角效应引起的伪影，因此其诊断价值值得商榷[13]。神经的回声变化可以是一些疾病的标志（例如，回声减低意味着神经内含水量增加）。

外周神经超声检查要求使用高频率的探头（通常为 7～12MHz 或更高）。随着频率的增加（波长缩短）轴向分辨力会提高。通过聚焦减少声束的宽度、减少帧频以及前述的晶体组技术可以提高侧向分辨力。使用多排晶片也可以提高分辨力。与普通超声相比，高分辨力超声对深部组织的穿透力较差，因为散射与吸收不仅与组织类型有关，还与发射声波的频率有关，频率越高，散射与吸收越多。总而言之，像外周神经这样的小且浅表结构采用具有多排晶片的高频线阵探头可以获得满意的显示。

神经超声成像尚存在以下几个问题：

1. 深部神经难以显示。

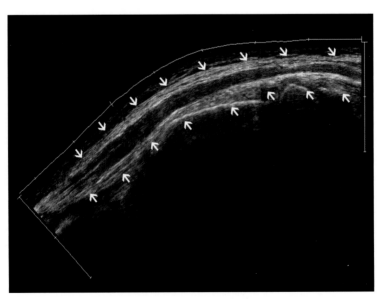

图 2.2　尺神经全景成像

2. 当神经被脂肪包绕时难以显示，因为这两种组织的回声特点接近。另外，当神经位于骨组织深方时（例如锁骨下的臂丛）由于存在声影，神经无法显示。计算机灰阶分析技术（一种常用于肌肉超声的技术）可以用来进一步分析不同组织的成像特性，然而，灰阶分析技术不同于其他空间测量参数，不属于仪器设备的常规功能，需要额外配备。

3. 视野相对较小。应用宽景成像技术沿着长轴扫查（如外周神经）可以将单个图像整合成全景成像[11]。

4. 在高分辨力超声成像中正确放置探头尤其重要，当超声束与神经不垂直时会错误地显示为低回声，即各向异性伪像，因此，必须不时调整探头以获得最佳信号。但是，当神经走行迂曲时，各向异性伪像很难完全去除。

5. 另外，施加在皮肤上的压力应最小，以避免小的浅表结构产生变形。

（二）健康人体和尸体的正常声像表现

高分辨力超声对外周神经的研究可追溯到 20 世纪 80 年代中期。Solbiati 等最早报道了外周神经超声，他们研究了尸体及喉返神经麻痹患者的喉返神经[14]。Fornage 第一个系统报道了正常外周神经超声[15]。他研究了尸体和正常人体的正中神经、尺神经、坐骨神经和腓总神经。神经束由数条神经纤维组成并包裹在神经束膜内，神经束膜由结缔组织、血管和淋巴管组成，可以反射声波，在高分辨力超声下显示为强回声线。神经干由数条神经束组成并包裹在一层更厚的神经外膜内（图 2.3），神经外膜在高分辨力超声下显示为粗的回声线。因此，在高分辨力超声下，外周神经纵切面上显示为两条粗的回声线内数条平行的回声线，横切面上显示为网（蜂窝）状。正常神经纵切扫查表现为明显的内部为线状回声的管状结构（图 2.4），横切扫查为卵圆形或圆形回声，内部偶尔可见点状回声（图 2.5）。

Silvestri 等将尸体神经的内部结构描述为：纵切扫查时表现为多条平行但被一些强回声带分开的不连续的低回声线，横切扫查时表现为在均匀的高回声背景下的多个圆形低回声区（网格状或蜂窝状）[16]。然而，横切面上并不一定都表现为蜂窝状，可以表现为弥散的低回声。他们同时发现低回声对应于组织学上的神经束，高回声对应于神经外膜，但是超声看到的神经束要少于显微镜下的数量。作者认为可能的原因为：①神经束要与超声束垂直时才能显示；②由于侧向分辨力有限导致回声类似的相邻结

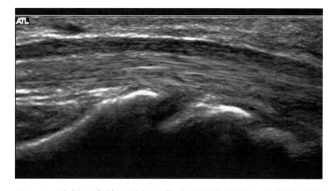

图 2.4　腕部正中神经纵切显像（右边为远侧）。内部为平行线状回声的管状结构

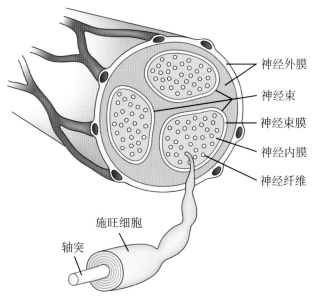

图 2.3　正常神经解剖

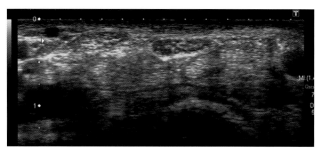

图 2.5　腕部正中神经横切显像。正中神经横切显示为卵圆形、椭圆形或三角形

构仅表现为一束。

（三）神经与肌肉和肌腱的鉴别

Silvestri 等还特别关注了神经与肌腱的鉴别。肌腱表现为许多细小平行的高回声线被一些细小的低回声线分开（纤维状）[16]。Fornage 则通过屈伸运动来鉴别神经、肌肉和肌腱，屈伸时神经相对静止[15]。Grechening 等发现坐骨神经束膜会产生较高回声的边界，当入射超声的角度变化时其回声减低的程度小于肌肉或肌腱[17]。

综上所述，神经与附近肌腱的鉴别可以通过其各向异性小（入射超声角度变化时回声变化较小），较少表现为纤细紧密的平行回声的特点来实现（视频 2.1，图 2.6）。神经的活动度小，与圆形的肌腱相比神经更多表现为椭圆形或偏心形。

（四）神经的测量方法

神经的厚度可以定量测量，纵切面上可以测量前后径，横切面上可以测量直径或计算横截面积（图 2.7）。前后径和直径（D1 及 D2）可以直接测量，横截面积可以通过椭圆的计算公式 [面积 = π（D1 × D2）/4] 间接算出来或通过连续描计边界的方法直接测量。

现代超声仪器配备的软件一般可以简便地进行上述测量，精确度可达 0.1mm。在一些神经受卡压的部位，如腕管，可以测量神经左右径与前后径的比值来反应神经的受压情况。由于神经肿胀最大的部位通常在豌豆骨水平，可以通过计算豌豆骨水平与远侧桡尺关节水平神经的横截面积比值来计算神经的肿胀度。腕管综合征的另一个表现为屈肌支持带的弓状隆起，通过测量屈肌支持带与该韧带附着的大多角骨结节和钩骨钩之间连线的距离（mm）来反映（图 2.8）[18]。

文献中腕管综合征（CTS）的超声诊断指标如下：

1. 豌豆骨水平横截面积增加（图 2.9）。
2. 豌豆骨水平与桡骨远端水平横截面积比值增加（肿胀率）。
3. 钩骨钩水平的扁平率增加。
4. 屈肌支持带掌侧隆起（图 2.8B）。

近来有报道表明腕部与前臂正中神经横截面积比值在诊断 CTS 上有较高的敏感性和特异性，是一种有效的检查方法[19]，尽管另外一个研究组使用该方法时并没有得出相同的结论[20]。CTS 及其他局部神经病变详见第五章。

虽然许多研究并未报道在描记和进行面积计算时是包括还是排除神经周围的高回声边缘，但因为该边缘并不总是存在且其外缘很难确认，大部分研究者错误地在该边缘内部进行测量[21]。在相关的尸体研究中，Kamolz 及其同事的发现超声是评价腕管正中神经尺寸（背掌直径、桡尺骨直径、周长和面积）的精确方法[22]。

神经的大小与神经的类型及测量的部位有关。Heinemeyer、Reimers 和 Cartwright 及同事对神经的正常值进行了大规模的研究[23-24]，获得了以下神经的正常值：整个上肢的正中神经和尺神经，肘前及桡神经沟处的桡神经，腋窝远侧及肱二头肌与肱肌之间的肌皮神经，腹股沟韧带处的股神经，大腿远侧的坐骨神经，分叉处、腘窝及腓骨头后方的胫神经和腓总神经，腓骨头处的腓神经，踝部的胫神

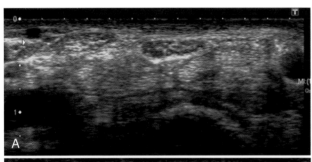
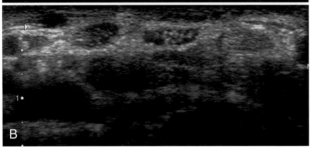

图 2.6 肌腱（A）与神经（B）回声变化的区别。与肌腱相比，神经回声变化较小（见视频 2.1）

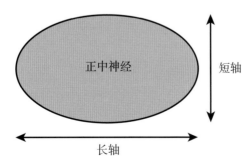

图 2.7 神经前后径（D1）及横径（D2）的测量

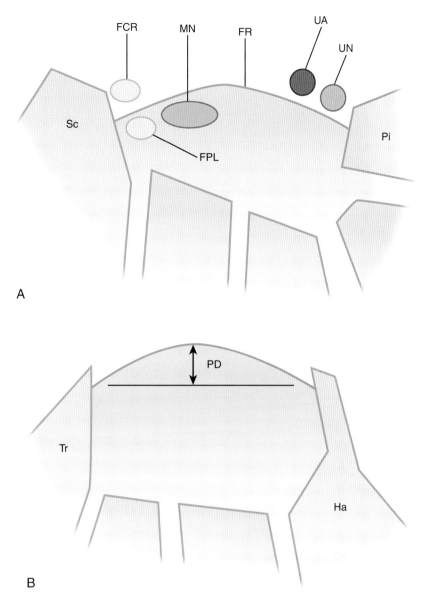

图 2.8 图 A：豌豆骨水平腕管示意图。FCR，桡侧腕屈肌腱；FPL，拇长屈肌腱；FR，屈肌支持带；MN，正中神经；Pi，豌豆骨；Sc，舟状骨；UA，尺动脉；UN，尺神经；图 B：钩骨钩水平腕管示意图。Ha，钩骨；PD，屈肌支持带向掌侧移位；Tr，大多角骨

经和小腿远侧的腓肠神经（参考值见表 5.1）。神经的最大厚度可以在矢状切面及横切面上测量，但测量横截面积是最可靠的。在上述研究中，神经的横截面积与体重相关，与身高和体质量指数相关性较小 [24]。

（五）彩色多普勒超声评价神经的血管

周围神经的血供来自丰富的神经内膜和神经外膜血管吻合后形成的供血系统（图 2.3），这两套系统通过横穿神经束膜的交通血管相连。神经外膜和神经内膜微环境的平衡对正常神经纤维的功能非常

重要。很多神经卡压和外周神经病变等病理状态可引起血供破坏从而导致神经纤维受损。有关病理状态下血流变化的影响方面的研究还很少。应用彩色多普勒超声可以发现 CTS、慢性脱髓鞘性多发性神经炎（CIDP）（图 2.10）、Ⅰ型或Ⅱ型麻风病患者神经内膜或外膜血流增加 [25-26]。视频 2.2 显示神经内膜血流增加，视频 2.3 显示神经外膜血流增加。彩色多普勒通常设定为能较好显示低速血流信号，脉冲重复频率设定为 1kHz，多普勒增益尽量调高而又不出现噪音，带通滤波通常设定为 50Hz。当彩色多普勒显像显示周围神经丛或神经束内出现血流信号时表

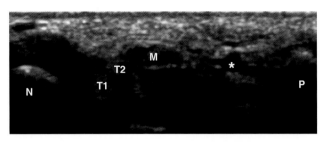

图 2.9 豌豆骨水平的正中神经。M，正中神经；N，舟状骨；P，豌豆骨；T1，指深屈肌腱；T2，拇长屈肌腱；*，尺动脉（摘自 Visser LH，Smidt MH，and Lee ML：High-resolution sonography versus EMG in diagnosis of carpal tunnel syndrome，JNNP 79：63-67，2008.）

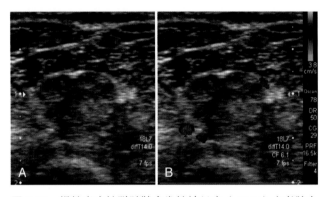

图 2.10 慢性炎症性脱髓鞘多发性神经病（CIDP）患者肿大的正中神经超声（A）及彩色多普勒（B）显像，神经外膜血流增加（见视频 2.2 及 2.3）

明神经的血供丰富。

四、神经异常的超声表现

（一）神经水肿（肿胀）

神经肿大、回声减低并不一定是神经本身的病变，还有可能是各种各样外部刺激导致神经的非特异性反应。卡压部位神经相对变细，近侧可以发现神经肿大。神经卡压的早期表现为神经内膜和神经束膜微血管壁增厚，随后，神经内膜因水肿及结缔组织（胶原）增生而变厚。此外，神经外膜和神经束膜可因纤维化及水肿而增厚[27]。

神经受压的生物学级联反应为神经内膜水肿、脱髓鞘、炎症、远端轴突变性、纤维化、新生轴突形成、髓鞘再生及神经束膜和内皮组织增厚（图 2.11），在这一过程中神经缺血和内膜水肿可能发挥作用。正常情况下神经内膜血管壁不允许蛋白质溢出，从而在血液循环和神经纤维之间形成一个屏障。神经束膜鞘可以阻止神经外膜水肿的水分进入到神经内膜区域。神经受压引起的缺血可以增加神经内膜血管的通透性，导致神经内膜水肿，由于神经内膜区域无淋巴管，神经束膜又形成一个渗透屏障，水肿无法消除，结果是神经内膜液压进行性增加，引起神经内膜的微循环进一步受阻，最终导致神经纤维受

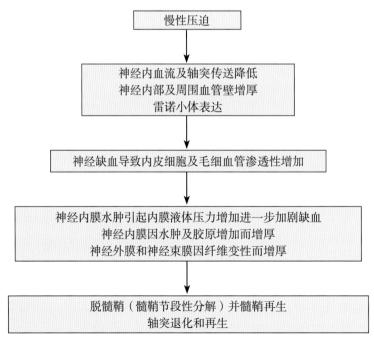

图 2.11 慢性卡压性神经病的病理改变过程

损[27]。神经损伤的可能原因包括石膏绷带、金属植入、血肿等长时间直接压迫、关节脱位或手术引起的神经拉伸、骨纤维管包裹、热损伤、感染及钝挫伤。很多情况下受损部位出现均匀低回声、神经束增厚、回声性质突变是唯一明显的超声表现[28]，在这些情况下，熟悉受检神经的正常回声特点尤其重要，但个体变异可能导致错误的判断。

（二）压迫神经的病变

超声检查可以用来判断神经受压病变。直接压迫神经的周围组织可以是正常的解剖结构如神经卡压综合征，也可以是异常结构如血管畸形、错位骨折、腱鞘囊肿（图2.12）及肿瘤，腱鞘囊肿可以发生于任何邻近关节或腱鞘的地方。直接压迫神经也可见于外部压迫、外伤后血肿、创伤愈合后结构及术后瘢痕。

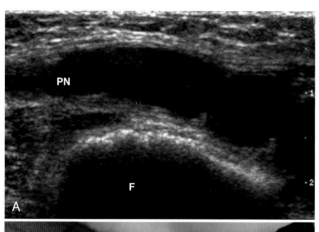
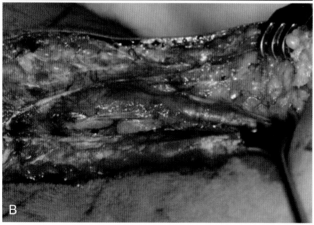

图2.12　（A）超声显示腓骨头（F）处腓神经（PN）内腱鞘囊肿，（B）手术证实（摘自 Visser LH : High resolution ultrasonography of the peroneal nerve : detection of intraneural ganglia，Neurolohy 67 : 1473-1475，2006.）

（三）肿瘤

最常见的外周神经良性肿瘤为神经纤维瘤和神经鞘瘤，其他良性病变及外周神经鞘恶性肿瘤少见[28]。由于神经鞘瘤来源于神经的支撑组织，其典型表现为位于结构完整的神经表面，并与神经束分开的椭圆形肿块，越过肿瘤包膜处的神经可以被牵拉。神经纤维瘤的肿瘤细胞是在神经束内部生长，导致神经呈纺锤形，病灶部位束状结构消失。神经瘤是团块状病变，并不是真正的肿瘤，而是由于不同的外部因素如严重的牵拉伤或神经断裂所造成的局部神经反应性增生，神经束部分或完全断裂，连续性中断。有一种特殊类型的神经瘤，具有不同病理生理学，称为 Morton 神经瘤，常见于第 2、第 3 跖骨头之间，位于跖骨水平的趾间部位，是由于趾间神经的反复慢性轻微损伤导致纤维化并产生疼痛。

（四）神经增生

许多遗传性多发神经病与一些基因有关，如 PMP22、P0 蛋白及结合素 32，这些基因的产物对髓鞘功能非常重要，它们的病变可引起增生性改变导致神经增厚，包括洋葱样改变、节段性脱髓鞘及髓鞘再生、大小髓鞘纤维缺失、神经内膜水肿[29]。多发性神经病的超声表现详见第 7 章。

（五）神经炎

慢性炎症性脱髓鞘多发性神经病是由于髓鞘再生、洋葱样改变及细胞浸润引起的神经肿大[30]。麻风病是一种典型的神经炎，麻风结节是由麻风杆菌繁殖和微小炎症反应而形成的，而结核样型麻风则是由皮肤和神经内较强的炎症反应和较少的麻风杆菌形成的。当可触及皮下神经增厚时，特别是在结核样结节形成阶段，表明发生了病理学改变。在麻风结节形成的初始阶段，细菌侵犯施万细胞，细胞出现死亡，进一步侵犯神经的其他结构，导致节段性脱髓鞘及髓鞘再生，神经内膜结缔组织反应性增生，神经内血管球和神经束膜增厚。在结核样型麻风病中，肉芽肿性炎症导致轴突、施万细胞和髓鞘消失。最终，神经内膜和神经束膜纤维化，引起神经结节样增生。另外，神经内还可见血管性结节（视频 2.2 和 2.3）[31]。

五、超声检查技巧：探头放置和扫查方法

（一）上肢神经

1. 正常腕管和正中神经的超声表现

腕管可分为近侧的豌豆骨水平和远侧的钩骨钩水平两个部分，骨性结构是定量分析正中神经的标志（图 2.8、图 2.9）。腕管的掌侧界为高回声的屈肌支持带，其近侧附着于豌豆骨和舟状骨，远侧附着于钩骨钩和大多角骨，支持带宽 3～4cm，在腕管的远侧最厚。正中神经位于支持带稍下方，紧邻拇长屈肌和指浅屈肌腱。在支持带的浅方内侧可以看到尺动脉和尺神经。

（1）正中神经超声检查方法

受检者坐位，面对检查者，臂前伸，腕部置于平坦检查台上，掌心向上，指伸直（图 2.13）。检查开始时，探头（7～18MHz）于腕管近侧约 7cm 处横切，寻找蜂窝状结构，然后向腕管近端方向追踪神经，注意勿与掌长肌混淆。通常在以下两处测量正中神经的横截面积：腕横纹远侧腕管入口处及前臂远侧 1/3 段。正中神经横截面积可以使用仪器配备的软件测量（连续描计），测量时应包含神经的外缘，在高回声环的内缘测量是错误的。所有的测量应精确至 0.01cm²。保持超声束与神经垂直，尤其是在测量神经时至关重要。超声入射角度轻微改变可导致肌腱的回声减低（各向异性），而神经不会，这可以作为鉴别神经与肌腱的一种方法。由于腕关节的姿势改变时可引起正中神经形状的改变，大多数检查者采用自然姿势。探头压迫皮肤时可导致神经变形，但幅度不大。正中神经经过腕管时形状会发生改变，横切扫查其接近腕管时是圆形，在腕管内为椭圆形甚至有时是扁平状。

正中神经在屈肌支持带深方向远侧走行，变得难以显示，在腕管远侧由于神经的位置更深且与探头不垂直检查的难度增加，信噪比减低，仔细追踪可以发现神经分为多个小支，并可一直追踪到手指处。探头自腕关节向近侧移动时可见神经向指浅屈肌腱深方走行，在这些肌肉深方神经不再扁平，有时呈三角形，回声更明显。

Nakamichi 和 Tachibana 发现正中神经经过腕管时呈漏斗形（头、颈、体），头位于屈肌支持带深方远侧缘，颈位于钩骨钩水平（该处支持带最厚），体位于腕横纹处（邻近豌豆骨）[32]。沿前臂向上追踪神经向深方走行，至肘窝远侧时向体表走行并与肱动脉伴行。

肌腱与神经的鉴别较简单，活动肌腱时可见移动，纵切扫查时肌腱的运动一般不会弄错，横切扫查，当手自由活动时可以明显看到正中神经的运动。手指做弹钢琴动作时，可见肌腱挤压和撞击神经。当腕关节屈曲且指关节完全屈曲时，可见正中神经在腕管内被肌腱包围[33]。

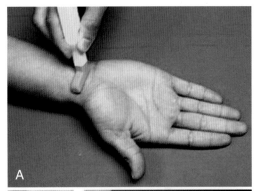

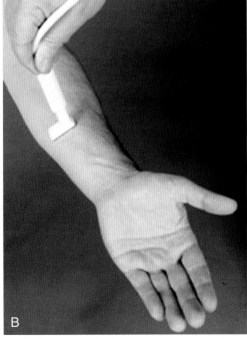

图 2.13　腕部（A）及前臂（B）超声检查正中神经的方法

（2）正中神经及深方组织病变

①局灶性病变。众所周知，超声可以发现软组织肿块。占位性病变如淋巴瘤、血管瘤、血肿、纤维瘤及腱鞘囊肿可以引起CTS。单侧CTS常见于占位性病变（隐匿型腱鞘囊肿最常见）。

②解剖学变异。超声可以辨别一些解剖学变异如永存正中动脉、正中神经分叉。

③类风湿关节炎。双侧滑膜增厚可以是类风湿关节炎的早期表现。

2. 尺神经的正常超声表现

尺神经发自臂丛内侧束（C8至T1），沿肱动脉内侧下降，位于肱动静脉之间，在臂下1/3处穿过内侧肌间膜沿肱三头肌内侧头前方下降。由于尺神经在臂上1/3处与位于外侧的肱动脉相邻，在该处较容易发现。尺神经向下内侧行走进入肘管，在肘部，尺神经位于肱骨内侧髁后方的沟内，然后沿前臂内侧下降，位于尺侧腕曲肌深方，在下2/3与尺侧腕屈肌腱及尺动脉内侧紧邻[34]。

尺神经超声检查方法

患者可以平躺或坐位，我们的经验是：患者仰卧为最佳体位，前臂置于头上，曲肘70°（图2.14）。该体位下患者和检查者均较舒适，但要注意确认患者是否有肩部疼痛。该体位可以较容易找到尺神经沟，尺神经在肘关节下方5cm处最容易发现。确定尺神经的蜂窝状结构后，可以向近侧追踪至肘管内，从肘管向远侧追踪可达尺神经管，向近侧追踪可达腋窝。在肘关节处尺神经病变的病例，我们通常在内侧髁及其近侧和远侧2~3cm处测量神经的直径（纵切）和横截面积，超声测量神经直径检查者之间有很好的一致性（一致性系数为0.91）。

超声检查除了能诊断特发性尺神经病变，还可以检测肘部引起尺神经病变的原因，如隐匿型腱鞘囊肿、肱骨内上髁处的肘肌、肱三头肌压迫、尺神经异位。

3. 桡神经的正常超声解剖

桡神经由C5至T1神经根的轴突构成，是臂丛的最大分支，包含运动神经纤维，主要支配臂和手部的伸肌，还包含臂、前臂及手部背侧的感觉神经纤维（图2.15），在近前臂佛罗氏弓稍上方桡神经分为仅含运动神经纤维的骨间后神经和浅支感觉神经。在前臂远侧桡神经浅支位置表浅，位于皮下，走行于肱桡肌和桡侧腕长伸肌腱之间，跨过桡骨外侧缘。

桡神经超声检查方法

对于大多数浅表神经来说，12~18MHz的线阵探头是必需的，桡神经很容易在肱三头肌内侧和外侧头附近的肱骨螺旋沟内追踪到。检查桡神经浅支

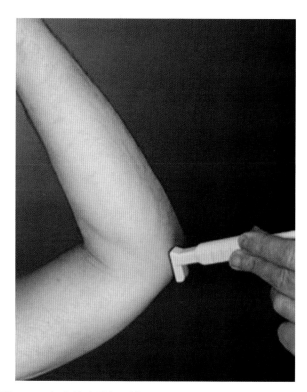

图2.14　超声检查肘部尺神经

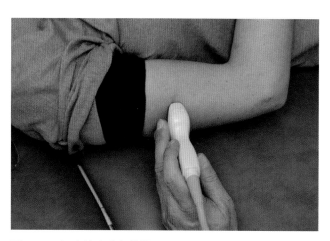

图2.15　超声检查臂部桡神经

时可嘱患者手掌向下置于检查台上。横切扫查时，可以在前臂后外侧桡骨远端上方 9cm 处看到桡神经浅支（图 2.16），发现神经后，可以向近侧追踪至肘窝或向远侧追踪至腕关节处。

（二）下肢神经

坐骨神经、腓神经、胫神经、腓肠神经的正常超声解剖

坐骨神经是最长的外周神经，经梨状肌下孔出盆腔，在近腘窝处分为腓神经和胫神经，超声很容易显示分叉处，在腘窝内腓总神经沿着股二头肌内侧缘到达腓骨头，并由此进入腓骨间隔。

超声检查方法

检查时患者俯卧位，膝关节伸直，坐骨神经是一大的神经束，横切时可以在腘窝找到，位于腘血管外侧，股二头肌（外侧）和半膜肌及半腱肌（内侧）之间，可见其在腘窝内分为腓神经和胫神经，也可以先找到腓骨头，然后在腓骨头附近找到腓神经（图 2.17），可以在该处测量然后向近侧追踪。在腘窝内胫神经与腘动脉和腘静脉相邻（视频 2.4），在踝部，胫神经可以较容易在内踝处找到，与趾长屈肌腱及胫后动、静脉相邻（图 2.18）[28]，腓肠神经可以在踝关节上方约 8cm 处看到，在小腿远侧，两旁有两根可压扁的静脉相邻（图 2.19）[24]。

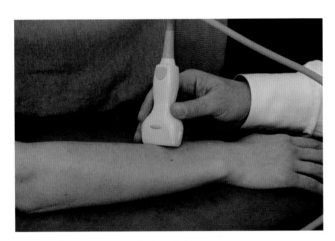

图 2.16　超声检查前臂桡神经浅支

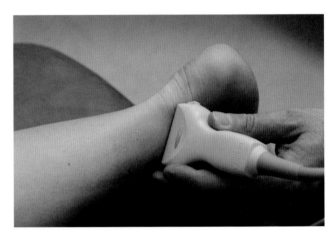

图 2.18　超声检查踝部胫后神经

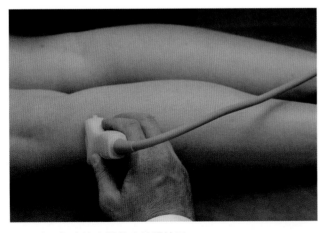

图 2.17　超声检查腓骨头处腓神经

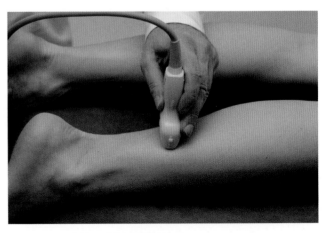

图 2.19　超声检查小腿处腓肠神经

参考文献

1. Fish P. Physics and instrumentation of diagnostic medical ultrasound. West Sussex, England : John Wiley & Sons Ltd; 1990.

2. Erickson SJ. High-resolution imaging of the musculoskeletal system. Radiology. 1997;205 : 593-618.

3. Lin J, Fessell D P, Jacobson J A, et al. An illustrated tutorial of musculoskeletal sonography : part I, introduction and general principles. AJR Am J Roentgenol. 2000;175 : 637-645.

4. Nilsson A. Artefacts in sonography and Doppler. Eur Radiol. 2001;11 : 1308-1315.

5. Scanlan KA. Sonographic artifacts and their origins. AJR Am J Roentgenol. 1991;156 : 1267-1272.

6. Routh H, Skyba D. Functional imaging with ultrasound. Medica Mundi. 2002;46 : 59-64.

7. Barr RG. Breast ultrasound : a bright future. Medica Mundi. 2001;45 : 8-13.

8. Entrekin RR, Porter B A, Sillesen H H, et al. Real-time spatial compound imaging : application to breast, vascular, and musculoskeletal ultrasound. Semin Ultrasound CT MR. 2001;22 : 50-64.

9. Lin DC, Nazarian LN, O' Kane PL, et al. Advantages of real-time spatial compound sonography of the musculoskeletal system versus conventional sonography. AJR Am J Roentgenol. 2002;179 : 1629-1631.

10. Jago J, Collet-Billon A, Chenal C, et al. Adaptive enhancement of ultrasound images. Medica Mundi. 2002;46 : 36-41.

11. Cooperberg PL, Barberie JJ, Wong T, Fix C. Extended field-of-view ultrasound. Semin Ultrasound CT MR. 2001;22 : 65-77.

12. Downey D, Fenster A, Williams J. Clinical utility of three-dimensional US. Radiographics. 2000;20 : 559-571.

13. Chappell KE, Robson MD, Stonebridge-Foster A, et al. Magic angle effects in MR neurography. AJNR. 2004;25 : 431-440.

14. Solbiati L, De Pra L, Ierace T, et al. High-resolution sonography of the recurrent laryngeal nerve : anatomic and pathologic considerations. AJR Am J Roentgenol. 1985;145 : 989-993.

15. Fornage BD. Peripheral nerves of the extremities : imaging with US. Radiology. 1988;167 : 179-182.

16. Silvestri E, Martinoli C, Derchi LE, et al. Echotexture of peripheral nerves : correlation between US and histologic findings and criteria to differentiate tendons. Radiology. 1995;197 : 291-296.

17. Grechenig W, Clement H, Peicha G, et al. Die sonoanatomie des nervus ischiadicus am oberschenkel. Biomed Technik. 2000;45 : 298-303.

18. Beekman R, Visser LH. Sonography in the diagnosis of carpal tunnel syndrome : a critical review of the literature. Muscle Nerve. 2003;27 : 26-33.

19. Hobson-Webb L, Massey J, Juel V, Sanders D. The ultrasonographic wrist-to-forearm median nerve ratio in carpal tunnel syndrome. Clin Neurophysiol. 2008;119 : 1353-1357.

20. Visser LH, Smidt M, Lee M. Diagnostic value of wrist median nerve cross-sectional area versus wrist-to-forearm ratio in carpal tunnel syndrome, Clin Neurophysiol. 2008;119 : 2898-2899.

21. Nakamichi K, Tachibana S. Ultrasonographic measurement of median nerve cross-sectional area in idiopathic carpal tunnel syndrome : diagnostic accuracy. Muscle Nerve. 2002;26 : 798-803.

22. Kamolz LP, Schrogendorfer KF, Rab M, et al. The precision of ultrasound imaging and its relevance for carpal tunnel syndrome. Surg Radiol Anat. 2001;23 : 117-121.

23. Heinemeyer O, Reimers CD. Ultrasound of radial, ulnar, median, and sciatic nerves in healthy subjects and patients with hereditary motor and sensory neuropathies. Ultrasound Med Biol.1999;25 : 481-485.

24. Cartwright M, Passmore L, Yoon J, et al. Cross-sectional area reference values for nerve ultrasonography. Muscle Nerve. 2008;37 : 566-571.

25. Mallouhi A, Pültzl P, Trieb T, et al. Predictors of carpal tunnel syndrome : accuracy of gray-scale and color Doppler sonography. AJR Am J Roentgenol. 2006;186 : 1240-1245.

26. Jain S, Visser LH, Praveen T, et al. High-resolution sonography : a new technique to detect nerve damage in leprosy. PLoS Negl Trop Dis. 2009;3 : e498.

27. Prinz RA, Nakamura-Pereira M, De-Ary-Pires B, et al. Axonal and extracellular matrix responses to experimental chronic nerve entrapment. Brain Res. 2005;1044（2）: 164-175.

28. Peer S, Kovacs P, Harpf C, Bodner G. High-resolution sonography of lower extremity peripheral nerves. J Ultrasound Med. 2002;21 : 315-322.

29. Gabreëls-Festen AA, Joosten EM, Gabreëls FJ, et al. Early morphological features in dominantly inherited demyelinating motor and sensory neuropathy（HMSN type I）. J Neurol Sci.1992;107 : 145-154.

30. Dyck PJ, Prineas JW, Pollard JD. Chronic inflammatory demyelinating polyradiculopathy. In : Dyck PJ, Thomas PK, Griffin JW, Low PA, Poduslo JF, editors. Peripheral neuropathy. Philadelphia : Saunders; 1993 : 1498-1517.

31. Richardson EP, De Girolami U. Inflammatory polyneuropathies. In : Livolsi V A, editor. Major problems in pathology. Philadelphia : Saunders; 1995 : 22-50.

32. Nakamichi KI, Tachibana S. Enlarged median nerve in idiopathic carpal tunnel syndrome. Muscle Nerve. 2000;23 : 1713-1718.

33. Walker F, Cartwright M, Wiesler E, Caress J. Ultrasound of nerve and muscle. Clin Neurophysiol. 2004;115 : 495-507.

34. Bargallo X, Carrera A, Sala-Blanch X, et al. Ultrasound-anatomic correlation of peripheral nerves of the upper limb. Surg Radiol Anat. 2010;32（3）: 305-314.

肌肉的超声检查

Sigrid Pillen, Nens van Alfen 和 Machiel J. Zwarts

译者：李拾林　王凌星

第三章视频

📹 **视频 3.1：**
正常肱二头肌收缩

📹 **视频 3.2：**
正常肱二头肌及神经血管束

📹 **视频 3.3：**
肌萎缩性侧索硬化症患者的肌束颤动

📹 **视频 3.4：**
假震颤性收缩

📹 **视频 3.5：**
纤维性颤动

本章的视频资料可在线观看，网址：www.expertconsult.com。

本章要点：

- 健康肌肉组织透声良好，矢状面上大多数肌肉为低回声，肌外膜及内部的肌束膜为高回声，横切面上，肌肉大部分为低回声，内见斑点状回声。

- 超声可以测量肌肉的厚度和面积。

- 肌肉病变的超声表现包括萎缩、回声增强及回声紊乱，这些改变可以直接观察，不过应用计算机可以客观、定量分析肌肉回声特点，对于一些特定肌肉病变可以将敏感性提高90%以上。

- 高帧速动态超声显像可以俘获肌肉的运动，如自主性收缩、震颤、肌束颤动，利用特定装置，甚至可以观察纤维性颤动。

早在1980年人们就发现与健康肌肉相比，病变的肌肉有不同的超声表现[1]，神经肌肉病变患者肌肉回声增强，称为白肌。除了神经肌肉病变，超声还可以发现恶性肿瘤、感染、血肿及肌肉骨骼撕裂[2-5]。随着时间的推移、技术的改进，超声对肌肉组织的分辨力提高到了0.1mm[6]，高于3T磁共振（MRI）0.2mm×0.2mm×1mm的分辨力[7]，而且，超声具有实时动态成像功能，可以检测肌肉运动甚至自发性肌肉活动如肌束颤动等。本章将介绍定量及动态肌肉超声成像以及超声在神经肌肉病变中的应用。

一、肌肉超声成像的物理学基础

（一）反射和声阻抗

声波及其反射是超声成像的基本要素。换能器发出高频声脉冲并接受其回声，当超声束经过不同的组织时可以发生反射。影响反射量的因素有两个：两种组织的声阻抗及声束与反射界面之间的夹角（图3.1）[8-9]。

声阻抗取决于组织的密度和组织中的声速，不同类型的组织声速不同（表3.1）。骨头和空气的声阻抗差别最大，声速分别约为4000m/s和300m/s，而肌肉组织中的声速约为1580m/s，声阻抗差别越大，反射声束越多。小的声阻抗差别可不产生反射或仅少量反射，而大部分超声束可以穿过并到达更深的部位，肌肉组织就是这样，健康肌肉组织结构允许大部分声波穿过（图3.2）。相反，当经过声阻抗差别非常大的界面时会导致所有声波全部反射，其深方就不会产生影像，例如，空气与皮肤之间的声阻抗差别非常大，当皮肤与探头之间没有耦合剂或其他液体时就不可能产生超声图像（图 3.3）。当声波从肌肉到骨骼或钙化灶时也会产生强反射，由于反射的强度在图像上以辉度表示，因此，骨骼的强反射在声像图上表现为强回声。另外，由于几乎没有声波穿过，其后方的结构就无法显示，形成特征性的"声影"（图 3.2）。

表 3.1　不同组织中的声速	
组织	**声速（m/s）**
空气	330
脂肪	1450
水	1540
结缔组织	1540
血液	1570
肌肉	1585
骨骼	4080

声波反射量也取决于超声束穿过组织的角度[8-9]，大角度会导致反射偏离（离开探头），这样，声波就不会回到换能器上，因此结构就无法显示（图 3.1）。由于上述原因，当超声束与包绕肌肉、神经、骨骼的筋膜垂直时会产生较多的反射，斜行扫查时由于反射偏离这些结构的回声将减低（图 3.4），此外，当肌间筋膜与超声束平行时就难以显示，表现为无回声或回声中断（图 3.5）。

当超声束遇到小于发射声波波长的结构时，如单个的肌纤维，声波会产生散射而不是反射（图 3.1）[9]，只有一小部分返回到探头，图像上表现为低回声。

简而言之，特定组织的灰阶值取决于反射的量和强度，本章将这种灰阶值称为回声强度。

（二）探头频率的选择

声波向深层传播时会出现衰减。由于反射、散射、吸收以及转变成热能，越往深方，声波越少。吸收的量取决于组织的类型，例如骨骼，吸收的量就非常大。频率越高，衰减也越大（图 3.6）。软组织的

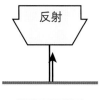

反射:声波与不同声阻抗的结构垂直反射到探头，超声显像为白色亮点

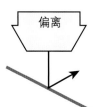

偏离:声波斜行到达一个结构,反射偏离无法回到探头,该结构超声显像上无法显示

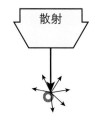

散射:超声波照射到一个小于波长的结构,引起散射,只有一部分声波回到探头,回声强度仅增加一点点,而大部分声波衰减了

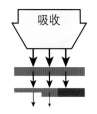

吸收:超声束被组织吸收,转化为热能,吸收的量与组织类型和探头频率有关

图 3.1　影响反射量的因素

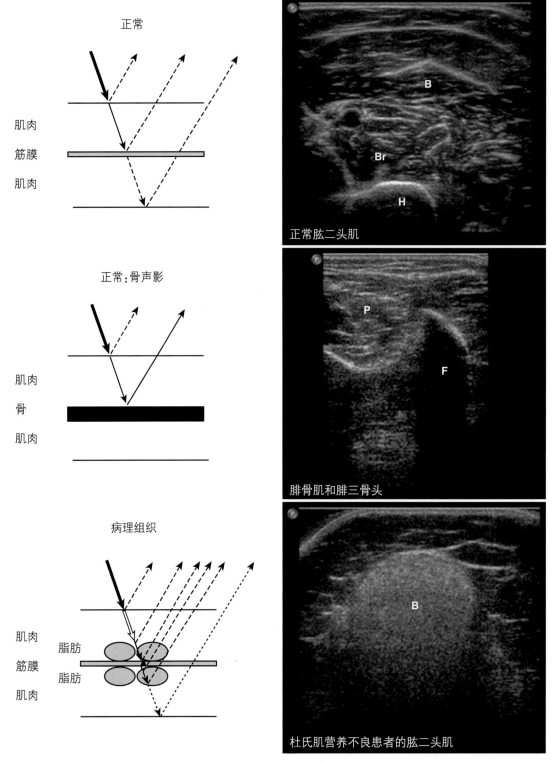

图 3.2　超声束在正常及病理组织中的反射示意图（左侧列）及声像图（右侧列）。当超声束遇到不同声阻抗的组织时，如自肌肉进入筋膜，部分反射（左上），由于肌肉几乎不含纤维组织，只有一小部分反射，产生相对低回声的图像（右上）。肌肉与骨骼之间的声阻抗差别非常大，产生强反射，几乎没有声波穿过，产生骨骼的强回声伴声影（中列）。神经肌肉病变时，如杜氏肌营养不良，肌肉组织被脂肪和纤维组织取代，导致声束穿过许多声阻抗不同的结构产生较多反射，这就可以解释为什么肌肉显示为高回声。另外，由于超声束发生衰减，导致肌肉浅方比深方回声更高，肱骨无法显示。B，肱二头肌；Br，肱肌；F，腓骨；H，肱骨；P，腓骨长肌

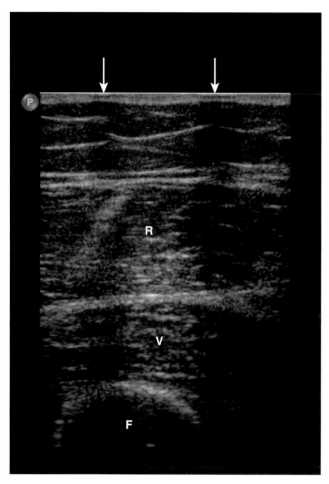

图 3.3　股四头肌声像图。探头与皮肤之间含有空气产生了伪像，导致空气处皮下出现一条低回声线（箭头所指），如左侧箭头所指，当气泡较小时，改变较轻微，仅引起深方结构回声稍微减低。F，股骨；R，股直肌；V，股中间肌

平均声衰减约为每 MHz、每 10mm 1dB。一般来说，3MHz 探头穿透的深度约为 200mm，6MHz 的探头约为 100mm，50MHz 的探头约为 12mm[6]。

轴向分辨力取决于探头的频率。由于频率越高，波长就越短，最高频率的探头可以获得最好的分辨力。超声聚焦区域的侧向分辨力最高，是轴向分辨力的数倍[6]，这就意味着当超声聚焦位于感兴趣结构（如需要检查的肌肉）时这些结构可以获得最好的侧向分辨力。

在临床应用中，建议选择能达到所检查组织深度的最高频率探头，肌肉超声检查通常选择 5 ~ 7.5MHz 的探头。如今，可以使用宽频探头（如 5 ~ 17MHz），其优点是检查浅表结构时使用高频率获得高分辨力（高达 0.1mm），检查深部结构时使用更低的频率（分辨力降至 0.3mm）。

二、正常肌肉

（一）组织学

为了更好地理解肌肉超声，有必要了解肌肉的结构，以便获得肌肉超声的最高分辨力。肌肉由单个的肌纤维组成，正常直径为 40 ~ 80μm[10]，肌肉超声的分辨力大约为 100μm，这就意味着肌肉内单个大的肌纤维或一组小的肌纤维是超声所能见到的最

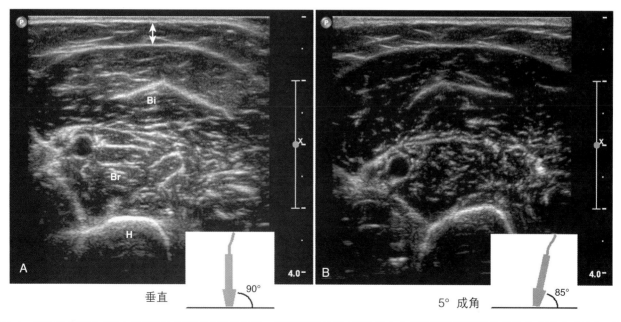

图 3.4　探头垂直于上肢（A）和偏差 5 度（B）的声像图。当出现偏差时，到达肌肉内部及周边筋膜以及骨骼的声波出现偏离反射，这些反射声波回不到探头，与垂直位相比，回声相对较低。双箭头显示为皮下组织。Bi，肱二头肌；Br，肱肌；H，肱骨

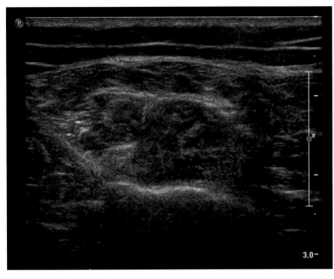
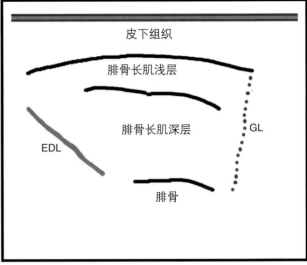

图 3.5　腓骨长肌（PL）声像图。肌肉内部及外周与声束垂直的筋膜显示为明亮的高回声线，骨骼也一样（黑线），相反，当筋膜与声束斜位时，例如腓骨长肌与趾长伸肌（EDL）之间的筋膜回声就没那么高（灰线），腓骨长肌与外侧腓肠肌（GL）之间的筋膜与超声束平行，因此根本看不到（虚线）

小结构。每个肌纤维均由薄的纤维组织包绕，称为肌内膜，一组肌纤维组成肌束，由肌束膜包绕，这种结缔组织内还含有小血管及神经，肌肉外面由纤维组织覆盖，称为肌外膜，较肌束膜厚且坚韧（图3.7），肌外膜延续形成肌腱及腱膜[11]。

　　肌束构成肌肉的大体结构，一些肌肉的肌纤维与肌肉长轴平行，其中少数肌纤维贯彻肌肉的全长（图3.8A），另一些肌肉的纤维与长轴呈斜行排列，由于其排列像羽毛故称羽状肌（图3.8B），又可以分为半羽肌（肌纤维连于一根线状结构，像半根羽毛），双羽肌（肌纤维连接处较宽，像一根羽毛），多羽肌（肌肉内有分隔，分成多个羽毛状部分）及环羽肌（肌纤维从一根肌腱呈刺状向四周延伸）。另一些肌肉肌纤维从宽的附着面向顶端集中（图3.8C），这种肌肉称为扇形肌或三角肌[12]。

　　肌肉除了结构或组织学单元外，还有功能性或生理性单元，这种生理学单元称作运动单元，是由一个运动神经元和它所支配的肌肉组成（图3.9）。一个运动单元的肌纤维数依照肌肉的大小和功能不同，由不到10个至数百个不等，大的运动单元由一个神经元支配数百个肌纤维，见于躯干及大腿肌肉，而眼及手肌中较小的运动单元由于精确运动的需要，仅含数个肌纤维。运动单元中的肌纤维并不是集中在一起，而是分散在肌束当中[11]，因此，一个运动单元的直径可以从不到1mm至大于1cm。由于特定

运动神经元中的肌纤维并无自己的解剖学特征，因此影像学方法无法判断哪些肌纤维属于哪个运动单元。我们提出以下假说，如果病理学上能够确定一个运动单元或者一个运动单元活动引起收缩，在分辨力足够高的情况下，影像学方法就有可能看到这个特定的运动单元。

（二）正常肌肉组织的超声表现

　　肌肉具有典型的超声表现，较易与周围组织如皮下脂肪、骨骼、神经及血管等区别（图3.10）[13-14]。肌肉组织相对为低回声，横切（与肌肉长轴垂直）扫查时，由于肌束膜中的结缔组织为中等回声，超声表现为斑点状回声（图3.10），纵切（与肌肉长轴平行）扫查时可以见到肌肉组织的束状结构，由于肌束膜结缔组织的反射超声显示为线状、羽状或三角形结构（图3.9）。由于包绕肌肉的外膜为高反射结构，因此可以清晰显示肌肉的边界。正常情况下，肌肉深方的骨骼为强回声，后方伴声影（图3.2B）。皮下脂肪为低回声，但其内可见较高回声的结缔组织分隔（图3.11）。与正常肌肉比较，神经与肌腱相对为高回声，血管为低回声或无回声，随着超声扫查方向的不同可表现为圆形或多线形（图3.12A），当无法判断一个圆形或线形结构的性质时，采用彩色多普勒显像可以显示血流信号，从而确定动脉或静脉（图3.12B）。

　　尽管当数块肌肉重叠时鉴别每一块肌肉有困

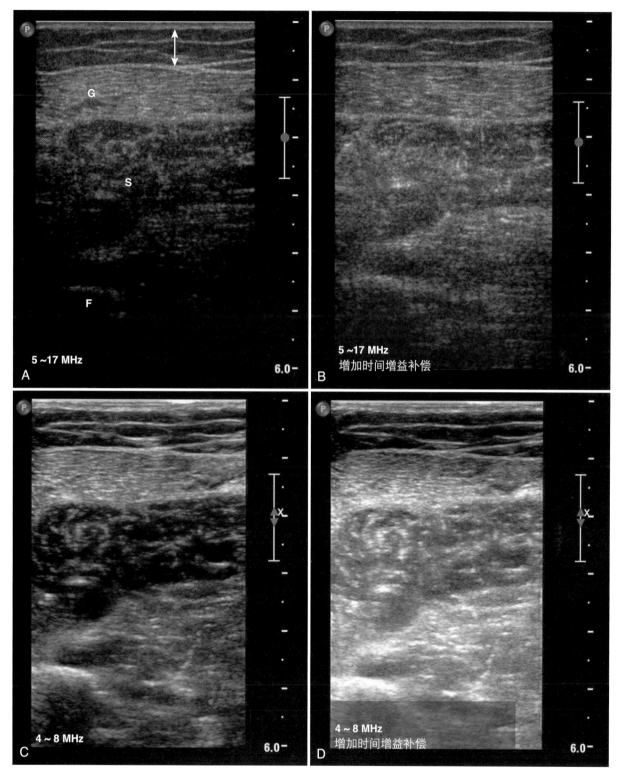

图 3.6　两种不同探头所形成小腿肌肉的声像图。A 和 B 为 5～17MHz 宽频线阵探头图像，分辨力相对较高但衰减较强。由于大部分声波被浅方的比目鱼肌（S）、腓肠肌（G）及皮下组织（双箭头）吸收，腓骨几乎看不见。图 B 为增加时间增益补偿放大深层组织的信号，使深层组织可见，但由于背景噪音也放大了，仍然与周围组织难以分辨。图 C 和图 D 为 4～8MHz 宽频线阵探头图像，由于频率更低，衰减减少，深层组织显示更好，但分辨力下降。图 D 增加时间增益补偿也可以放大深部结构的信号，腓骨显示为强回声线

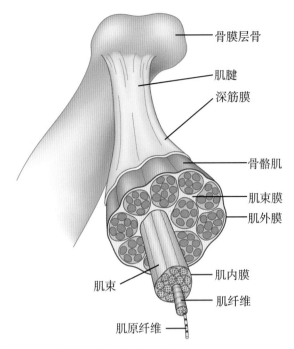

图 3.7 正常肌肉组成结构（摘自 The structure of muscle and associated connective tissues. lvyRose Holistic Holistic Health, Alternative Medicine, Human Biology, and Anatomy & Physiology. Available at www.ivyrose. coukhumanbodymusclesmuscle_structure. php. Accessed June 2008.）

难，但所有浅表肌肉在超声下均能很好地显示。现代超声技术应用高频探头可以获得更高的轴向分辨力，可以显示浅表的单个小肌肉，如手部的肌肉（图3.13）。深部肌肉，特别是盆腔或躯干部位，由于浅方组织如皮肤、皮下组织或其他肌肉对声波的反射和吸收，难以清晰显示。

（三）肌肉厚度

超声是测量肌肉厚度和横截面积的可靠方法[15-17]，重复测量的一致性达 0.98～0.99[15-18]，而 MRI 为 0.99[15]。已有数项研究应用超声建立正常人肌肉厚度值。儿童时期肌肉厚度增长迅速，预测该时期肌肉厚度的主要变量是体重[19]。性别差异到青春期才开始影响肌肉厚度，这时男性的肌肉比女性更粗壮[20-22]，青春期后男性和女性肌肉厚度均进一步增加，到25～50岁时达到峰值，然后肌肉厚度减小[21-24]。不同的肌群受年龄和性别的影响不同，超声检查时应引起注意。

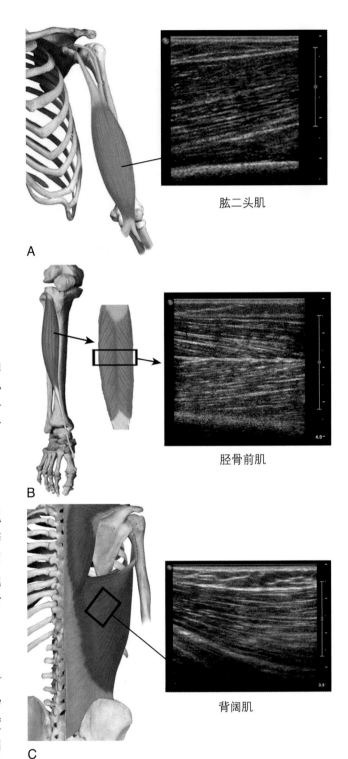

肱二头肌

A

胫骨前肌

B

背阔肌

C

图 3.8 肌束组成肌肉的大体结构。可以是平行排列，如肱二头肌（A），羽状排列，如胫骨前肌（B），三角形排列，如背阔肌（C），纵切时超声可以显示上述结构。（部分解剖图经允许摘自 Prevent Disease.com：*Muscle atlas*。可从以下网址下载：www.preventdisease.com/home/muscleatlas.shtml. 2008 年 7 月）

（四）肌肉回声强度

超声还可以用来评价肌肉的回声强度，正常肌肉相对为低回声，不同的肌肉因纤维组织的比例或肌纤维走形不同可以有特殊的超声表现，例如，胫骨前肌通常比股直肌回声更高。

随着年龄的增加，一些肌纤维被脂肪和纤维组织替代，肌肉回声增强[25-26]。图 3.14 显示肱二头肌随年龄增加而回声增强，脂肪和纤维组织的声阻抗不同，增加了肌肉内的界面反射，导致肌肉回声增强（图3.2B）。在神经肌肉病变的情况下可以因同样的机制而出现肌肉回声增强[1, 27]。观察肌肉内部及周围的结构可以为出现肌肉结构变化提供另一线索，在许多神经肌肉疾病中，如肌营养不良及脊肌萎缩症，肌肉结构改变的线索与肌肉回声增强同样重要[28-29]。

肌肉回声轻度增强较难判断，准确识别有赖于检查者的经验，特别是因为不同的肌肉有不同的回声表现，而且肌肉回声会随着年龄增加而增强。肌肉回声也可因超声系统的设定而改变，如调高增益可使肌肉变得更亮，而导致误认为病理性肌肉回声增强。由于上述原因，肌肉超声检查者之间的一致性相对较低（Kappa 0.53），经验不丰富者更低[30]。计算机辅助技术可以克服这个问题，单纯灰阶分析可以定量测量肌肉回声强度（图 3.15）[23, 30-32]，肌肉回声强度定量分析是一项很好的临床技术，检查者之间的一致性较高（Kappa 0.86）[30]，该方法同样适用于科学研究。

反对者认为定量灰阶分析耗时较长，但是，配备先进软件可以快速定量分析回声强度，一个标准模式分析（包括 4 块肌肉）用时不到 5 分钟。

除了计算平均回声强度，其他一些定量技术，如背向散射分析，由于受系统设置的影响较小也已经应用于肌肉超声中[33]，该方法通过比较测量回声强度与虚拟测量，使得不同超声设备回声强度测量

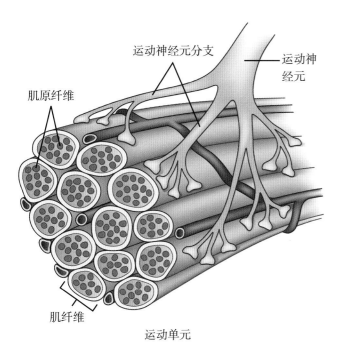

图 3.9 肌肉的功能单位为运动单元，由运动神经元及其支配的肌纤维组成

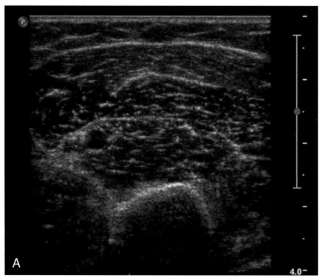
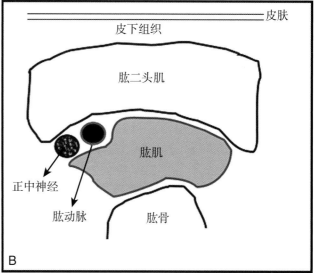

图 3.10 A，肱二头肌及其周围组织超声测量，测量部位为肩峰至肘前皱褶的远侧 2/3。B，不同结构的示意图

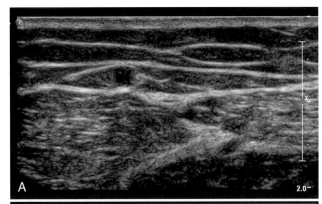

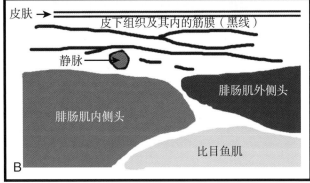

图 3.11　A，小腿声像图，显示皮下组织内多层筋膜。B，不同结构的示意图

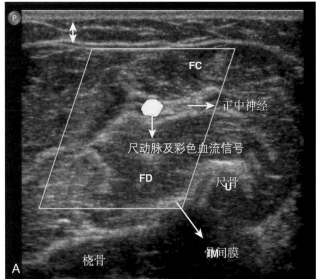

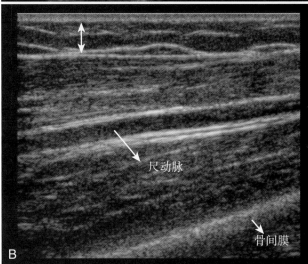

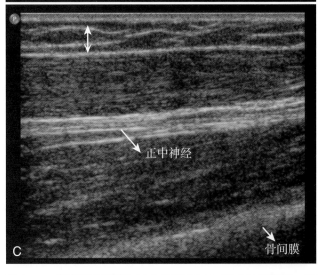

图 3.12　前臂近侧横切（A）和纵切（B 和 C）声像图。横切面上正中神经显示为蜂窝状圆形高回声，纵切面正中神经呈束状结构的高回声，走形于相对低回声的肌肉之间 [浅方为桡侧腕屈肌（FC），深方为指屈肌（FD）]。纵切面上尺动脉显示为无回声，横切面上多普勒成像确定该结构为动脉。双箭头为皮下组织

之间的比较更容易。然而，一些硬件，特别是探头的差别，依然是影响参考其他中心所建立的正常值的一个问题，而且，该技术尚没有经过大规模前瞻性研究验证。

尽管有定量回声强度分析技术，图像视觉分析仍然有它的应用价值。一块回声均匀的肌肉中局部回声改变很容易通过直接观察图像发现，视觉分析还可以评价肌肉内的回声分布，即回声均匀还是不均匀。一些数字化图像分析新技术，如质地分析，也正在用于定量分析肌肉组织的这些改变 [25, 34]，这些技术已经用于检测其他组织，如乳腺和前列腺的局灶性病变 [35-36]。

三、超声在神经肌肉疾病中的应用

神经肌肉疾病常导致肌肉形态学改变，超声能够观察到，无论是肌肉萎缩还是内部结构改变均可应用超声进行评价，测量回声强度已经被证实为一种行之有效的方法 [37]。研究表明正常肌肉结构破坏

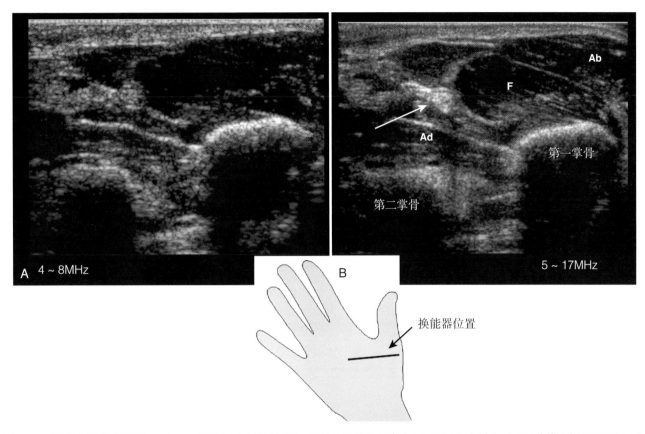

图 3.13　手部小肌肉声像图。4~8MHz 探头（A）分辨力不足，难以显示单块肌肉，而 5~17MHz 探头（B）可以分辨出拇短展肌（Ab）、拇短屈肌（F）及拇展肌（Ad），拇长伸肌腱显示为高回声点（箭头）

与肌肉回声强度之间有很强的相关性[26, 38-39]，脂肪和纤维组织均与回声增强有关。

一些对儿童的前瞻性研究表明，单从视觉分析肌肉回声强度，检查神经肌肉病变的敏感性仅为67% ~ 81%，特异性为84% ~ 92%[40-42]，定量分析回声强度可以提高敏感性到87% ~ 92%[27, 30, 32, 37]，由于定量分析技术敏感性高，因此肌肉超声可以作为一种筛查的方法。对于成人，肌肉超声的诊断价值还在研究当中。

这些敏感性和特异性体现了肌肉超声检查神经肌肉病变的总体能力，但对于特定的神经肌肉病变或特定的年龄其诊断价值是不同的（表 3.2）。例如，超声检查杜氏肌肉营养不良的敏感性达到100%[27]，而对于有症状的线粒体性肌病，其检出率仅为25% ~ 50%[43]，小于 3 岁的儿童肌肉超声的敏感性也较低（约 75%）[27, 41-42]，这种现象可以解释为肌肉病变早期肌肉结构的改变尚轻微，但是，由于在这些儿童超声检查神经肌肉病变的特异性仍然较高（达

100%），因此，超声检查异常是进一步行有创性检查的重要指征。

表 3.2　肌肉超声检查神经肌肉异常的显示率与年龄的关系

	神经肌肉异常的显示率		
超声结果	异常	临界	正常
所有儿童	91%	50%	14%
< 3 岁	100%	60%	25%
> 3 岁	87%	44%	5%

肌肉超声是可疑神经肌肉病变患者初期筛查的首选方法，肌肉回声异常增高提示神经肌肉病变，当肌肉超声发现异常时，有必要行其他检查明确神经肌肉病变类型，如肌电图（EMG），甚至有时需要

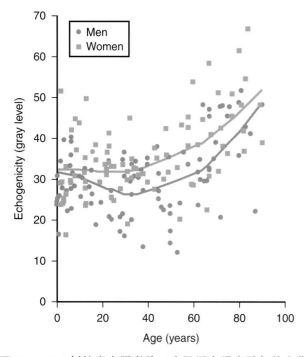

图 3.14　194 例健康志愿者肱二头肌回声强度随年龄变化图。连线表示为最佳非线性拟合。儿童时期，男孩与女孩回声强度相似。16 岁以后，男性回声强度低于女性。男性和女性 40 岁后肌肉回声强度增加。Echogenicity(gray level)，回声强度（灰度值）；Men，男性；Women，女性（摘自 Pillen S，Arts IMP，Zwarts MJ：Muscle ultrasound in meuromuscular disorders，Muscle Nerve 37：679-693，2008.）

行肌肉活检或基因 DNA 分析。一些特殊的视觉超声表现可以为鉴别诊断提供更多的线索。

肌肉超声还可以用来描述全身肌肉受累的分布图，这有助于鉴别诊断（图 3.16）[44-46]。当涉及特定的肌群或区域时，超声可以鉴别出病变肌肉并引导活检 [47]。但是，要避免对病变过于严重的肌肉进行活检，因为重度萎缩或纤维化可导致取样误差，且难以对穿刺结果作出判断 [45]，这一点非常重要。

评价肌肉厚度

肌肉萎缩常见于神经肌肉疾病，但是，一些有症状而无神经肌肉病变的患者也可表现为肌肉萎缩，如肌张力减退或运动延迟。运动及身体发育也可以影响肌肉的厚度，在对检查结果进行判断时应考虑到这些情况。例如，坐轮椅的患者股四头肌萎缩就不足为奇，也不必考虑是否存在神经肌肉病变。真性肥大可见于健康人（锻炼所致），也可见于神经肌肉病变患者，如先天性肌强直或 Brody 病。肌肉增厚也可由假性肥大所致，例如杜氏肌营养不良患者的小腿肌肉增厚。对肌肉厚度还需要结合定量回声强度测量的结果进行判断，肌萎缩的患者如果肌肉回声增强表明萎缩可能是神经肌肉病变所致，而回声正常则提示失用性萎缩（表 3.3）。

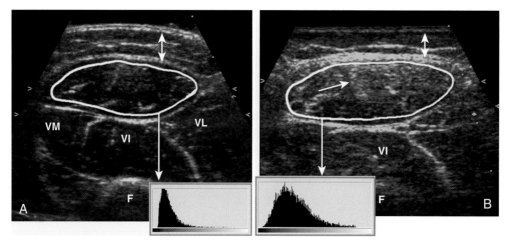

图 3.15　正常人（A）及杜氏肌营养不良患者（B）股四头肌横切声像图。年龄均为 3.5 岁，两幅图上均显示股直肌被包绕，该区域平均回声强度见直方图（插图）（范围：黑色 =0；白色 =256）。杜氏肌营养不良患者股直肌回声增强，右边显示为相应的直方图。注意细点状回声均匀分布于肌肉内，后方回声衰减，杜氏肌营养不良患者肌肉内的筋膜，例如股直肌前部的中央筋膜（单箭头）更难辨认。还需注意杜氏肌营养不良患者股骨边缘显示较差。双箭头处为皮下组织，股四头肌的测量处为髂前上棘与髌骨连线的中点处。F，股骨；VI，股中间肌；VL，股外侧肌；VM，股内侧肌

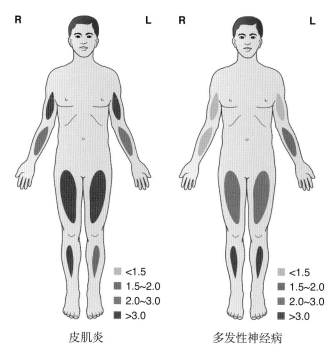

R　　L　R　　L

<皮肌炎下图标:>
- <1.5
- 1.5~2.0
- 2.0~3.0
- >3.0

皮肌炎

<多发性神经病下图标:>
- <1.5
- 1.5~2.0
- 2.0~3.0
- >3.0

多发性神经病

图 3.16　皮肌炎和多发性神经病患者肌肉回声强度分布规律图。不同颜色相对应于经年龄和性别校正后回声强度超过正常值以上的标准差倍数。表明超声检查有助于鉴别诊断及肌肉活检部位的选择

表3.3	肌肉厚度与肌肉回声强度的相关性	
	萎缩	**肥大**
正常回声	1. 失用性萎缩 2. 神经肌肉疾病引起的萎缩而肌肉结构不变	真性肥大： 1. 正常／锻炼所致 2. 先天性肌强直 3. 肌肉抑制素缺乏 4. 巨人症
回声增强	1. 神经肌肉疾病引起的萎缩（相对于萎缩，回声增强更明显） 2. 严重失用性萎缩（相对于回声增强，萎缩更明显）	1. 假性肥大 2. 真性肥大，肌肉结构发生改变 a. 肌强直综合征 b. 神经源性肌肥大

四、肌肉超声的临床应用：测量方法

（一）探头和系统设置

儿童和成人浅表肌肉超声检查的最佳探头频率为 7.5MHz，成人深部肌肉采用 5MHz，也可以选用 7～12MHz 的宽频探头。检查骨骼肌时正确设定参数非常重要，增益和声功率要调整到正常肌肉显示为相对低回声（图 3.10），这样可以确保病变的肌肉显示为高回声。相反，当一开始检查时增益就调得太高，正常肌肉就显示为高回声，当显示病变肌肉时，这块肌肉也显示为高回声，因此正常和异常肌肉之间的对比度不够，难以作出鉴别（图 3.17），导致敏感性和特异性下降。聚焦要调整到感兴趣肌肉的深度，正常情况下，1～3cm 处 2～3 个聚焦点就足够了，将这些设定保存为默认很重要，也称为"预设"，这样可以确保每次测量都使用相同的系统设置，当需要对不同患者或部位之间的测量进行比较时，这种预设是很有必要的，这样也可以让检查者熟悉正常肌肉的表现及与病变肌肉之间的不同之处。当需要对肌肉回声强度进行定量测量时，必须保持系统设置不变，否则测量就没有可比性。另一种矫正称作时间增益补偿，通常由系统自动形成，但也可以人为调整以获得期望的成像质量，当定量测量肌肉回声强度时禁止人为调整。在进行定量肌肉超声测量时必须确保时间强度增益补偿键位置相同（中间位），这样才可以对肌肉回声强度测量之间进行比较。

（二）测量误差

检查时患者应采用放松的体位以避免肌肉收缩，因为肌肉收缩会导致肌肉直径增加及回声减低（图 3.18）[48]。比较受检结构之间或不同检查之间肌肉厚度或回声强度时，所有测量都必须在相同的解剖位置下进行，受检者要采用标准体位。例如，屈膝可使股四头肌纤维的方向改变，导致与下肢伸直相比肌肉回声增强[1, 42]。

探头与皮肤之间涂上适量的耦合剂以确保声学耦合，避免压迫深方组织（图 3.18）。当检查浅表或凹凸不平部位时，如手和足的肌肉，可以采用水浴法（即肢体浸入水中）（图 3.19）。特别是横切测量时，探头与深方肌肉垂直非常重要，因为斜行扫查不但会高估肌肉厚度，还会导致肌肉回声减低（图 3.4）[48]。探头应置于一个可以良好显示骨骼回声及外周筋膜轮廓的位置以使测量标准化，同时也避免探头成角所造成的误差。

测量误差及避免的方法见表 3.4。

表 3.4　肌肉超声测量的质量控制

测量错误	纠正方法
系统设置错误	检查所选的探头及预设模式，正确的（标准）增益、通常的声功率、聚焦点是否显示在屏幕上
压力过大	皮肤的外形应为轻度弧形
与下方的骨骼不垂直	骨骼回声及筋膜必须清晰显示直到显示为强回声
空气伪像	整个图像均匀一致，无出现空气伪像的垂直黑线
运动伪像	所有图像的分辨力相似。若肌肉显示模糊，可能是图像冻结时患者肌肉没有完全放松，这时不能对测量进行进一步分析
测量肌肉厚度时测量点放置错误	区分正确的肌肉，检查测量点，必要时重新计算
测量肌肉回声强度时选择感兴趣区错误	区分正确的肌肉，感兴趣区必须包含整块肌肉但要排除外围的筋膜
衰减增加降低了肌肉回声强度	严重神经肌肉疾病会出现强的衰减，肌肉浅表部位回声增强，深部回声逐渐减低。该现象会引起平均回声强度减低的误差，值得注意
肌肉浅方或内部引起强反射结构	钙化等反射结构可见强回声点后方伴声影，会引起回声强度减低的误差

五、定量肌肉超声

（一）测量肌肉厚度

超声设备软件通常均有测量功能，可以用来测量肌肉厚度。多数情况下，肌肉厚度的测量足以判断肌肉是否萎缩或肥大，而且还可以测量肌肉的横截面积，这已经成为现代超声设备的标准配置。测量肌肉横截面积还有其他的应用价值，例如，估计肌肉总质量[17]，反映肌肉抗牵拉能力与横截面积之间的关系[49]。对于小肌肉，整块肌肉都可以在屏幕上显示，测量起来较容易，然而，除非肌肉重度萎缩或患者为新生儿，否则大肌肉如股直肌或肱二头肌（正常宽度为 4~5cm）通常超过了探头的宽度，

因此无法在一个屏幕上显示，附加图像处理技术，如宽景成像对于显示整块肌肉是必需的（图 3.20）[50]。

自皮肤到肌肉深方强反射结构（如骨骼）测量肌肉厚度是正确的选择，因为严重神经肌肉病变时一些其他结构如周围的筋膜难以识别，这就意味着测量肌肉厚度时有时包含不止一块肌肉，例如测量股四头肌时包含股直肌和股中间肌。大多数情况下肌肉深方的骨骼是可以显示的，但在一些诸如重度神经肌肉病变或肥胖的情况下必须调整系统设置以显示骨骼，达到测量肌肉厚度的目的（例如，增加时间增益补偿、调整聚焦及使用更低频率的探头）（图 3.21）。

（二）灰阶测量肌肉回声强度

定量测量回声强度时，保持整个测量过程中影响灰阶测量值的参数不变非常重要，这些参数包括增益、声功率、聚焦及时间增益补偿，轻微改变探头位置也会引起肌肉回声强度的变化。为使测量结果更可靠，每块肌肉至少测量 3 次取平均值比较合适，这样可以减少测量误差。每次测量之间允许患者活动，探头必须重新复位，然后将图像存储，脱机计算平均肌肉回声强度。

回声强度可以用有直方图功能的计算机软件来计算，这时很有必要选择一个测量平均灰阶值的感兴趣区，已经有特定的软件用来测量回声强度，该软件可以自动输入图像，使感兴趣区域的选择更容易，还可以自动将灰阶值与年龄和肌肉特异性正常值进行对比。没有上述软件时，一些图像处理软件如 Adobe photoshop 可以实现上述功能。

感兴趣区最好包含肌肉的较大区域，以避免取样误差。在一些回声不均匀的病例，例如脊肌萎缩症（图 3.22），若选择相对低回声区域时会引起取样误差。肌肉外围的筋膜不能包含在感兴趣区内，因为这样会导致回声强度增加。

构建直方图可以计算感兴趣区域的平均灰阶值，由于大多数超声设备可以达到 8-bit 灰阶成像，灰阶分析结果可以从 0（无回声）到 255（强回声）。

遗憾的是，肌肉回声强度值明显受超声设备类型和系统设置影响，因此，在一台设备上建立的正常值不经过矫正用在另外一台设备上是行不通的。可喜的是，肌肉平均回声强度相对固定，可能是因为它是从大面积计算得来的，而且不同超声设备受图像宏观结构的影响相差不多，这就使得应用矫正公式经过矫正后获得一个正常值成为可能[51]，矫正

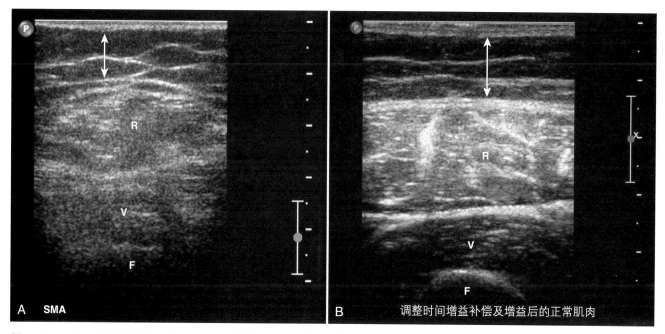

图 3.17 A 图：脊肌萎缩症（SMA）患者声像图，股直肌回声增强。B 图：正常肌肉声像图，由于系统设置调整，相当于股直肌深度的增益及时间增益补偿（TGC）调得过高，导致肌肉回声与脊肌萎缩症患者一样增强。强调在分析声像图之前要检查系统设置，以避免上述问题。正常肌肉与脊肌萎缩症患者肌肉之间的一个重要不同点为肌肉内部及周边结构清晰可见。当这些结构清晰可见时，就应怀疑这种异常回声增强是由于系统设置而不是神经肌肉病变所致。双箭头表示皮下组织。F，股骨；R，股直肌；V，股中间肌

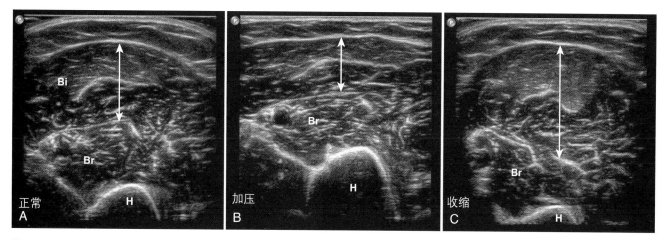

图 3.18 A 图：臂部声像图显示肱二头肌（Bi，双箭头）和肱肌（Br）。B 图：压迫导致肌肉厚度减小，特别是浅表层，例如肱二头肌（双箭头）。注意皮肤的外形可以避免压迫，如图 A 和 C 所示正常应为轻度弧形。肱二头肌收缩可使其增厚（双箭头）。H，肱骨

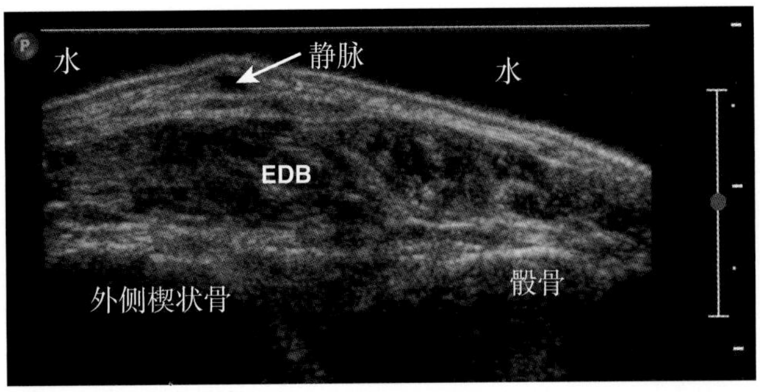

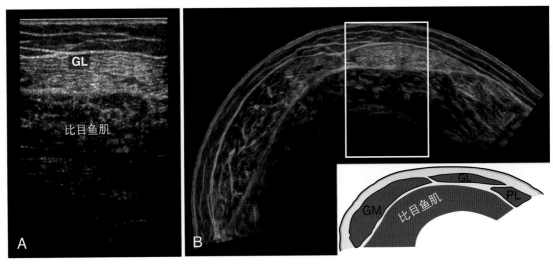

图3.19 浸入水中测量指短伸肌（EDB）声像图，这样可以避免空气伪像及皮下静脉等组织受压

视觉分析时，首先应判断肌肉回声分布规律：均匀还是不均匀？如果回声不均匀，图像有无存在着侧动探头时回声变得更强的局灶性区域？这点提示炎症性肌病。是否出现包含极低回声的虫蚀样改变？这种改变可见于脊肌萎缩症（图3.22）。表3.5简述了一些回声分布特点及可能的诊断。

表3.5 特定神经肌肉疾病的诊断线索

肌肉内部及周边的回声分布	诊断提示
回声均匀，后方衰减	肌营养不良症
探头侧动，局部回声增强	炎症性肌肉疾病
重度萎缩，虫蚀样改变	脊肌萎缩症
由外向内回声增强模式，特别是肌层内筋膜包绕时	贝特莱姆肌病，乌尔里奇肌营养不良
筋膜增厚，境界不清	筋膜炎

方法为用两台不同的超声设备测量同一组织或虚拟组织并进行比较。矫正过程中应注意避免后处理过程中（如图像合并及其他一些提高分辨力的设置）出现的一些额外信息，以使设备之间的差别降至最小。使用过程中还需要不时对超声设备进行质量检查确保之前建立的正常值仍然有用。

（三）视觉分析肌肉超声图像

对于一些特殊类型的神经肌肉疾病，超声图像上可有一些额外的表现，运动神经元病和一些特定肌肉疾病的这些特征将在第8～10章阐述，这些特征尚无法定量分析，因此目前只能通过肉眼进行判断。

肌肉外围的筋膜也要一起分析：是薄且境界清晰（即正常）还是增厚、境界模糊，提示筋膜炎（图3.23）？需要扫查整块肌肉寻找皮下及肌肉内钙化灶，特别是怀疑皮肌炎时。

视觉及定性评价肌肉超声图像要求检查者有一定的经验，以作出正确的判断。尚无前瞻性研究探讨应用这些特征进行诊断的准确性。

图3.20 A，由于小腿肌肉太宽无法在一幅图像上显示，必须应用其他方法才能看见内、外侧腓肠肌。B，一些最新超声设备配备的合成全景成像测量图。可以在一幅图像上显示整块肌肉，但需要注意这样容易引起伪像。GL，外侧腓肠肌；GM，内侧腓肠肌；PL，腓骨长肌

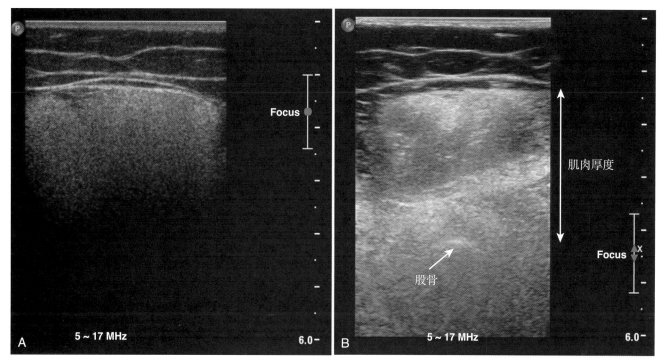

图 3.21 一位 10 岁杜氏肌营养不良患者的股四头肌声像图。A，严重神经肌肉疾病时由于声束衰减肌肉深方结构显示困难。B，采用更低的频率、调整时间增益补偿及聚焦区可以显示股骨，测量肌肉厚度时必须这样做

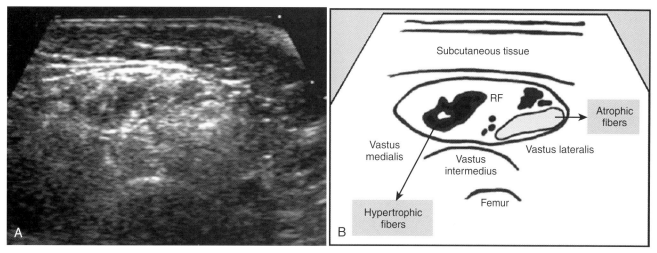

图 3.22 A，一位 2 型脊肌萎缩症的 2 岁男孩的股四头肌，在髂前上棘与髌骨连线中点处测量，整块肌肉回声极不均匀，呈虫蚀状，可能是由于肌纤维萎缩和肥大所致。肌肉内部及周围的正常结构难以鉴别，肌肉厚度减小。B，显示不同结构的示意图。RF，股直肌。RF，股直肌；Subcutaneous tissue，皮下组织；Atrophic fibers，萎缩的纤维；Vastus medialis，股内侧肌；Vastus intermedius，股中间肌；Hypertrophic fibers，肥大的纤维；Femur，股骨（摘自 Pillen S，Arts IMP. Zwarts MJ：Muscle ultrasound in neuromuscular disorders，Muscle Nerve 37：679-693，2008.）

六、动态肌肉超声

与其他影像学技术如 MRI 和 CT 不同，超声是唯一一种可获得动态成像的技术，它独有的实时成像技术提高了其诊断能力。当屏幕上图像重复频率高于 15 帧/秒时在肉眼上就可以呈现为实时状态，现代超声仪器具有上述能力，可以发现生理性和病理性肌肉运动[13-14, 52-53]。早期的研究主要集中于超声探测肌肉自主运动，结果表明其敏感性高于针刺肌电图或临床检查[52-55]。随着超声技术的发展，空间分辨力及帧速的提高，使其可以检测更小的运动，例如以往认为不可能发现的纤维性颤动[53, 56-57]。肌肉超声可以发现许多因外周神经病变所致的异常运动（表 3.6），不过，至今大多数尚未进行系统地研究，因此，本章仅详细阐述肌束颤动和纤维性颤动。

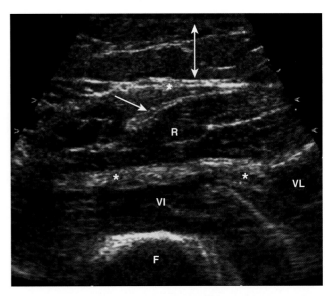

图 3.23　嗜酸性筋膜炎患者股四头肌横切面测量图。包绕股直肌的筋膜明显增厚（*），分隔股直肌前方的中央筋膜也增厚，境界不清（箭头），测量点位于髂前上棘与髌骨连线中点处。双箭头为皮下层。F，股骨；R，股直肌；VI，股中间肌；VL，股外侧肌（摘自 Pillen S，Arts IMP.Zwarts MJ：Muscle ultrasound in neuromuscular disorders，Muscle Nerve 37：679-93，2008.）

表 3.6　动态肌肉超声的异常表现及假象分析

运动	超声表现
肌肉病理性运动	
肌束颤动	肌肉内局部区域的短暂抽搐，常常不止一个区域，整个肌肉的形状可扭曲，这取决于肌束颤动的数量和部位（视频 3.2）
肌纤维抽搐	肌肉内一个区域的短暂抽搐
纤维性颤动	肌肉内轻微、不规则振荡，整块肌肉的形状不发生扭曲（视频 3.5）
假震颤性收缩	轻至中度节律性振荡运动，类似于纤维性颤动或肌束颤动，但肌肉松弛时消失（视频 3.4）
假象	
动脉搏动	局限于一个区域的节律性收缩（视频 3.3）。多普勒超声可以发现血流信号
肌肉自主收缩	整块肌肉运动，形状改变（视频 3.1）
探头运动	肌肉及周围组织整体移动

（一）整块肌肉收缩

正常自主收缩很容易引发，也较易识别。应该认识到正常自主收缩时运动单元的激发是短暂的，肌肉表现为平稳运动。以目前的超声分辨力尚无法显示单个运动单元。肌肉收缩时形状发生改变，引起横截面积增加，回声减低。自主平稳收缩较易与

肌肉病理性自发运动鉴别，如肌束颤动可引起急速、短暂和局限性运动。视频 3.1 显示正常肱二头肌收缩，肌肉收缩时，可见分隔内、外侧头的筋膜。

超声可以观察到不同的不自主运动，如震颤、痉挛、阵挛以及舞蹈病[53]，震颤为肌肉重复、有节律性的不自主收缩，常引起一些身体部位的运动。震颤与许多神经病变有关，可以是唯一的临床症状（如特发性震颤），也可以是神经综合征的一部分（如帕金森病），震颤也可见于正常人，表现为夸张的生理学震颤。震颤的超声表现为整块肌肉的节律性收缩。超声观察到的运动可随肢体的解剖学位置改变或随患者的姿势变化而改变，动态肌肉超声可以用来估算震颤的频率[58]。

超声可以检测出患者的震颤、舞蹈病及阵挛，但是，由于所有的肌肉收缩超声表现几乎是一样的，因此仅仅应用动态超声无法将它们与肌束颤动鉴别[53]。

（二）肌束颤动

肌束颤动是单个运动单元肌纤维随机、自发的收缩，其病因有多种[59]，下运动神经元的一部分受累是共同特点。引起肌束颤动的疾病包括运动神经

元病、各种神经疾病、脊髓病及中毒综合征，肌束颤动的出现及分布是重要的诊断线索，特别是在肌萎缩性侧索硬化的病例[60]。浅表的肌束颤动可以在体表看到一小块肌肉的收缩，如果出现在肌肉的深部，就只能依靠肌电图或超声才能发现。

肌束颤动也可以是一种正常现象，见于许多健康人群，主要出现于小腿及足部固有肌肉[52, 54, 61-62]，发生率随着年龄及高强度体育运动的增加而增加，通常不发生于膝以上的肌肉[63]。

肌束颤动的超声表现为肌肉的不同部位无规律、随机的自发、局限性抽搐运动（视频 3.2），较容易识别，特别是横切扫查时，表现为水平和垂直方向上局限性肌肉增厚，纵切扫查时只能看到垂直方向上的增厚，因此纵切扫查时发现肌束颤动的难度稍微大一些。

有数项研究探讨了超声检查肌束颤动的敏感性[52, 55-56]，针刺肌电图检查发现肌肉病变的面积比超声检查要小得多[55]，超声可以发现整个横切面上的肌肉同时出现的肌束颤动，这是超声检查肌束颤动的敏感性高于针刺肌电图及目测皮肤的主要原因[52-55, 64]。再者，肌肉自主收缩期间超声也可以发现肌束颤动，这种收缩常由于电极所记录到的诱发电位能量不足而使肌电图无法发现[55]，超声的特异性与皮肤目测相当（86%），超声识别肌束颤动相对容易，检查者之间的一致性达到 0.84 ~ 0.85，与肌电图检查差不多[52, 62]。

要发现所有的肌束颤动，超声检查的时间应足够长，一项研究表明，在所观察到的肌束颤动中 77% 的频率大于 2 秒钟一次[52]，这种频率与所研究的肌肉无关，可以推算出检查一块肌肉 8 秒钟发现所有肌束颤动的敏感性为 95%[52]，然而，大多数作者主张检查持续时间为 10 秒。

脱机视频分析可以测量一次肌束颤动的横截面积及瞬时切面[55]，不同大小的肌肉单次肌束颤动的横截面积是不同的，第一骨间背侧肌的平均面积为 $5.5 \pm 3.3mm^2$，腓肠肌为 $58 \pm 18mm^2$。在肌电图证实有神经再生的患者，特别是脊髓灰质炎后的患者，面积可达 $109mm^2$[55]。单次肌束颤动的持续时间为 $500 \pm 110ms$，包括收缩期、平台期及松弛期[55]。

检查肌束颤动时要考虑到以下一些假象，颤抖和自主收缩可误认为肌束颤动，但与肌束颤动相反，它们是整个横切面上所有的肌肉均收缩。但是，当一个肌群中包含数个小肌肉时，例如前臂屈肌群，短暂的自主性收缩与肌束颤动之间的鉴别较困难，

仔细观察患者并且当肌肉松弛时重新检查通常可以作出鉴别。动脉搏动时可见肌肉内小的运动，较容易与肌束颤动鉴别，因为动脉搏动是有节律的而且是单病灶的（视频 3.3），鉴别困难时，彩色多普勒显像可以很容易地将两者区分。另一个假象见于慢性去神经化及双侧神经再生患者的肌纤维，其运动单元非常大，这些患者一个或两个大运动单元活动引起的轻微自主收缩无论是临床上还是超声表现上均很像肌束颤动，这种临床现象常称为假震颤性收缩或肌束震颤性收缩，这些病例中的肌肉长时间收缩也可表现为纤维性震颤（见下节及视频 3.4），肌束颤动与假震颤性收缩的主要鉴别方法为观察收缩和松弛的反应：肌束颤动在肌肉松弛时不消失，而假震颤性收缩会消失。另外，假震颤性收缩引起的肌肉内运动保持在同一部位，而肌束颤动随机出现在肌肉的任何部位。如果仍然无法鉴别，表面或针刺肌电图可以提供更多的信息。

（三）纤维性震颤

纤维性震颤为个别肌纤维膜自发性去极化引起单个纤维的收缩，是由于肌纤维与支配它的轴突失去联系所致[65]，由于这种原因，纤维性震颤是外周神经病变中轴突缺失的重要迹象，但是也可见于肌肉疾病肌纤维分离或炎症导致部分纤维从终板区分离。由于从体表无法看到纤维性震颤，只能通过针刺肌电图显示单个自发性动作电位来检测。随着超声技术的发展，分辨力及帧速提高，使得纤维性震颤的显示成为可能[56-57]，尽管单个肌纤维太小，现有的超声即使达到最大的分辨力也无法显示，但可以发现肌纤维震颤引起的周围组织位移。超声视频上显示纤维性震颤为肌肉组织向各方向上微小、不规则的振荡运动，而整块肌肉的形态保持不变（视频 3.5）。一项研究表明，超声检查纤维性震颤的敏感性与发生震颤的次数有关，严格地讲，也与肢体的温度有关[57]。当肌电图记录到每秒少于 5 次震颤电位时，超声就无法发现纤维性震颤，当温度低于 30℃ 时，显示率明显下降。然而，作为检测纤维性震颤金标准的肌电图在检查肌肉内局灶性震颤时由于取样误差也可导致漏诊。由于超声可以显示更大面积的肌肉，有助于避免漏诊。

纤维性震颤的检测易受一些假象的影响，外部运动的伪像或骨骼散射引起的超声噪音可误认为纤维性震颤。表 3.7 概括了检测纤维性震颤的常见假象及避免的方法。

表 3.7　检查纤维性震颤时的假象及避免的方法

假象	改进方法
导致误诊的假象	
外部运动伪像	
探头所致	选择合适的探头
患者所致	采用一个患者保持稳定，肌肉放松的体位
假震颤性收缩	当发现运动确认肌肉是否放松，或评估影响肌肉收缩的因素
骨骼附近肌肉组织噪音增加	避免评估骨骼附近区域
导致漏诊的假象	
肌肉温度过低	测量前给肌肉加温，保持室内暖和

七、动态超声的临床应用

要获得最佳的测量，要嘱咐患者充分放松肌肉。患者的体位也要考虑，因为有些体位可导致无意识的肌肉收缩，例如前臂后旋会引起旋后肌无意识的收缩。进行测量时特别要注意引发一个病理性运动可能意味着存在特定的神经肌肉病变。静息时，可评估病理性自发性肌肉运动如肌束颤动及纤维性震颤。患者会被要求做一个特定的肌肉收缩以判断正常的肌肉收缩是否存在，可能的话要与对侧进行比较。

检查者需要积累不同肌肉正常和病理性运动的超声表现方面的经验，在学习过程中用针刺肌电图检查来验证超声发现以核对是否作出了正确的判断，这样做是明智的。表 3.6 概括了动态肌肉超声常见的假象。

参考文献

1. Heckmatt JZ, Dubowitz V, Leeman S. Detection of pathological change in dystrophic muscle with B-scan ultrasound imaging. Lancet. 1980;1：1389-1390.
2. Campbell SE, Adler R, Sofka CM. Ultrasound of muscle abnormalities. Ultrasound Q.2005;21：87-94.
3. Fornage BD. The case for ultrasound of muscles and tendons. Semin Musculoskelet Radiol.2000;4：375-391.
4. Hashimoto BE, Kramer DJ, Wiitala L. Application of musculoskeletal sonography. J Clin Ultrasound. 1999;27：293-299.
5. Peetrons P. Ultrasound of muscles. Eur Radiol. 2002;12：35-43.
6. Cosgrove D. Ultrasound：general principles. In：Grainger R G，Allison D J，editors. Diagnostic radiology. Edinburgh，UK：Churchill Livingstone；1992：65-77.
7. Saupe N，Prüssmann KP，Luechinger R，et al. MR imaging of the wrist：comparison between 1.5- and 3-T MR imaging：preliminary experience. Radiology. 2005;234：256-264.
8. Fish P. Diagnostic medical ultrasound. Chichester：John Wiley & Sons Ltd；1990.
9. Shirley IM，Blackwell RJ，Cusick G，et al. A user's guide to diagnostic ultrasound. Tunbridge Wells：Pitman Medical Publishing Co Ltd；1978.
10. Engel AG，Banker BQ. Myology. New York：McGraw-Hill；1986.
11. Junqueira LC，Carneiro J，Kelley RO. Basic histology, East Norwalk，Conn，ed 8，1995，Appleton & Lange.
12. Moore K L. Clinical oriented anatomy，ed 3. Baltimore：Williams & Wilkins；1992.
13. Pillen S，Arts IMP，Zwarts MJ. Muscle ultrasound in neuromuscular disorders. Muscle Nerve.2008;37：679-693.
14. Walker FO，Cartwright MS，Wiesler ER，Caress J. Ultrasound of nerve and muscle. Clin Neurophysiol. 2004;115：495-507.
15. Reeves ND，Maganaris CN，Narici MV. Ultrasonographic assessment of human skeletal muscle size. Eur J Appl Physiol. 2004;91：116-118.
16. Reimers CD，Harder T，Saxe H. Age-related muscle atrophy does not affect all muscles and can partly be compensated by physical activity：an ultrasound study. J Neurol Sci. 1998;159：60-66.
17. Sanada K，Kearns CF，Midorikawa T，Abe T. Prediction and validation of total and regional skeletal muscle mass by ultrasound in Japanese adults. Eur J Appl Physiol. 2006;96：24-31.
18. Reimers CD，Schlotter B，Eicke BM，Witt TN. Calf enlargement in neuromuscular diseases：a quantitative ultrasound study in 350 patients and review of the literature. J Neurol Sci. 1996;143：46-56.
19. Scholten RR，Pillen S，Verrips A，Zwarts MJ. Quantitative ultrasonography of skeletal muscles in children：normal values. Muscle Nerve. 2003;27：693-698.
20. Arts IM，Pillen S，Overeem S，et al. Rise and fall of skeletal muscle size over the entire life span. J Am Geriatr Soc. 2007;55：1150-1152.
21. Kanehisa H，Ikegawa S，Tsunoda N，Fukunaga T. Cross-sectional areas of fat and muscle in limbs during growth and middle age. Int J Sports Med. 1994;15：420-425.
22. Kanehisa H，Yata H，Ikegawa S，Fukunaga T. A cross-sectional study of the size and strength of the lower leg muscles during growth. Eur J Appl Physiol Occup Physiol. 1995;72：150-156.
23. Arts IM，Pillen S，Schelhaas HJ，et al. Normal values for quantitative muscle ultrasonography in adults. Muscle

Nerve. 2010;41：32-41.

24. Doherty TJ. Invited review：aging and sarcopenia. J Appl Physiol. 2003;95：1717-1727.

25. Maurits NM，Bollen AE，Windhausen A，et al. Muscle ultrasound analysis：normal values and differentiation between myopathies and neuropathies. Ultrasound Med Biol. 2003;29：215-225.

26. Reimers CD，Fleckenstein JL，Witt TN，et al. Muscular ultrasound in idiopathic inflammatory myopathies of adults. J Neurol Sci. 1993;116：82-92.

27. Pillen S，Scholten RR，Zwarts MJ，Verrips A. Quantitative skeletal muscle ultrasonography in children with suspected neuromuscular disease. Muscle Nerve. 2003;27：699-705.

28．Aydinli N，Baslo B，Caliskan M，et al. Muscle ultrasonography and electromyography correlation for evaluation of floppy infants. Brain Dev. 2003;25：22-24.

29. Fischer AQ，Carpenter DW，Hartlage PL，et al. Muscle imaging in neuromuscular disease using computerized real-time sonography. Muscle Nerve. 1988;11：270-275.

30. Pillen S，Keimpema M，Nievelstein RAJ，et al. Skeletal muscle ultrasonography：visual versus quantitative evaluation. Ultrasound Med Biol. 2006;32：1315-1321.

31. Bargfrede M，Schwennicke A，Tumani H，Reimers C D. Quantitative ultrasonography in focal neuropathies as compared to clinical and EMG findings. Eur J Ultrasound. 1999;10：21-29.

32. Heckmatt J，Rodillo E，Doherty M，et al. Quantitative sonography of muscle，J Child Neurol，Suppl 4，1989，S101-S106.

33. Zaidman CM，Holland MR，Anderson CC，Pestronk A. Calibrated quantitative ultrasound imaging of skeletal muscle using backscatter analysis. Muscle Nerve. 2008;38：893-898.

34. Pohle R，Fischer D，von Rohden L. Computer-supported tissue characterization in musculoskeletal ultrasonography. Ultraschall Med. 2000;21：245-252.

35. Chen CM，Chou YH，Han KC，et al. Breast lesions on sonograms：computer-aided diagnosis with nearly setting-independent features and artificial neural networks. Radiology. 2003;226：504-514.

36. Loch T，Leuschner I，Genberg C，et al. Artificial neural network analysis（ANNA）of prostatic transrectal ultrasound. Prostate. 1999;39：198-204.

37. Pillen S，Verrips A.，van Alfen N.，et al. Quantitative skeletal muscle ultrasound：diagnostic value in childhood neuromuscular disease. Neuromuscul Disord. 2007;17：509-516.

38. Reimers K，Reimers CD，Wagner S，et al. Skeletal muscle sonography：a correlative study of echogenicity and morphology. J Ultrasound Med. 1993;12：73-77.

39. Pillen S，Tak R，Lammens M，et al. Skeletal muscle ultrasound：correlation between fibrous tissue and echogenicity. Ultrasound Med Biol. 2009;35：443-446.

40. Brockmann K，Becker P，Schreiber G，et al. Sensitivity and specificity of qualitative muscle ultrasound in assessment of suspected neuromuscular disease in childhood. Neuromuscul Disord. 2007;17：517-523.

41. Heckmatt JZ，Pier N，Dubowitz V. Real-time ultrasound imaging of muscles. Muscle Nerve. 1988;11：56-65.

42. Zuberi SM，Matta N，Nawaz S，et al. Muscle ultrasound in the assessment of suspected neuromuscular disease in childhood. Neuromuscul Disord. 1999;9：203-207.

43. Pillen S，Morava E，Van Keimpema M，et al. Skeletal muscle ultrasonography in children with a dysfunction in the oxidative phosphorylation system. Neuropediatrics. 2006;37：142-147.

44. Heckmatt JZ，Dubowitz V. Ultrasound imaging and directed needle biopsy in the diagnosis of selective involvement in muscle disease. J Child Neurol. 1987;2：205-213.

45. Lindequist S，Larsen C，Daa SH. Ultrasound guided needle biopsy of skeletal muscle in neuromuscular disease. Acta Radiol. 1990;31：411-413.

46. O'Sullivan PJ，Gorman GM，Hardiman OM，et al. Sonographically guided percutaneous muscle biopsy in diagnosis of neuromuscular disease：a useful alternative to open surgical biopsy. J Ultrasound Med. 2006;25：1-6.

47. Heckmatt JZ，Dubowitz V. Diagnostic advantage of needle muscle biopsy and ultrasound imaging in the detection of focal pathology in a girl with limb girdle dystrophy. Muscle Nerve. 1985;8：705-709.

48. Heckmatt JZ，Pier N，Dubowitz V. Measurement of quadriceps muscle thickness and subcutaneous tissue thickness in normal children by real-time ultrasound imaging. J Clin Ultrasound. 1988;16：171-176.

49. Clague JE，Roberts N，Gibson H，Edwards R H. Muscle imaging in health and disease. Neuromuscul Disord. 1995;5：171-178.

50. Chi-Fishman G，Hicks J E，Cintas HM，et al. Ultrasound imaging distinguishes between normal and weak muscle. Arch Phys Med Rehabil. 2004;85：980-986.

51. Pillen S，Van Dijk JP，Weijers G，et al. Quantitative grey scale analysis in skeletal muscle ultrasound：a comparison study of two ultrasound devices. Muscle Nerve. 2009;39：781-786.

52. Reimers CD，Ziemann U，Scheel A，et al. Fasciculations：clinical，electromyographic，and ultrasonographic assessment. J Neurol. 1996;243：579-584.

53. Scheel AK，Reimers CD. Detection of fasciculations and other types of muscular hyperkinesias with ultrasound. Ultraschall Med. 2004;25：337-341.

54. Scheel AK，Toepfer M，Kunkel M，et al. Ultrasonographic assessment of the prevalence of fasciculations in lesions of the peripheral nervous system. J Neuroimaging. 1997;7：23-27.

55. Walker FO，Donofrio PD，Harpold GJ，Ferrell WG. Sonographic imaging of muscle contraction and fasciculations：a correlation with electromyography. Muscle Nerve. 1990;13：33-39.

56. van Baalen A，Stephani U. Fibration，fibrillation，and

fasciculation：say what you see. Clin Neurophysiol. 2007;118：1418-1420.

57. Pillen S，Nienhuis M，van Dijk JP，et al. Muscles alive：ultrasound detects fibrillations. Clin Neurophysiol. 2009;120：932-936.

58. Walker FO. Muscle ultrasound：an AAEM workshop. Rochester，Minn：American Association of Electrodiagnostic Medicine; 1998.

59. Desai J，Swash M. Fasciculations：what do we know of their significance? J Neurol Sci. 1997;152（Suppl 1）：S43-S48.

60. Arts IM，van Rooij FG，Overeem S，et al. Quantitative muscle ultrasonography in amyotrophic lateral sclerosis. Ultrasound Med Biol. 2008;34：354-361.

61. Reed DM，Kurland LT. Muscle fasciculation in a healthy population. Arch Neurol . 1963;9：363-367.

62. Wenzel S，Herrendorf G，Scheel A，et al. Surface EMG and myosonography in the detection of fasciculations：a comparative study. J Neuroimaging. 1998;8（3）：148-154.

63. Fermont J，Arts IM，Overeem S，et al. Prevalence and distribution of fasciculations in healthy adults：effect of age，caffeine consumption and exercise. Amyotroph Lateral Scler. 2009;15：1-6.

64. Howard RS，Murray NM. Surface EMG in the recording of fasciculations. Muscle Nerve. 1992;15：1240-1245.

65. Buchthal F，Rosenfalck P. Spontaneous electrical activity of human muscle. Electroencephalogr Clin Neurophysiol. 1966;20：321-336.

第四章

四肢其他组织的超声检查

Christopher Harker Hunt
译者：苏淇琛　柳舜兰

本章要点

- 单纯性囊肿有以下特征：无回声，壁薄，后方回声增强，无彩色多普勒血流信号。
- 四肢软组织肿物的典型超声表现与单纯性囊肿不同。需注意的是，当肿物的位置在神经旁时，要仔细观察肿物与神经的关系，例如肿物生长有侵入神经的表现（见于创伤性神经瘤或恶性神经鞘瘤等）或是神经未明显受侵犯（见于神经鞘瘤等）。
- 彩色多普勒有助于四肢血管性病变的诊断，比如动脉瘤、假性动脉瘤、动静脉瘘、静脉血栓形成等。
- 在超声图像上，四肢的某些组织具有高度的各向异性，表现为组织的回声强度随探头角度的变化而变化。比如当肌腱与探头垂直时表现为强回声，而非垂直时回声明显减低。而神经和肌肉回声变化则不明显。这有助于对组织进行鉴别。

超声医师检查外周神经时，不仅要注意观察所需检查部位的情况（如外周神经），还要注意观察整个超声图像上是否有其他阳性发现。虽然某些偶然的发现可能与患者的主诉及检查原因并不相关，但其具有不可忽视的临床意义。这些偶然的发现有助于使检查和报告保持完整性，也可能是系统性病变或某些危险性疾病的重要征象。随着图像数据存储技术的进步，更常在病例回顾时发现这些初次检查易被忽视的征象。

本章将介绍一些不容忽视的、临床上较常见的偶然发现，并提供一个大体的检查框架模式。这些内容对于肌肉神经的超声检查医师来说，其重要性不亚于独立的、系统的四肢周围神经病变。此外，对于检查结果的进一步咨询处理，本章还提供了一个基本的交流框架。

为了使编排更合理，将本章内容分成了囊性软组织肿物、实性软组织肿物、血管病变、常见伪像等进行介绍。

一、囊性及部分囊性软组织肿物

在讨论具体的疾病之前，有必要理解超声检查所定义的单纯性囊肿。因为精确的术语不仅对于超声检查医师间的交流非常重要，而且在与其他影像医师及临床医师交流时也同样重要。

（一）单纯性囊肿

单纯性囊肿必须具备以下征象：①无回声；②壁薄；③后方回声增强；④未见彩色多普勒血流信号[1]。如果肿物同时具备以上4个征象，就可放心地考虑为良性病变。但是，单纯性的囊肿在四肢中非常罕见（相对于肝、肾等而言）。上述4个征象可用来恰当地描述囊性肿物，可作为报告术语和交流之用。专业的技术加上合适频率的探头，以及仔细的观察分析、描述有助于防止误诊和漏诊（图4.1）。

（二）脓肿、蜂窝织炎和异物

脓肿是外周神经组织超声检查时较常见的偶然发现之一。患者通常会有肢体的疼痛或局部皮肤发红和压痛。局部软组织的脓肿可引起全身性的败血症，此类患者脓肿部位通常有侵入性操作病史（如活检或手术等）或外伤史[2-3]。检查时注意观察是否有异物存留十分重要，这直接决定了处理方案的不

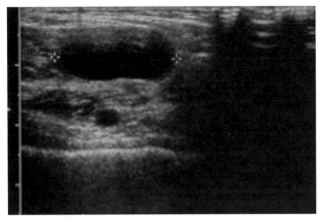

图 4.1 典型的皮下组织良性囊肿。可见囊肿呈无回声、壁薄、后方回声增强。彩色多普勒血流显像其内部无血流信号（图中未显示）

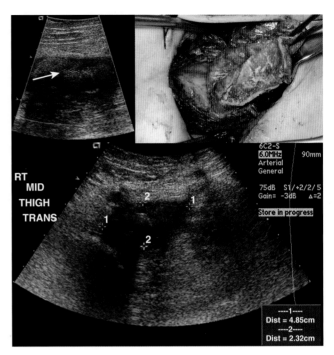

图 4.2 纱布存留并脓肿形成。肿物整体表现为低回声，内部回声混杂，其内网状回声（箭头所示）为异物。本例经手术证实为纱布存留。

同。即使没有引起脓肿或蜂窝织炎，四肢异物最敏感的检查方式还是超声。

一般而言，异物为强回声，可伴或不伴后方声影，这取决于异物的材质。找出异物所在位置，并做好皮肤定位，对于外科医生来说非常有用，可以大大减小手术的切口[4]。由于大多数的异物可透过射线（如木片等），所以对于体积小的、较为浅表的异物，应首选高分辨力的超声检查，而非透视、常规 X 线拍片及磁共振成像（MRI）等其他影像学检查。

蜂窝织炎和脓肿有相似的病理变化过程。蜂窝织炎典型的超声表现为皮下组织水肿而形成的特征性的"花纹"征。虽然蜂窝织炎时，其软组织多普勒检查有充血的表现，但是，多普勒检查难以对其进行量化测量，也无太大的附加价值。

脓肿的超声表现较为特殊，不管是否合并蜂窝织炎，脓肿一般有明显的边界，可测量其大小范围，通常为混合性回声。典型的脓肿壁厚，且壁上多普勒血流信号丰富。其内部为低回声的液性物质。需注意的是，必须仔细寻找是否合并异物存留，其处理方式不同，脓肿只需经皮穿刺引流，而异物则必须手术取出（图 4.2）[2, 5-7]。

（三）腱鞘囊肿

腱鞘囊肿一般位于手部及腕关节，可有痛感并可触及结节。大多数位于手背侧及舟月骨间关节（约占 70%）[8]。也可发生于手屈肌腱旁，最常见于桡侧腕屈肌腱。腱鞘囊肿超声表现类似于真性囊肿，但由于其内充满含蛋白质成分的液体，故透声稍差，可呈低回声。此类病例有时与低回声的实性软组织

肿物难以区分，可用超声多普勒血流检测进行鉴别（图 4.3）[9-12]。

对于此类腱鞘囊肿的治疗处理不尽相同，根据病情程度，可随访观察、手法挤破、超声引导下穿刺注射类固醇和外科手术等。由于腱鞘囊肿容易复发，所以对于有既往病史者应注意复发的可能[13-15]。

（四）腘窝囊肿

腘窝囊肿又称 Baker 囊肿，位于膝关节后方的腘窝内，半膜肌和腓肠肌的内侧头之间，通常认为是退行性病变[16-17]。患者可出现局部隆起，可触及肿块和膝关节积液等，也可无明显症状[18-19]。由于腘窝囊肿的颈部位于半膜肌和腓肠肌之间可形成类似活瓣效应，故腘窝囊肿的大小可发生改变，症状也可随之减轻或加重。

腘窝囊肿的超声表现多为典型的囊性肿物，囊肿越大，超声表现越复杂，可出现多房分隔。有时其内部可出现回声，特别是当囊内或关节腔出血时。超声检查时仔细观察，常可见囊肿颈部较细，位于半膜肌和腓肠肌内侧头之间。腘窝囊肿需注意与腘动脉瘤鉴别，鉴别的要点为彩色多普勒检查时前者肿物内无血流，后者为动脉血流（图 4.4）。当腘窝囊肿患者突然出现疼痛加重，超声检查可见囊肿周边有积液包绕时，提示囊肿破裂的可能[9, 16, 19]。

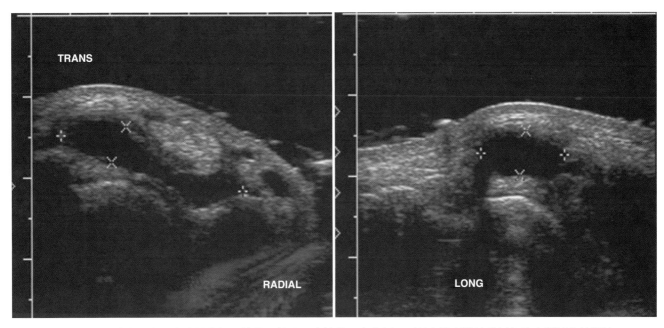

图 4.3　本例良性腱鞘囊肿位于腕关节背侧，体检可触及一小结节，声像图上可见良性囊性结节征象及中强回声的肌腱

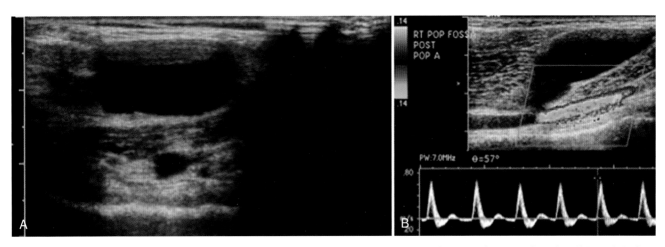

图 4.4　A，腘窝横断面声像图；B，纵断面彩色多普勒声像图。图 A 可见位置较浅表的大的囊性无回声和位置较深的小的囊性无回声，而图 B 则可见为浅表的大囊性结构为典型的腘窝囊肿位于半膜肌和腓肠肌的内侧头之间；而较深的小的囊性结构实为腘动脉。说明了观察病灶时多角度和多维度观察的重要性

　　腘窝囊肿的治疗处理包括观察随访、超声引导囊内注射类固醇、手术切除等。但不管采用何种方式，其复发率都较高[19-20]。

（五）腱鞘炎

　　腱鞘炎是腱鞘组织发生炎性反应，典型的表现为肌腱疼痛、局部肿大、触痛[21]。由于腱鞘炎一般发生于有滑膜包绕的肌腱组织，故主要累及腕关节，其次是踝关节。但其临床症状表现与腕管综合征类似，易导致不恰当的处理，如手术等。

　　腱鞘炎可为急性的炎症表现，大多数病例最后转归为慢性的炎症过程。腱鞘炎的病因可能包括慢性炎症性关节病，如关节型银屑病、类风湿关节炎、关节过劳性损伤、痛风等。典型的声像图为腱鞘的充血和积液（图 4.5）。肌腱本身并无充血故通常不会增厚，可依此鉴别腱鞘炎和肌腱炎。MRI 对于诊断腱鞘炎可能会更加敏感，但超声有其不可估量的价值，尤其是在临床表现极其相似的情况下（如腕管综合征等），可行检查鉴别。最后，超声还可引导穿刺抽液进行检查分析[21-23]。

（六）关节腔积液

关节最常见的标志性的病理变化就是关节腔积液。关节腔积液为非特异性表现，可见于炎症反应、创伤后、退行性病变等多种关节疾病，所以在肢体疼痛的患者，都应留意是否有关节腔的积液。关节积液本身可引起关节囊扩张和疼痛或预示着关节的病变，需进一步行临床和（或）影像学检查。

超声医师一般会通过检查大的关节来评估关节的积液情况，例如肩关节、肘关节、髋关节、膝关节和踝关节等[17, 24-25]。虽然关节积液的形态与关节及关节囊的形态有关，但仍有一定的规律可循。反应性的积液一般源于炎症、退行性变或创伤后改变，积液透声好，为无回声或近似无回声；在病变的急性期，积液回声会略为增强；如果积液回声明显增强，应警惕为脓性积液的可能，脓性积液需立即进行处理，可考虑行超声引导下穿刺抽液检查，明确诊断。当检查的关节位置较深时（如髋关节），可选用低频的探头以获得更好的图像。

二、四肢的软组织实性肿物

超声医师观察四肢的软组织实性肿物时，可能很容易发现其明显的超声特征，特别是与上述的囊性肿物有着明显的差异。临床上大多数的软组织实性肿物有其明显的特征，较易辨认，但有小部分的囊性肿物超声表现与实性肿物类似，应仔细鉴别。进行周围神经病变的超声检查时，大多数的神经性肿物可优先考虑为实性的、可能良性的病变。当超声检查不能明确软组织肿物的性质时，应考虑行其他的影像学检查（MRI、CT 等）。

（一）正常淋巴结

当进行四肢超声检查时，最常见到的软组织肿物并不是真性肿物，而是一种正常的组织——正常淋巴结。正常淋巴结分布广泛，但在肢体的远端超声一般只能显示肿大的淋巴结，正常淋巴结由于体积小难以显示。淋巴结的形态各异，检查中需要有

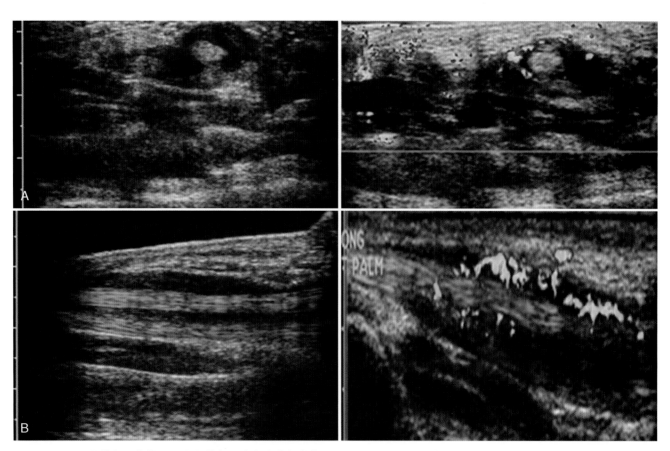

图 4.5　A，左为横断面声像图，右为横断面彩色多普勒声像图；B，左为纵断面声像图，右为纵断面彩色多普勒声像图。图中可见肌腱轻微增厚并周围积液，滑膜充血增厚，符合腱鞘炎的超声表现

扎实的正常淋巴结形态结构的分辨能力，以免误诊或漏诊。

　　超声检查时常可见正常淋巴结的大体结构，可见由许多淋巴滤泡组成的外层皮质和中央的髓质，以及由滤泡、脂肪、脉管系统等组成的淋巴门，检查时注意观察淋巴结的这些结构是非常重要的。正常淋巴结呈蚕豆形，外周的皮质层清晰、厚度均一、形态规整，中央的髓质含有大量的脂肪组织而呈强回声，彩色多普勒可用来显示淋巴门的血管（图4.6）[26]。

（二）异常淋巴结

　　对于淋巴结的检查，除了熟悉上述的正常淋巴结特征之外，了解病史也非常重要。对于有恶性肿瘤病史或全身性感染的患者，如有发现异常的淋巴结超声表现，需要行进一步的评估或病理活检。

　　异常淋巴结的主要病理表现是结构的异常，其中最常见的典型表现是淋巴结的肿大。淋巴结肿大的确切值现仍难以提供，但其长短径之比小于（译者注：原著为大于，可能有误）1.5被认为是淋巴结病变的参考指标。特别是在怀疑为肿瘤病变时，可与其旁正常的可显示的淋巴结做对比观察（尤其是在颈部及腋窝），判断是否正常。此外，淋巴结的非对称性肿大和皮质的增厚，特别是当其回声减低时，更常见于肿瘤性的病变，而非炎性或反应性的肿大。淋巴结病变时，由于中央富含脂肪组织的髓质结构被破坏，超声检查时，中央的高回声区可消失，结构紊乱，有的淋巴结可出现液性的无回声区、钙化伴声影等可疑恶性的声像图表现（图4.7）。总之，对于可疑异常的淋巴结，应采取谨慎的态度做进一步的处理：短期随访、超声引导下活检或细针穿刺活检等[27-28]。

　　在地区性的普查中，遇到特殊的硅胶浸润的淋巴结，一般常见于腋窝淋巴结。隆乳术后的患者，由于填充或注射的硅胶溢出所致，按乳腺组织的淋巴引流顺序，最先累及的是腋前线的淋巴结。硅胶浸润的淋巴结具有特征性的声像图表现，淋巴结的正常结构消失，整个淋巴结为中强回声，呈现"暴风雪"征（图4.8）[29-31]。此类病例需注意结合患者的病史来诊断。

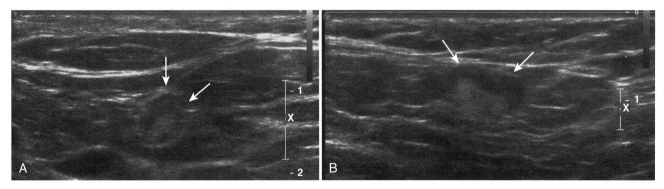

图4.6　正常淋巴结的横断面（图A）和纵断面（图B）声像图。正常淋巴结皮质呈低回声且厚度均匀一致，中央的淋巴门脂肪含量高，呈强回声

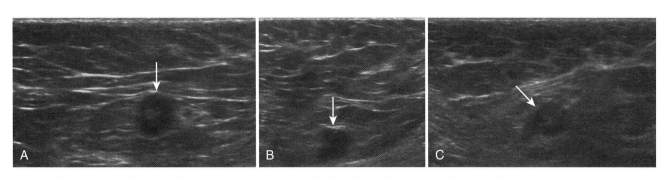

图4.7　图A-C为同一淋巴结（箭头所示）。图A、图B可见淋巴结皮质回声明显减低，中央强回声的淋巴门几乎消失；图C显示对淋巴结进行细针穿刺，最后证实为乳腺癌转移

（三）脂肪瘤

脂肪瘤是十分常见的四肢良性肿瘤，患者常可自行触及肿物，有的可伴有疼痛而来就诊。进行四肢神经超声检查时，应注意偶然发现的脂肪瘤，并能准确地进行描述和诊断。

脂肪瘤体检时的某些特征可在超声检查时体现出来。例如脂肪瘤体检时质软可被压缩，超声检查探头稍加压时可见皮下的脂肪瘤受压变形，这种加压变形的特征在其他的良性或是恶性的软组织肿瘤中较为罕见。相对于周边的脂肪组织，脂肪瘤一般表现为等回声或稍低回声，其内部多普勒显像多为少量血流信号或无血流信号。部分脂肪瘤还可见其内强回声的细条状分隔。如发现内有厚的分隔或血流较丰富时，应慎重诊断脂肪瘤[8, 32]。就目前而言，脂肪瘤通常可以凭借超声检查进行诊断，如超声检查有疑问，可进一步行 T1 和脂肪抑制的 T2 磁共振成像检查（图 4.9）。一般来说脂肪瘤无需特别处理，除非是出于美容的需求。

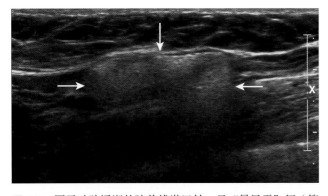

图 4.8 图示硅胶浸润的腋前线淋巴结，呈"暴风雪"征（箭头所示）。本例患者手臂疼痛，有隆乳术史

（四）腱鞘巨细胞瘤

除腱鞘囊肿外，手部最常见的肿瘤为腱鞘巨细胞瘤。腱鞘巨细胞瘤与手部肌腱关系密切，病理表现类似色素沉着绒毛结节性滑膜炎[33]。虽然为良性肿瘤，但腱鞘巨细胞瘤具有局部的浸润性，术后也可复发。其临床表现多为手指局部触诊异常并伴有疼痛。

腱鞘巨细胞瘤的超声表现并无特异性，与其他来源于腱鞘或关节的罕见肿瘤（例如滑膜肉瘤）难以鉴别。超声检查的主要目的是判断肿物是实性而不是囊性的，以便和最常见的腱鞘囊肿相鉴别，并进行适当的临床处理（图 4.10）。进一步的检查包括普通 X 线片观察肿瘤的钙化等内部情况，或者是行 MRI 检查，已有研究表明这两种检查都可作为术前的影像诊断手段[11, 34-38]。

（五）累及周围神经的肿瘤

关于外周神经鞘瘤的超声表现描述最早见于 1986 年[39]。鉴于神经鞘瘤的发病率相对较高及其可引起神经系统的症状，如疼痛、Tinel 征等，因此在进行周围神经的超声检查时经常会发现神经鞘瘤。即使为偶然发现,检查医师也应仔细检查。一般而言，此类肿瘤可细分为创伤所引起的和良性的神经鞘瘤。

创伤性的神经瘤发生于部分断裂或完全断裂的外周神经。所以通常发生创伤性神经瘤的部位有外伤或手术病史并伴有局部的疼痛。此类神经瘤一般认为呈膨大的球形，内部呈同心状结构排列，位于断裂神经的断端或部分断裂神经的损伤处。这种位于神经末端的球形肿瘤，声像图回声较低，与神经

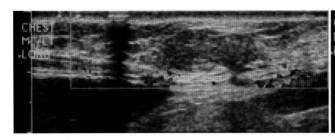 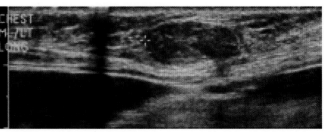

图 4.9 典型的良性脂肪瘤声像图。图示脂肪瘤回声低于周围的脂肪组织，内部几乎未探及彩色多普勒血流信号。正常临床情况下，良性脂肪瘤无需行进一步的评估，但如果发现有其他非典型的超声征象，可行 MRI 检查协助诊断

相连，呈现"蝌蚪"征。位于部分断裂神经损伤处的肿瘤，沿着神经生长，超声检查时较难发现，只可见神经局部略往外凸起的结节，以纵断面最易观察。

发生于周围神经的真性良性肿瘤，最常见的是

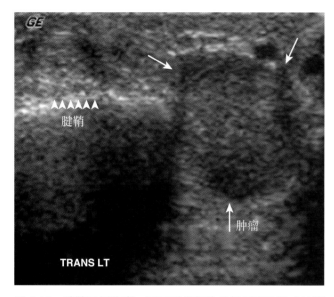

图 4.10 腱鞘巨细胞瘤。图示手指部位的低回声肿物（长箭头所示）和腱鞘关系密切，肿物非囊性回声，不能臆断为良性肿物。多普勒检查内有少量血流，与腱鞘（短箭头所示）关系密切，本例随后经手术切除证实

神经鞘瘤和孤立性神经纤维瘤，肿瘤体积可较大，超声检查通常呈低回声，大的肿瘤可有内部液化区。与创伤后的神经瘤超声表现不同，真性神经鞘瘤呈局灶性，并可见正常的神经走形从肿瘤的一端进入而从另一端穿出，这种征象在 MRI 检查时同样可见，可作为特异性的诊断征象，从而避免进一步活检（图 4.11）[40]。

恶性的周围神经鞘瘤较为罕见，但临床上仍时有发现，最常见的病理类型是梭形细胞肉瘤，生长迅速并伴有逐渐加重的神经系统症状。其超声表现和临床一样可具有浸润性的恶性表现，可见肿物呈低回声，内部回声复杂，可局部明显凸起并伴有坏死液化或是因内部钙化而出现声影等。任何可疑的超声发现均应谨慎，并考虑进行进一步的处理。对于此类肿瘤，推荐进一步行 MRI 检查[40]。

（六）唾液腺

唾液腺位于头颈部，与周围神经的关系不大，虽有面神经穿行腮腺，但周围神经的超声检查医师甚少检查唾液腺。随着超声引导下肉毒杆菌毒素注射治疗难治性流涎的逐渐开展应用，有必要对唾液腺的超声检查进行介绍[41-42]。

大唾液腺有腮腺和颌下腺，小的唾液腺较多，分布于头颈部，通常超声检查难以发现，所以也无

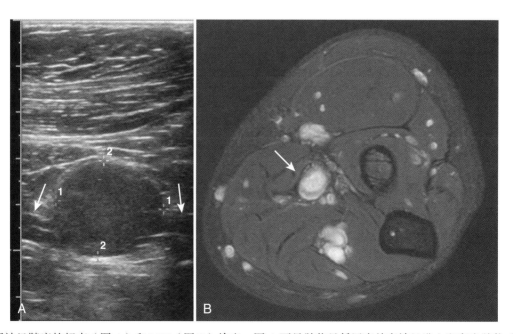

图 4.11 周围神经鞘瘤的超声（图 A）和 MRI（图 B）检查。图 A 可见肿物呈低回声并有神经进入和穿出肿物（箭头所示），符合良性神经鞘瘤的表现，本例患者有 1 型多发性神经纤维瘤；图 B 为本例患者的 MRI 检查 T2 脂肪抑制序列成像图，可见典型的神经鞘瘤表现

法进行超声引导下的腺体注射。正常唾液腺的声像图表现为均匀的等回声，如发现团状回声不均匀区应注意病变的可能。小的唾液腺和颌下腺的良性肿瘤较少见，但腮腺的肿瘤却大多为良性肿瘤。超声检查典型的唾液腺肿瘤为均匀的低回声。较大的唾液腺肿瘤如腺淋巴瘤等，内部可出现囊性变，这有助于与唾液腺常见的混合瘤相鉴别[43-46]。对于外周神经的超声检查医师来说，容易忽略这些唾液腺肿瘤，而使患者失去一次发现病变及治疗的机会（图4.12）。

除了肿物外，自身免疫性疾病如干燥综合征也可出现唾液腺病变，尤其是腮腺。这种自身免疫性疾病可合并有神经系统的症状，主要累及唾液腺，但泪腺也可受累，只是超声检查难以显示泪腺。受累及的腺体最初可出现回声减低，随着病情的进展，腺体回声进一步减低，腺体增大，内部彩色多普勒血流信号丰富（图4.13）。对于已经确诊干燥综合征的患者，超声检查主要观察腺体有无淋巴瘤样病变[45,47-48]。

（七）转移瘤和软组织肉瘤

对于皮下的转移性肿瘤和软组织肉瘤，超声检查通常不作为常规的评估方式，其临床症状最初可有疼痛，以及压迫神经引起的神经症状，所以最初

发现此类病变很可能就是行外周神经超声检查的医师。大多数的转移性病变见于淋巴结，但也可表现为皮下组织和肌肉的局灶性病变，例如黑色素瘤等。肉瘤的组织来源广泛，其病理表现也复杂多样，本章中也无法完整地讨论肉瘤，但值得庆幸的是大多数的软组织肉瘤及转移性病变有相似的表现，这些特征性的表现有助于超声检查医师鉴别软组织肿物的良、恶性。

肉瘤或转移性肿物的相似特征为肿物边界不清，呈低回声，肉瘤可生长至体积巨大且有浸润周围组织的表现。超声多普勒可显示肿物内部的血流，巨大肿物内部的液化坏死区可无血流信号。某些组织来源的肉瘤内部可出现钙化，表现为强回声伴后方声影。除非治疗的需要或经外科情况评估后，这类肿瘤不进行活检，因为存在针道种植转移的可能，并可能影响其随后的治疗，如保肢手术等。当外周神经超声检查医师怀疑有此类病变时，均推荐行X线及MRI检查进行评估（图4.14）[3,49-51]。

三、外周血管病变

外周神经的超声检查医师会对外周血管的解剖

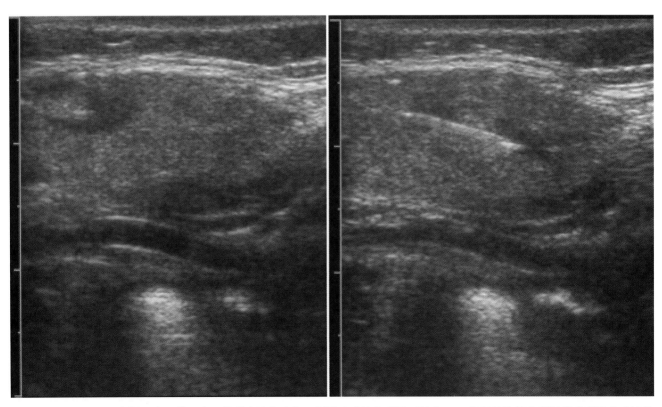

图4.12 左图显示正常颌下腺呈等回声，外形略呈分叶状；右图显示超声引导下经皮25G穿刺针注射肉毒杆菌毒素治疗难治性流涎，图中线状强回声为穿刺针反射回声

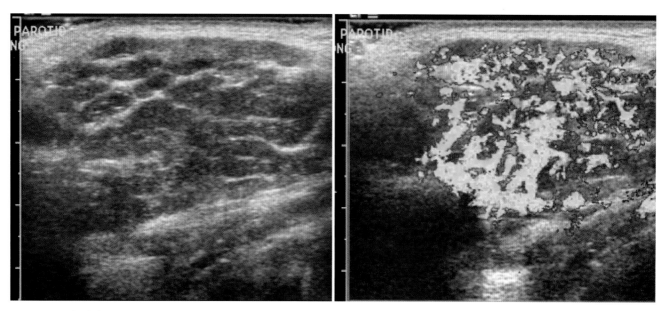

图 4.13　干燥综合征的典型腮腺超声表现。可见腮腺回声明显增粗，内部呈局灶性低回声，彩色多普勒显示血流异常丰富

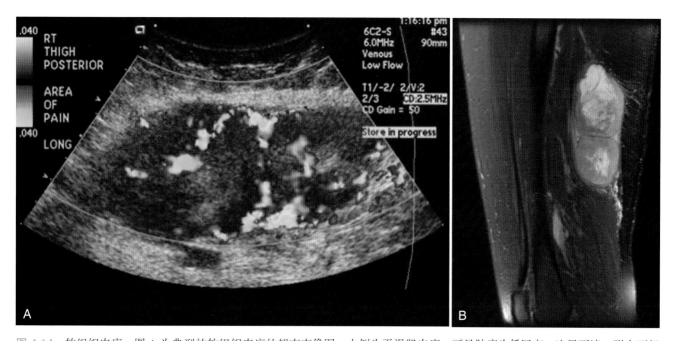

图 4.14　软组织肉瘤。图 A 为典型的软组织肉瘤的超声声像图，本例为平滑肌肉瘤，可见肿瘤为低回声，边界不清，形态不规则，内部血流信号丰富。图 B 为同一病例的 MRI 矢状面图，可显示出肿物的整体大小

越来越了解，不仅是因为外周血管是检查时重要的解剖标志，而且在进行介入操作时，了解血管的位置更是十分必要的。再者，一些无法解释的肢体疼痛，很有可能就是血管的病变引发的，或者是在检查中偶然发现了可导致严重后果的血管病变。

（一）动脉瘤

动脉瘤是指动脉的管腔扩张超过正常管腔直径的 1.5 倍。外周动脉瘤通常发生于下肢，腘动脉最常见，其极少引起神经系统的症状，但神经超声检查医师仍需重视此类病变，因为它不仅较为常见，而且随病情发展可能导致血管破裂出血。

动脉瘤超声检查时应注意纵断面和横断面结合观察病变部位，在管腔最宽的横断面测量病变的直径，在纵断面测量病变的累及长度范围。测量时应包含整个动脉瘤，既从血管的一边外侧壁到另一边的外侧壁。为了保证病变最大直径测量的准确，需在纵断面再次测量最大直径，以避免横断面测量时由于角度倾斜引起的测量值过大。多普勒检查不仅可以帮助确定病变血管为是否为动脉，并可使病变部位更加明显，容易发现。但多普勒检查时，在横断面观察可能会低估动脉瘤的管径，因为动脉瘤的病变部位常伴有附壁的血栓，会导致血管内血流变细（图 4.15）[52]。

粥样硬化性动脉瘤一般内径较均匀一致或呈纺锤形。如果其呈偏心性扩张或囊状扩张，特别是形态较怪异时，应警惕假性动脉瘤或真菌性动脉瘤的可能，需进一步进行检查确认。

（二）假性动脉瘤

相对于真性动脉瘤，常有假性动脉瘤引起神经压迫症状的报道，特别是上肢的假性动脉瘤[53]。假性动脉瘤通常发生于创伤后，动脉管壁层间被撕裂，但动脉外膜仍正常。最常见于血管造影术后，也可见于意外动脉损伤，动脉周围组织的炎症及侵袭性病变等，均可破坏动脉壁引起假性动脉瘤[54-55]。动脉管腔内的血流通过管壁层间的缺损处进入使血管壁局部非对称性囊状膨大。假性动脉瘤的危害除了神经压迫症状外，最重要的是可引起血管破裂、感染，以及血栓形成等。

假性动脉瘤有典型的超声表现，可见管壁膨出部分的假腔与正常动脉真腔内通过细颈状通道相通。彩色多普勒呈典型的"阴 - 阳"征（图 4.16），是由于血流在假腔内与正常动脉真腔内往返流动形成的。超声测量真假腔之间通道的宽度和假性动脉瘤的大小非常重要，有助于决定采取何种治疗措施，这些措施包括直接压迫修复法、超声引导下经皮凝血酶注射法和手术治疗等。需注意的是，假性动脉瘤真假腔之间的通道较宽或是合并有动静脉瘘时，不能注射凝血酶，会增加远端血管血栓形成的风险，需转至血管外科做专业处理[54-56]。

（三）动静脉瘘

与创伤后假性动脉瘤密切相关的疾病之一就是血管内插管术后的动静脉瘘。动静脉瘘是指静脉与其周围的动脉由于某种原因直接相通。最常发生于动脉或静脉的血管内插管术后，是由于操作时不小心导致伴行的动静脉被刺穿所致[54, 57]。大多数情况下，这种暂时性的相通会自行修复愈合，但有时会持续存在并形成动静脉瘘。大多数的动静脉瘘患者无明显的临床症状，当瘘管处较大时，可导致肢体的局部缺血、肢体水肿和可能导致心力衰竭。

超声检查时最常发现动静脉瘘的部位是腹股沟区的股动脉、股静脉。动静脉瘘在上肢最常发生于肘前窝，可导致臂部疼痛，临床常误诊为肘部抽血后引起的正中神经病变。动静脉瘘不像假性动脉瘤超声表现为可见的肿物，超声诊断的依据是静脉内可探及动脉频谱。频谱可呈低阻型，舒张期血流异

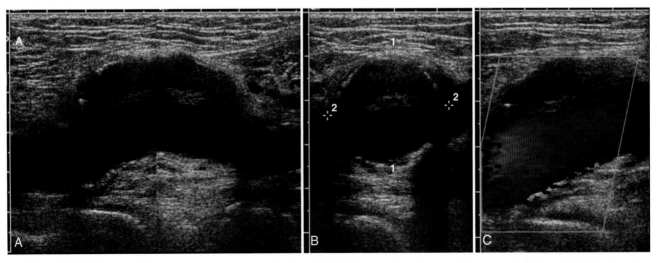

图 4.15　右腘动脉的动脉瘤超声声像图。图 B 示正确测量动脉瘤的管腔直径，从外壁到外壁，包括管壁上的附壁血栓。图 C 彩色多普勒显示管腔内无血流充盈部分为附壁血栓

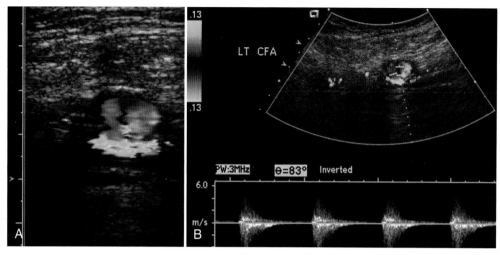

图 4.16　股总动脉假性动脉瘤。图 A 示股总动脉假性动脉瘤的"阴 - 阳"征；图 B 频谱多普勒示真假腔通道处血流的往返现象。本例经超声引导经皮凝血酶注射法处理，成功修复

常明显，由于瘘管处的血流方向紊乱，彩色多普勒显像可表现为五彩的湍流血流（图 4.17）。临床处理方面，大多数的外周动静脉瘘需接受手术修补，以避免病情发展。目前，越来越多的动静脉畸形的患者可通过经动脉入路介入放置支架的方式有效地封堵血管相通处进行治疗[58]。

（四）静脉血栓形成

上下肢的疼痛及水肿的常见原因之一为静脉血栓形成后遗症。静脉血栓治疗的要点之一就是要鉴别是深静脉血栓还是浅表静脉的血栓，以及判断静脉血栓累及的范围。在临床中，诊断或疑诊静脉血栓形成的患者并不属于外周神经超声检查医师的检查范围。因此，外周神经超声检查医师需掌握以神经症状为主诉来诊、偶然发现的静脉血栓形成患者的超声表现。

外周静脉的内径大于其伴行的动脉，管壁较薄，血流速低，呈连续性血流或可随呼吸运动而变化。正常的外周静脉超声探头轻压时可受压变形。静脉内的血栓形态多样，可呈低回声至无回声，静脉管腔可完全堵塞或部分堵塞，但诊断静脉血栓形成的一个必要条件是静脉不可被压缩或压缩性差（图 4.18）。当发现静脉不可受压缩时，可用彩色多普勒观察静脉管腔是否完全堵塞并估判其累及的范围，以利于进一步专门的血管超声检查。静脉堵塞的另一个敏感征象是近中央的大静脉血流随呼吸改变的现象消失，这种现象对于近中央的静脉来说更加重

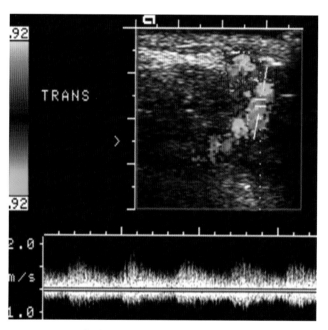

图 4.17　颈动静脉瘘多普勒声像图。患者为颈静脉置管操作后颈部疼痛来检查，声像图表现为典型的动静脉瘘，注意观察图中五彩镶嵌的彩色多普勒表现及多普勒频谱的明显增宽。此患者为颈动脉与颈静脉间的瘘管形成，需手术治疗

要，因为近中央的静脉浅方一般覆盖有探头难以加压的结构，比如浅方覆盖有锁骨的锁骨下静脉等。

详细描述血栓形成的时间，血栓形成的静脉管

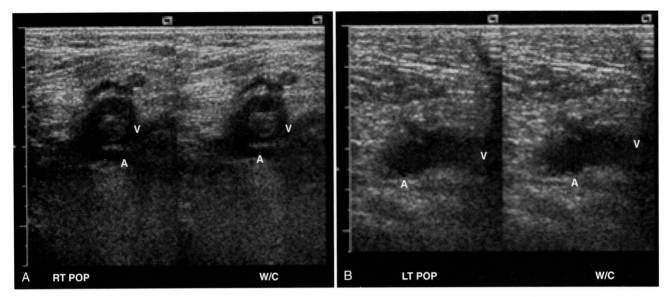

图 4.18 双下肢深静脉血栓形成声像图。A，右侧腘静脉血栓形成，探头加压时腘静脉不可被压缩，而其周边的组织受压明显。B，左侧腘静脉血栓形成，声像图显示血栓呈无回声，此类无回声的血栓超声检查时可靠加压血管或多普勒来检查

腔大小，是否有侧支静脉以及血栓的回声等有助于临床医师的诊治。一般来说，急性静脉血栓形成时，静脉管腔扩张，血栓呈无回声，没有侧支静脉。随后，血栓开始收缩，回声增强，静脉管腔扩张不明显[59-63]。侧支静脉的形成需要一段时间，可用多普勒超声进行检查。总之，这些征象规律并不是绝对的，但是作为外周神经的超声检查医师，在偶然发现静脉血栓形成时，可以此作为指南进行检查。

四、超声伪像

　　所有的超声声像图不可避免地都存在伪像，理解这些伪像有助于医师对图像的优化并可利用某些伪像来帮助诊断。超声伪像具有其独特的成因，常与被检查组织的内部结构相关，可为检查医师所预知。所以虽然伪像无法避免，但只要对其有足够的认识，伪像可以帮助识别组织的固有特性并提高超声诊断的准确率。关于人为所致的伪像可参见第一章。

（一）各向异性

　　各向异性是肌腱和部分外周神经固有的特性，是指声波入射组织时，随着入射角度的改变，被反射回换能器的声波数量不同。这种特性可导致部分沿肌腱走形的区域回声信号消失，特别是其与检查平面弯曲成角时，就如同偏光镜的原理，可滤除光束中的散射光线。因此，检查肌腱时应多平面多角度地观察，以免误诊肌腱的撕裂（图 4.19）[64-65]。超声检查时可能遇见的肌腱病变本章只做简单的介绍，对于肌腱撕裂的诊断及其对肩、踝等关节的影响暂

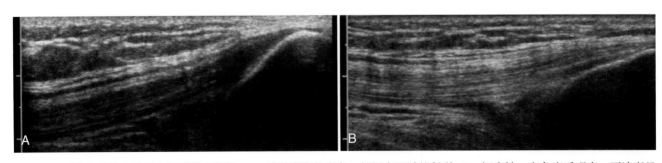

图 4.19 两个角度检查髌骨上肌腱的声像图。A，膝盖疼痛的患者，怀疑有肌腱的断裂；B，探头转一定角度后观察，可清晰显示图 A 中所见的肌腱的低回声裂隙实为肌腱各向异性导致的伪像，并无肌腱的损伤

不深入探究。

对于各向异性现象对诊断的影响超声检查医师应保持警惕，肌腱撕裂的诊断应从各个角度都可观察到肌腱的断裂缺口。一般来说，大的肌腱撕裂是横向撕裂，而小的肌腱既可横向撕裂也可纵向撕裂，所以对于小的肌腱的撕裂须横向及纵向仔细观察有无撕裂。如有可能，还应仔细检查肌腱是完全性或部分性的撕裂，以及撕裂口的大小，这些对于随后的临床评估、专业肌骨超声检查及 MRI 检查都非常有价值（图 4.20）。

（二）混响伪像

混响伪像可导致超声观察的组织显示模糊不清。混响伪像最常见于声速垂直入射于两个相互平行的界面，特别是当声速远场的平行界面为强反射界面时，反射回的声波大部分被近场的平行界面重新反射回远场，这样不断往返反射，在两个平行界面间形成等距离的多条回声（图 4.21）[66-67]。调整探头的角度或调整发射超声的频率都可消除混响伪像。由于大多数混响伪像的近场平行界面是皮肤，所以涂上更多的耦合剂也可以消除此类伪像。

（三）后方声影

后方声影的形成主要有两个方面的原因：一是声波被检查组织完全反射；二是声波被检查组织吸收或产生强烈的衰减。后方声影最常发生于钙化的组织，由于声波无法透过钙化组织，导致其钙化后方无声波反射，形成无回声区的声影。小的钙化形成小片后方声影，大的钙化如骨组织等则形成大片的后方声影（图 4.22）。其他可能产生声影的原因有体内异物或气体等[67]。

五、小结

超声检查在肢体的应用十分广泛，外周神经超声检查医师不仅要精通神经系统方面的超声检查，也应了解临床上可能遇到的肢体其他方面疾病的超声表现。对于临床检查中可能遇到的无法解释的超声表现，最安全的做法是尽可能详细地描述和报告所见的异常，以利于临床的进一步诊疗。

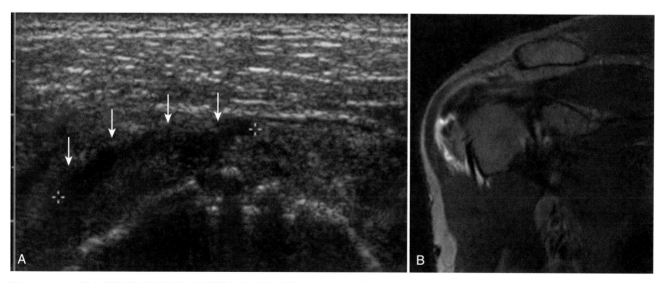

图 4.20　A，单个图像平面显示冈上肌腱数厘米的撕裂伤口，肌腱的断端回缩；B，显示随后的 MRI 检查验证了超声的诊断

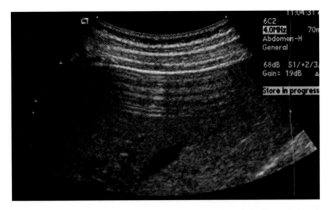

图 4.21 示混响伪像。声像图近场大部分被多条等距离的强回声所干扰，应尽量排除或减小这种伪像以免漏诊

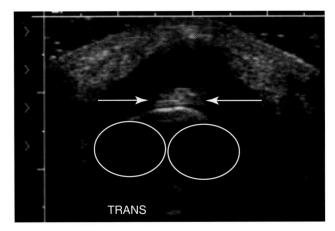

图 4.22 手腕部的腱鞘囊肿声像图。可见囊肿位于较表浅的软组织内。囊肿后方回声增强（箭头所示），腕骨后方可见无回声的声影（圆圈范围）

参考文献

1. Hartman DS，Choyke PL，Hartman MS. From the RSNA refresher courses：a practical approach to the cystic renal mass. Radiographics. 2004;24（Suppl 1）：S101-115.

2. Boyse TD，Fessell DP，Jacobson JA，et al. US of soft-tissue foreign bodies and associated complications with surgical correlation. Radiographics. 2001;21：1251-1256.

3. Halaas GW. Management of foreign bodies in the skin. Am Fam Physician. 2007;76：683-688.

4. Ballard RB，Rozycki GS，Knudson MM，Pennington SD. The surgeon's use of ultrasound in the acute setting. Surg Clin North Am. 1998;78：337-364.

5. Chau CL，Griffith JF. Musculoskeletal infections：ultrasound appearances. Clin Radiol. 2005;60：149-159.

6. Blankenship R B，Baker T. Imaging modalities in wounds and superficial skin infections. Emerg Med Clin North Am. 2007;25：223-234.

7. Wilson DJ. Soft tissue and joint infection. Eur Radiol. 2004;14（Suppl 3）：E64-E71.

8. Kuwano Y，Ishizaki K，Watanabe R，Nanko H. Efficacy of diagnostic ultrasonography of lipomas，epidermal cysts，and ganglions. Arch Dermatol. 2009;145：761-764.

9. Steiner E，Steinbach L S，Schnarkowski P，et al. Ganglia and cysts around joints. Radiol Clin North Am. 1996;34：395-425. xi-xii.

10. Teefey SA，Dahiya N，Middleton WD，et al. Ganglia of the hand and wrist：a sonographic analysis. AJR Am J Roentgenol. 2008;191：716-720.

11. Nguyen V，Choi J，Davis KW. Imaging of wrist masses. Curr Probl Diagn Radiol. 2004;33：147-160.

12. Bajaj S，Pattamapaspong N，Middleton W，Teefey S. Ultrasound of the hand and wrist. J Hand Surg Am. 2009;34：759-760.

13. Bathia N，Malanga G. Ultrasound-guided aspiration and corticosteroid injection in the management of a paralabral ganglion cyst. PM R. 2009;1：1041-1044.

14. Lohela P. Ultrasound-guided drainages and sclerotherapy. Eur Radiol. 2002;12：288-295.

15. Saboeiro GR，Sofka CM. Ultrasound-guided ganglion cyst aspiration. HSS J. 2008;4：161-163.

16. Torreggiani WC，Al-Ismail K，Munk PL，et al. The imaging spectrum of Baker's（popliteal）cysts. Clin Radiol. 2002;57：681-691.

17. Friedman L，Finlay K，Jurriaans E. Ultrasound of the knee. Skeletal Radiol. 2001;30：361-377.

18. Shiver SA，Blaivas M. Acute lower extremity pain in an adult patient secondary to bilateral popliteal cysts. J Emerg Med. 2008;34：315-318.

19. Handy JR. Popliteal cysts in adults：a review. Semin Arthritis Rheum. 2001;31：108-118.

20. Chen JC，Lu CC，Lu YM，et al. A modified surgical method for treating Baker's cyst in children. Knee. 2008;15：9-14.

21. Backhaus M. Ultrasound and structural changes in inflammatory arthritis：synovitis and tenosynovitis. Ann N Y Acad Sci. 2009;1154：139-151.

22. McQueen FM. The MRI view of synovitis and tenosynovitis in inflammatory arthritis：implications for diagnosis and management. Ann NY Acad Sci. 2009;1154：21-34.

23. Rawool NM，Nazarian LN. Ultrasound of the ankle and foot. Semin Ultrasound CT MR. 2000;21：275-284.

24. Valley VT，Stahmer SA. Targeted musculoarticular sonography in the detection of joint effusions. Acad Emerg Med. 2001;8：361-367.

25. Tran N，Chow K. Ultrasonography of the elbow. Semin Musculoskelet Radiol. 2007;11：105-116.

26. Restrepo R，Oneto J，Lopez K.，Kukreja K. Head and neck lymph nodes in children：the spectrum from normal to

abnormal. Pediatr Radiol. 2009;39：836-846.

27. Kunte C，Schuh T，Eberle J Y，et al. The use of high-resolution ultrasonography for preoperative detection of metastases in sentinel lymph nodes of patients with cutaneous melanoma. Dermatol Surg. 2009;35：1757-1765.

28. Kim EY，Ko EY，Han BK，et al. Sonography of axillary masses：what should be considered other than the lymph nodes? J Ultrasound Med. 2009;28：923-939.

29. Adams ST，Cox J，Rao GS. Axillary silicone lymphadenopathy.

30. Kulber DA，Mackenzie D，Steiner JH，et al. Monitoring the axilla in patients with silicone gel implants. Ann Plast Surg. 1995;35：580-584.

31. Roux SP，Bertucci GM，Ibarra JA，et al. Unilateral axillary adenopathy secondary to a silicone wrist implant：report of a case detected at screening mammography. Radiology. 1996;198：345-346.

32. Sakai K，Tsutsui T，Aoi M，et al. Ulnar neuropathy caused by a lipoma in Guyon's canal：case report. Neurol Med Chir（Tokyo）. 2000;40：335-338.

33. Wang Y，Tang J，Luo Y. The value of sonography in diagnosing giant cell tumors of the tendon sheath. J Ultrasound Med. 2007;26：1333-1340.

34. Chiou HJ，Chou YH，Chiu SY，et al. Differentiation of benign and malignant superficial softtissue masses using grayscale and color Doppler ultrasonography. J Chin Med Assoc. 2009;72：307-315.

35. Villani C，Tucci G，Di Mille M，et al. Extra-articular localized nodular synovitis（giant cell tumor of tendon sheath origin）attached to the subtalar joint. Foot Ankle Int. 1996;17：413-416.

36. An SB，Choi JA，Chung JH，et al. Giant cell tumor of soft tissue：a case with atypical US and MRI findings. Korean J Radiol. 2008;9：462-465.

37. Cheng JW，Tang SF，Yu TY，et al. Sonographic features of soft tissue tumors in the hand and forearm. Chang Gung Med J. 2007;30：547-554.

38. Horcajadas AB，Lafuente JL，de la Cruz Burgos R，et al. Ultrasound and MR findings in tumor and tumor-like lesions of the fingers，Eur Radiol 13：672-685.

39. Hughes DG，Wilson DJ. Ultrasound appearances of peripheral nerve tumours. Br J Radiol. 1986;59：1041-1043. 2003.

40. Gruber H，Glodny B，Bendix N，et al. High-resolution ultrasound of peripheral neurogenic tumors. Eur Radiol. 2007;17：2880-2888.

41. Pena AH，Cahill AM，Gonzalez L，et al. Botulinum toxin A injection of salivary glands in children with drooling and chronic aspiration. J Vasc Interv Radiol. 2009;20：368-373.

42. Capaccio P，Torretta S，Osio M，et al. Botulinum toxin therapy：a tempting tool in the management of salivary secretory disorders. Am J Otolaryngol. 2008;29：333-338.

43. Isa AY，Hilmi OJ. An evidence based approach to the management of salivary masses. Clin Otolaryngol. 2009;34：470-473.

44. Yuan WH.，Hsu HC，Chou YH，et al. Gray-scale and color Doppler ultrasonographic features of pleomorphic adenoma and Warthin's tumor in major salivary glands. Clin Imaging. 2009;33：348-353.

45. Bialek EJ，Jakubowski W，Zajkowski P，et al. US of the major salivary glands：anatomy and spatial relationships，pathologic conditions，and pitfalls. Radiographics. 2006;26：745-763.

46. Taylor TR，Cozens NJ，Robinson I. Warthin's tumour：a retrospective case series. Br J Radiol. 2009;82：916-919.

47. Seceleanu A，Pop S，Preda D，et al. Imaging aspects of the lacrimal gland in Sjögren syndrome：case report. Oftalmologia. 2008;52：35-39.

48. Shimizu M，Okamura K，Yoshiura K，et al. Sonographic diagnosis of Sjögren syndrome：evaluation of parotid gland vascularity as a diagnostic tool. Oral Surg Oral Med Oral Pathol Oral Radiol Endod. 2008;106：587-594.

49. Knapp EL，Kransdorf MJ，Letson GD. Diagnostic imaging update：soft tissue sarcomas. Cancer Control. 2005;12：22-26.

50. Shelly MJ，MacMahon PJ，Eustace S. Radiology of soft tissue tumors including melanoma. Cancer Treat Res. 2008;143：423-452.

51. Anders JO，Aurich M，Lang T，Wagner A. Solitary fibrous tumor in the thigh：review of the literature. J Cancer Res Clin Oncol. 2006;132：69-75.

52. Robinson WP.3rd，Belkin M. Acute limb ischemia due to popliteal artery aneurysm：a continuing surgical challenge. Semin Vasc Surg. 2009;22：17-24.

53. Cartwright MS，Donofrio PD，Ybema KD，Walker F O. Detection of a brachial artery pseudoaneurysm using ultrasonography and EMG. Neurology. 2005;65：649.

54. Davison BD，Polak JF. Arterial injuries：a sonographic approach. Radiol Clin North Am. 2004;42：383-396.

55. Kapoor BS，Haddad HL，Saddekni S，Lockhart M E. Diagnosis and management of pseudoaneurysms：an update. Curr Probl Diagn Radiol. 2009;38：170-188.

56. Ward E，Buckley O，Collins A，et al. The use of thrombin in the radiology department. Eur Radiol. 2009;19：670-678.

57. Tran HS，Burrows BJ，Zang WA，Han DC. Brachial arteriovenous fistula as a complication of placement of a peripherally inserted central venous catheter：a case report and review of the literature. Am Surg. 2006;72：833-836.

58. Spirito R，Trabattoni P，Pompilio G，et al. Endovascular treatment of a post-traumatic tibial pseudoaneurysm and arteriovenous fistula：a case report and review of the literature. J Vasc Surg. 2007;45：1076-1079.

59. Hart JL，Lloyd C，Niewiarowski S，Harvey CJ. Duplex ultrasound for diagnosis of deep vein thrombosis. Br J Hosp Med（Lond）. 2007;68：M206-209.

60. Orbell J H，Smith A，Burnand KG，Waltham M. Imaging of deep vein thrombosis. Br J Surg. 2008;95：137-146.

61. Madhusudhana S，Moore A，Moormeier JA. Current issues in the diagnosis and management of deep vein thrombosis. Mo Med. 2009;106：43-48.

62. Shakoor H，Santacruz JF，Dweik RA. Venous thrombo-embolic disease. Compr Ther. 2009;35：24-36.

63. Schellong SM. Venous ultrasonography in symptomatic and asymptomatic patients：an updated review. Curr Opin Pulm Med. 2008;14：374-380.

64. Rutten MJ，Jager GJ，Blickman JG. From the RSNA refresher courses：US of the rotator cuff：pitfalls，limitations，and artifacts. Radiographics. 2006;26：589-604.

65. Robinson P. Sonography of common tendon injuries. AJR Am J Roentgenol. 2009;193：607-618.

66. Saranteas T，Karabinis A. Reverberation：source of potential artifacts occurring during ultrasound-guided regional anesthesia. Can J Anaesth. 2009;56：174-175.

67. Feldman MK，Katyal S，Blackwood MS. US artifacts. Radiographics. 2009;29：1179-1189.

局灶性神经病变的超声检查

Michael S. Cartwright

译者：苏淇琛　柳舜兰

第五章视频资料

📹 **视频 5.1：**
超声矢状断面检查显示手指弯曲时，正中神经和屈肌腱的滑动。

📹 **视频 5.2：**
显示从腕部和肘前窝检查正中神经时，探头的位置和声像图的表现。

📹 **视频 5.3：**
显示正中神经进入手掌。

📹 **视频 5.4：**
显示肘关节处检查尺神经时探头的位置和声像图表现。

📹 **视频 5.5：**
显示尺神经半脱位。

📹 **视频 5.6：**
显示尺神经从腕部到腋窝的全长。

📹 **视频 5.7：**
显示桡神经从肘前窝到腋窝段。

本章的视频资料可在线观看，网址：www.expertconsult.com。

本章要点

- 局灶神经病变为常见病、多发病，治疗费用较高。
- 局灶性神经病变电生理检查的不足之处可通过神经肌肉的超声检查来弥补，因为超声检查为无痛性，可区分神经的内在病变或外部病变，并验证神经电生理检查的病灶定位。
- 超声检查的局灶性神经病变通常包括局部神经增粗、神经回声减低和增强、神经血供增加以及外在的病变，如囊性肿物、血管病变、肿瘤和肌肉压迫神经等。
- 神经肌肉的超声检查常用于评估腕管综合征，可观察正中神经近腕管处有无增粗，神经回声的增强或减低、神经血供的增加等，其敏感性和特异性近 90%。
- 在肘部的尺神经病变，超声检查尺神经增粗的位置有助于对病变的定位，其敏感性和特异性高于 80%。
- 超声检查可发现大约 18% 临床无法解释的膝

关节处的腓神经神经丛病变，并常可通过外科干预达到成功治疗。
- 已发表的病例报道和系列研究显示：超声可有效应用于桡神经、肩胛上神经、坐骨神经、胫神经、股神经、股外侧皮神经等局灶性神经病变的评估。

局灶性神经病变是一个广义的概念，泛指周围神经病变导致疼痛、麻木或无力。局灶性神经病变可按照位置或病因进行分类。按位置分系指按外周神经特异性位置来区分，按病因分类可再细分为外部因素和内在因素。外部病因包括所有的神经受压和受损，如腱鞘囊肿、腱鞘炎、肌肉病变、异常或扩张的血管、良性或恶性肿瘤等。局灶性神经病变最常见的外部病因是神经穿过较硬的纤维 - 骨性的通道时，例如腕部的腕管或肘部的肘管[1]。外部病因还包括创伤，可见于长时间的压迫、急性钝器伤或锐器伤。内在病因相对于外部病因较少见，主要包括神经瘤、神经鞘瘤和神经梗死（常合并血管炎）等。

由于不同的局灶性神经病变依据部位或病因单独进行编码和评估，故所有局灶性神经病变的流行病学调查尚未知。（然而，通过评估最常见类型的局灶性神经病变，可以发现局灶性神经病变发病率和医疗费用均较高。）腕部正中神经病变或腕管综合征（CTS）是最常见的卡压性神经病变，其年龄校正发病率为105例/（10万人·年），在总人群的发病率为3%~10%[1-2]。在美国，其每年的医疗和赔偿费用超过5亿美元，平均每例CTS患者每年损失84个工作日[3-4]。第二常见的局灶性神经病变为肘部的尺神经病变，其标准化的发病率为20.9例/（10万人·年）[5]。其他常见的局灶性神经病变包括腕部的尺神经病变、位于桡神经沟的桡神经病变和腓骨头处的腓神经病变等[6-7]。

对于潜在的局灶性神经病变，其诊断方法是基于症状、病变定位、可疑病因、当地医保标准和医师的偏好等多方面因素。例如，对于CTS或肘部的尺神经病变这类最常见病变，一些医师可能会单凭体检和病史就做出诊断和处理。然而大多数医师更倾向于通过神经传导检查（NCS）和肌电图（EMG）来协助诊断。对于症状不典型或定位未能明确的病例，建议进行电诊断检查（NCS和EMG）[8]。

尽管电诊断检查可以获取有用的诊断信息，但是目前的诊断方法在局灶性神经病变评估方面仍有明显的局限性。第一，神经外周的结构如腱鞘、骨骼、血管等情况无法通过NCS和EMG评估。第二，局灶性神经病变的病因（卡压、肿物外压等）可通过电诊断检查来推断，但其并不是对病变部位直接的检测方法。第三，电诊断对于病灶处的定位同样是通过推断来得出，而不是直接可视化病灶。第四，电诊断同样

有假阴性和假阳性。第五，NCS和EMG检查时会有痛苦，这限制了它的使用，特别是对于儿童的检查。以上这些局限性阻碍了电诊断对于局灶性神经病变的病因及定位检查，超声检查可弥补这些不足。

在过去的二十年间，高分辨力超声获得了长足发展，如今对于诸如神经等一些小结构组织均可实现检查[9-10]。对于神经周边的结构的检查（如肌肉、腱鞘、骨骼、血管等）已在第四章讨论。超声可直接对局灶性神经病变的外在病因和内在病因进行评估，检查时无痛苦，并可对NCS和EMG检查推断的病灶定位进行证实，这些可弥补电诊断的不足。

超声检查应用于局灶性神经病变始于20世纪90年代初，为一例CTS患者[11]。此后，超声检查就被研究用于四肢的局灶性神经病变诊断。本章介绍了用于检查局灶性神经病变的超声技术和支持超声应用的数据资料。主要着眼于疾病的论述，对于超声技术仅进行简要的介绍，详细的介绍请参见附录。此外，本章的超声描述通常是基于神经的长轴声像图，但典型的诊断记录建议以横断面为基准断面。在此后的描述中，经常要用到神经的横截面积，表5.1列出了常用的神经横截面积。

一、正中神经

（一）腕部（腕管综合征）

正中神经是神经肌肉超声检查最先观察的部位，神经位于腕部，而腕管综合征也是文献最常进行研究和描述的。这是由于腕管综合征非常常见，且从技术上来说超声检查腕部的正中神经相对较容易。

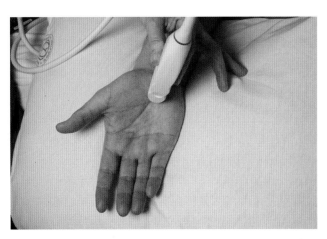

图5.1　高分辨力的线阵探头置于腕部扫查，可获取正中神经的矢状面声像图

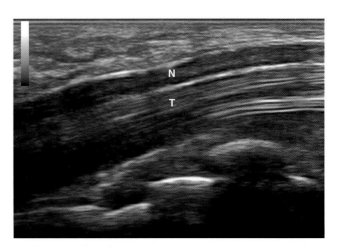

图5.2　矢状面的正中神经（N）声像图，屈肌腱（T）位于其深方

表 5.1 神经横截面积的超声测量参考值

神经	位置	平均值（mm²）	标准差（mm²）	参考范围（mm²）	双侧差值上限（mm²）
正中神经	腕部	9.8	2.4	5.0~14.6	3.4
	前臂	7.5	1.6	4.3~10.7	2.6
	旋前圆肌	7.6	1.7	4.2~11.0	2.8
	肘前窝	8.6	2.3	4.0~13.2	4.3
	肱骨中段	8.9	2.1	4.7~13.1	3.0
	腋窝	7.9	1.9	4.1~11.7	3.5
尺神经	腕部	5.9	1.1	3.7~8.1	2.6
	前臂	6.3	1.0	4.3~8.3	2.0
	肘下	6.4	1.1	4.2~8.6	2.2
	内上髁	6.6	1.1	4.2~8.8	2.2
	肘上	6.7	1.3	4.1~9.3	1.8
	肱骨中段	6.3	1.0	4.3~8.3	1.6
	腋窝	6.2	1.2	3.8~8.6	1.8
桡神经	肘前窝	9.3	2.4	4.5~14.3	5.0
	桡神经沟	7.9	2.7	2.5~13.3	4.5
肌皮神经	上臂	6.9	2.5	1.9~11.9	4.2
迷走神经	颈动脉分叉处	5.0	2.0	1.0~9.0	3.1
臂丛神经	主干	6.3	2.4	1.5~11.1	4.5
坐骨神经	大腿远端	52.6	14.0	24.6~80.6	18.9
腓神经	腘窝	11.7	4.6	2.5~20.9	9.5
	腓骨头	11.2	3.3	4.6~17.8	4.9
胫神经	腘窝	35.3	10.3	14.7~55.9	15.7
	小腿近端	25.3	7.3	10.7~39.9	10.8
	踝部	13.7	4.3	5.1~22.3	5.7
腓肠神经	小腿远端	5.3	1.8	1.7~8.9	2.6

超声检查正中神经可从矢状面开始检查，将线阵探头直接放在腕部检查（图 5.1）。这时可观察到正中神经的长轴面声像图和指浅屈肌及深方的肌腱（图 5.2）。这个断面可对正中神经和腕部的其他结构进行总体观察，同时由于正中神经在此通过较硬的屈肌支持带导致其周边空间变窄，可对正中神经是否受压做出主观和客观的评估[12]。在此矢状面检查时，指屈肌腱的滑动方向是从远端滑向近端的。正常情况下正中神经也是朝相同方向滑动[13]，但滑动的距离相对较短（视频 5.1）。有研究发现 CTS 的患者正中神经的滑动距离要小于对照组[14]，但此研究结果并无个例报道证实[15]。

随后，将探头旋转 90° 置于腕部远端的皮肤皱褶处可获得正中神经的横断面声像图（图 5.3）。在此声像图上可观察到腕横韧带、正中神经、指屈肌腱和腕骨等（图 5.4）。学者报道的大多数结构的测量结果都是在这个断面获得的，采用了多种不同的技术来测量 CTS 患者与对照组的差异。普遍的发现是在 CTS 患者，正中神经在进入腕管处时横截面积增大（参见第二章所列神经增粗的病理改变过程）。初步的研究建议采用内部的标志，如钩骨的钩部或是豌豆骨水平作为定位点来测量正中神经的横截面积[11, 16]。而随后的研究则表明，寻找正中神经进入腕管前的最粗的部位，并测量其横截面积（图 5.5），具有良好的

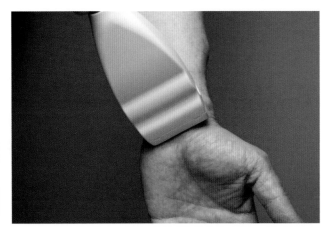

图 5.3　将探头置于腕部远端的皮肤皱褶处以获取正中神经的横断面声像图

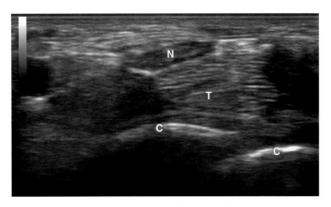

图 5.4　腕部正中神经（N）的横断面声像图，屈肌腱（T）和腕骨（C）位于其深方。正中神经呈典型的蜂窝状回声

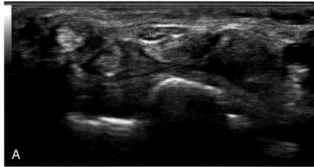

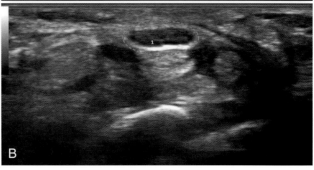

图 5.5　探头置于腕部远端皮肤皱褶处获取的正中神经横断面声像图。图 A 为非腕管综合征病例，其正中神经横截面积（圆圈处）为 10mm^2。图 B 为腕管综合征病例，正中神经横截面积（圆圈处）为 18mm^2。图 B 中正中神经的回声明显低于图 A，且典型的蜂窝状结构也消失了

敏感性和特异性，无需再测量正中神经其他部位的横截面积[17]。但是，一些临床医师则提醒注意诸如进行性神经性腓骨肌萎缩症（夏科-马里-图思病，Charcot-Marie-Tooth）等脱髓鞘性多发性神经病变，可导致神经的弥漫性增粗（具体内容见第七章），这种情况下，只测量正中神经的腕部横截面积可能会误诊为 CTS。因此，Hobson-Webb 等进行研究表明正中神经在腕部的横截面积和在前臂横截面积的比值可用来准确地诊断 CTS，并避免因弥漫性神经增粗造成的误诊[18]。当比值大于 1.4 时其诊断 CTS 的敏感性可达 100%（诊断动脉瘤时也同样是采用大于 1.4 的比值，参见第四章）。

除了正中神经在腕部横截面积的测量外，学者也提出了其他测量方法诊断 CTS（框 5.1）。例如 CTS 时，正中神经受压变扁，这可用测量神经直径的最大和最小处数值来进行对比[19]。也有报道 CTS 时可见屈肌支持带的弓形突起[11]以及在横断面和纵

断面的动态显像可见神经的移动度减少等[20]。正中神经的彩色多普勒检查血供异常增多时，有研究报道其诊断腕管综合征的敏感性和特异性分别为 95% 和 71%[21]，此研究并无对照且没有后续的研究证实，我们认为可能会有夸大的嫌疑，但是此研究的观察方法还是可信的。在 MRI 检查时，也可见 CTS 时正中神经的血供异常增多[22]，这说明有循环的异常，可为 CTS 的病理生理机制提供线索。最后，CTS 时正中神经通常呈低回声，但这一现象尚无系统性或定量化的研究[23]。

框 5.1　CTS 的超声表现

矢状断面

• 神经纵向运动幅度减小

• 屈肌支持带下的空间相对变窄，神经卡压

横断面

• 神经横截面积增大

• 屈肌支持带弓形突起

• 神经血供异常增多

• 神经横向运动幅度减小

• 神经回声减低

在进行 CTS 的腕部超声检查时，还有其他解剖学上的发现。其一就是存在永存正中神经伴行动脉穿入腕管（图 5.6，表 5.2），这种现象相当普遍，估计发生率可达 16%[24]。伴行动脉与 CTS 的关联性尚不清楚，但有个例报道正中神经伴行动脉血栓导致了 CTS[25-26]。除了正中神经伴行动脉，有时还可看到正中神经分叉成两支（图 5.7）。其较典型的表现是分叉处位于腕管的远侧，但也有 9% 的健康对照组和 19% 的 CTS 患者其正中神经分叉处位于腕管近侧或腕管内部（表 5.2）[27]。正中神经存在分叉的个体可能更易引发 CTS，但还需前瞻性研究的证实。值得注意的是手外科医师在进行开放性的腕管松解术时，常未能证实超声所见的正中神经分叉的存在，这可能是因为神经的外膜并未完全分离，掩盖了早期的正中神经的分叉。

表 5.2　常见的外周神经变异

超声所见	健康对照组发生率	疾病组发生率
存在正中神经伴行动脉	16%	NA
正中神经分叉	9%	CTS 患者约 19%
尺神经半脱位	25%	NA
腓神经内鞘囊肿	NA	腓骨头腓神经病变患者约 18%

注: CTS，腕管综合征；NA，未能提供

（二）其他检查部位

大多数正中神经的超声检查的焦点在腕部和 CTS，也有零星的正中神经非腕部位置病变的超声检查报道。不同位置的检查手段有所不同，但一般都是以横断面检查为主。我们一般是从手腕部或肘前窝开始横断面检查正中神经，然后沿神经远端或近端追踪扫查到感兴趣的区域（视频 5.2）。正中神经进入手掌后形成若干分支，超声检查难以显示（视频 5.3）。有两例超声个例报道掌中间隙的腱鞘囊肿导致正中神经运动支的神经病变（图 5.8）[28-29]。正中神经超声检查最易观察的部位是在腕部的近侧。已有多个病例报道前臂的病变导致了正中神经病变，这些

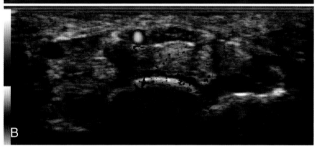

图 5.6　同一患者的腕管声像图，显示正中神经伴行动脉。A，显示正中神经旁一无回声结构；B，能量多普勒检查证实为动脉

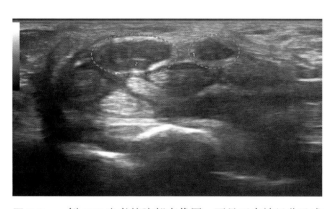

图 5.7　一例 CTS 患者的腕部声像图，可见正中神经分叉成两支（圆圈所示）。两个分支间可见高回声组织分隔，未能发现存在伴行的动脉。两个分支均为低回声，其横截面积相加为 40mm²

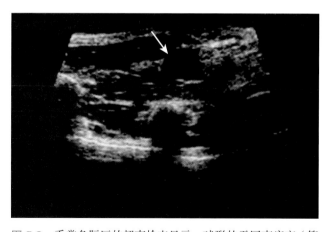

图 5.8　手掌鱼际区的超声检查显示一球形的无回声病变（箭头所示），符合掌中间隙的腱鞘囊肿。囊肿压迫正中神经，导致了神经病变（图片摘自 Kobayashi N, Koshino T, Nakazawa A, Saito T : Neuropathy of motor branch of median or ulnar nerve induced by midpalm ganglion, J Hand Surg Am 26 : 474–477, 2001. ）

病变包括牵拉伤、神经鞘瘤和腱鞘纤维瘤等（图5.9，图5.10）[30-32]。也有报道超声检查发现前臂的病变导致近肘前窝处正中神经病变，包括压力性血管病变、神经瘤、错构瘤等（图5.11，图5.12）[33-37]。

二、尺神经

（一）手腕部（Guyon管）

相对于正中神经，尺神经手腕部的超声检查更具有挑战性，但对于有经验的医师来说，在腕部进行尺神经检查仍是可靠的。尺神经的矢状断面声像图难以获得，故一般只采用横断面检查。尺神经位于尺动脉的内侧，所以尺动脉可作为辨认尺神经的标志（图5.13，图5.14）。只有在病例报告和文献中存在一系列有关腕部尺神经病理变化的描述，但描述也不尽相同。超声检查可用于观察腕部（Guyon管）的各种压迫尺神经的病变，例如腱鞘囊肿[38-40]、肌肉病变[41-42]、尺动脉病变[43-44]以及脂肪瘤等其他结构上的异常（图5.15、图5.16，也可参见网络 www.expertconsult.com）[45]。

（二）肘部

尺神经在手肘部的卡压性神经病变十分常见，仅次于CTS[5]。神经电传导和肌电图检查对于肘部的尺神经病变具有一定的敏感性和特异性[46]，但诊断精确度不如CTS，因此超声检查就显得更有意义。肘部尺神经的超声检查应从尺神经沟开始纵向扫查，尺神经沟位于肱骨内上踝和尺骨鹰嘴间（图5.17）。此断面可观察尺神经的局灶性增粗或其周边结构的

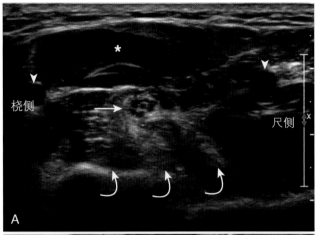

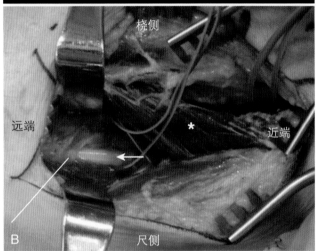

图5.9　A，前臂近端的横断面声像图显示正常的正中神经（直箭头所示），图中还可见指深屈肌（弯箭头所示）呈毛玻璃样高回声。B，术中照片，显示一条状纤维带（直线所示）横跨在正中神经（箭头所示）前方。这种病理变化发生于正中神经的牵拉伤后（三角箭头：动脉。星号：旋前圆肌）（图片摘自 Ginn SD, Cartwright MS, Chloros GD et al：Ultrasound in the diagnosis of a median neuropathy in the forearm：case report，J Brachial Plex Peripher Nerve Inj 2：23，2007.）

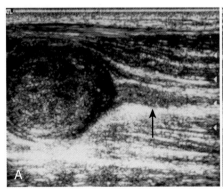
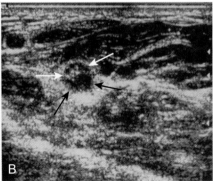
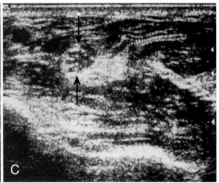

图5.10　神经鞘瘤声像图。A，左前臂肿物的纵断面声像图，实性肿物呈卵圆形，边界清楚，内回声不均匀。正中神经（箭头所示）与肿物相连。B，肿物与正常正中神经连接处的横断面声像图，可见肿物的起源（黑箭头所示）和旁边未被侵犯的神经束（白箭头所示）。C，近端正常的正中神经横断面声像图，神经横截面大小正常（箭头所示），其内可见正常神经纤维束（图片摘自 Kuo YL，Yao WJ，Chiu HY：Role of sonography in the preoperative assessment of neurilemmoma，J Clin Ultrasound 33：87–89，2005.）

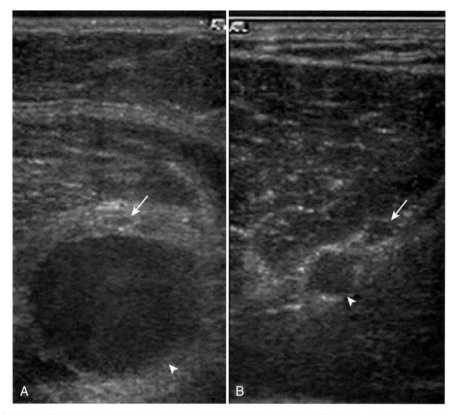

图 5.11　A，前臂高位正中神经病变，可见正中神经（长箭头所示）与假性动脉瘤（三角箭头所示）相邻，正中神经两侧及浅方的高回声为炎性组织，包绕并将正中神经压向假性动脉瘤。B，正常的正中神经（长箭头所示）与肱动脉（三角箭头所示）关系的声像图对比（图片摘自 Cartwright MS，Donofrio PD，Ybema KD，Walker FO：Detection of a brachial artery pseudoaneurysm using ultrasonography and EMG，Neurology 65：649，2005.）

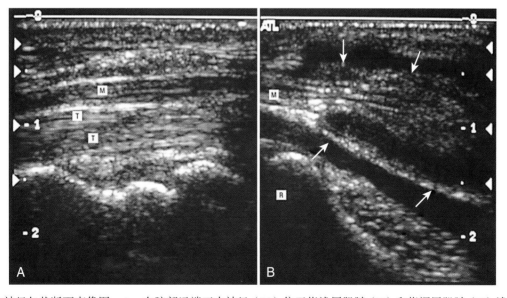

图 5.12　正中神经矢状断面声像图。A，在腕部远端正中神经（M）位于指浅屈肌腱（T）和指深屈肌腱（T）浅方。B，沿正中神经继续往近端扫查，可见正中神经（M）近端异常膨大类似外伤后神经瘤声像表现，箭头所示范围为神经异常膨大区域，形态不规则，其周边可见囊性结构包绕（R：桡骨远端）（图片摘自 Hobson-Webb LD，Walker FO：Traumatic neuroma diagnosed by ultrasonography，Arch Neurol 61：1322–1323，2004.）

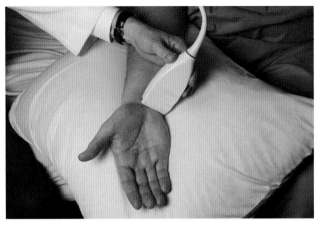

图 5.13　将探头置于腕部远侧的皮肤皱褶偏尺侧，可获得尺神经的横断面声像图

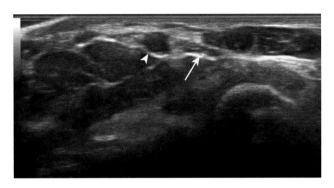

图 5.14　将探头置于腕部远侧皮肤皱褶处获得尺神经横断面声像图可见尺神经（长箭头所示）位于尺动脉（短箭头）的内侧

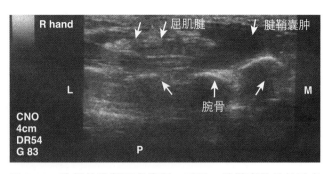

图 5.15　腕部的纵断面声像图，可见一腱鞘囊肿呈低回声（单箭头所示）位于高回声的指屈肌腱（双箭头所示）内侧。本例腱鞘囊肿位于 Guyon 管内的远端，导致了尺神经病变。图中深方的强回声为腕骨（三箭头所示）。（图片摘自 Jacob A，Moorthy TK，Thomas SV，Sarada C：Compression of the deep motor branch of the ulnar nerve：an unusual cause of pure motor neuropathy and hand wasting，Arch Neurol 62：826–827，2005）

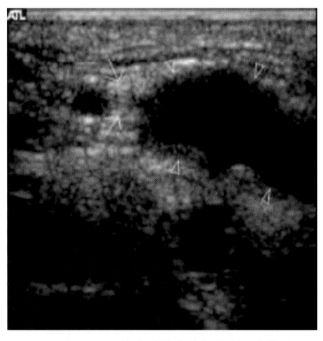

图 5.16　手腕 Guyon 管内腱鞘囊肿的纵断面声像图，可见腱鞘囊肿（三角箭头所示）与尺神经（箭头所示）相邻（A：尺动脉）。（图片摘自 Elias DA，Lax MJ，Anastakis DJ：Musculoskeletal images：ganglion cyst of Guyon's canal causing ulnar nerve compression，Can J Surg 44：331–332，2001.）

异常。与正中神经相似，超声检查尺神经最有诊断意义的还是横断面扫查。横断面扫查时可从肱骨内上踝远端约 5cm 处开始（图 5.18）。在此水平，尺神经通常位于肘管内，呈三角形，可进行神经的测量。紧接着将探头再往远端平移 5cm 进行尺神经的横断面扫查和测量（视频 5.4）。在这 10cm 的区域内，须注意寻找尺神经最粗的部位，并在此横断面测量其最大横截面积，测量时注意神经局灶性增粗的部位可能会不止一处。

许多研究发现肘部的尺神经病变可有肘部周边部位的局灶性尺神经增粗，超声诊断肘部尺神经病变的敏感性和特异性高于 80%[17, 47]。Beekman 等研究发现电诊断检查肘部尺神经病变的敏感性为 78%，联合超声检查可使敏感性增加到 98%[48]。电诊断检查得出的数据与神经增粗的部位密切相关[49-50]，肘部尺神经增粗的部位与电诊断发现的神经传导阻滞部位相匹配（图 5.19）[51]。

超声可协助电诊断检查对肘部尺神经卡压的定位。Park 等研究发现由于神经增粗最明显的部位一般位于卡压处的近端，超声可精细区分肘管综合征和髁上的尺神经病变[52]。Yoon 等研究发现肘部尺神经病变的神经最粗的位置变化很大，范围包括肘部的近端和远端区域，但最常见的部位在肱骨内上髁[53]。除单纯测量神经最粗位置外，加测病变部位近端或远端

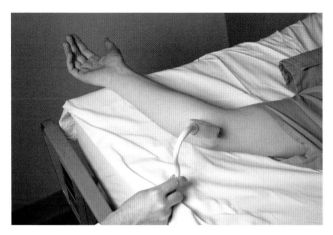

图 5.17　探头置于肱骨内上踝和尺骨鹰嘴间的尺神经沟处，可获取尺神经的矢状断面声像图

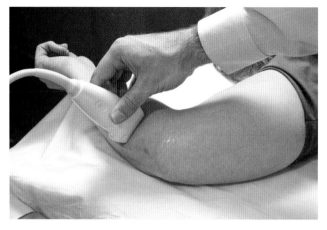

图 5.18　将探头置于肱骨内上踝远端约 5cm 处，可获取近肘管处的尺神经横断面声像图

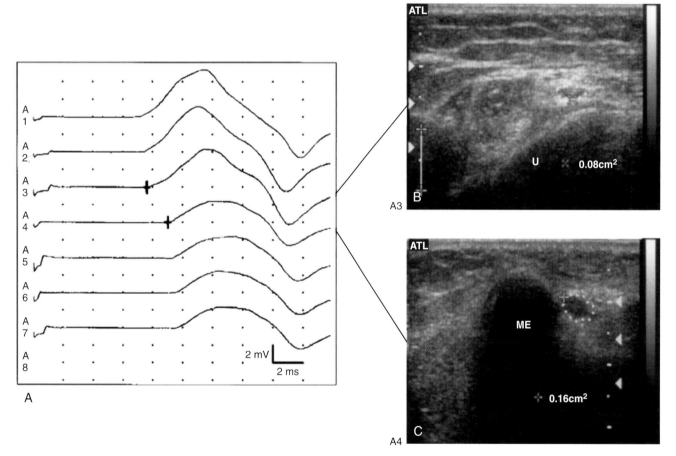

图 5.19　A，肘部尺神经病变的电诊断检查图。A4 的检查位置为尺神经沟处（肱骨内上踝和尺骨鹰嘴间），A3 检查位置为尺神经沟远端 1cm 处。B 和 C，尺神经的横断面声像图，注意相差 1cm 的位置，尺神经的横截面积（圆圈处）增加了一倍，从 $8mm^2$ 到 $16mm^2$。图 C 显示在尺神经沟处尺神经紧邻肱骨内上踝（ME），在略远端的图 B 显示尺神经与尺骨（U）仍关系密切（图片摘自 Caress JB，Becker CE，Cartwright MS，Walker FO：Ultrasound in the diagnosis of ulnar neuropathy at the elbow，J Clin Neuromuscul Dis 4：161–162，2003.）

正常神经的横截面积并计算比值，有助于提高诊断的准确性，因为有些病变可导致神经的弥漫性增粗，例如神经肥大或多发性神经病变等[53]。超声同样也可测量肘管的面积，但研究发现加测尺神经与肘管的面积比值并不能提高诊断的准确性[54-55]。

对于神经传导和 EMG 等电诊断检查来说，超声主要的优势在于可增加解剖学上的信息，电诊断与超声联合检查可应用于评估肘部的尺神经病变。Kato 等研究发现肘部尺神经病变中，8% 的病例是由于关节炎和肱骨内上髁的腱鞘囊肿所引起，这些病变可通过超声检查发现[56]。据报道超声检查出的神经束膜瘤也可导致肘部的尺神经病变（图 5.20）[57]。在健康志愿者的检查中，一个有意义的解剖学发现是：在肘部弯曲位检查时，约有 1/4 的人发现尺神经脱位或半脱位（见视频 5.5，表 5.2）[58]。而当尺神经沟处的尺神经移位时，会导致电神经传导检查的结果不准确，出现假阴性的结果[58-59]。因此，对于那些存在肘部尺神经病变典型症状的病例，当电诊断检查结果正常时，通过超声检查确定是否有神经增粗和半脱位是极有裨益[60]的。

（三）其他位置

超声检查尺神经的范围可从手腕部直至腋窝处（视频 5.6）。据目前的资料，大多数的病变在肘部和腕部，但也有超声检查报道其他部位的尺神经局灶性病变，包括前臂肌群病变（图 5.21）、肱三头肌腱断裂、上臂的动静脉血管瘤等[61-63]。值得注意的是，

正中神经和尺神经吻合术后超声检查未能进行识别。

三、桡神经

相对于正中神经和尺神经来说，超声检查显示桡神经比较困难。其可靠的检查位置为肘前窝近端，并可以此追踪检查至腋窝处（视频 5.7）。但是沿肘前窝处追踪至前臂则非常困难，主要是因为桡神经在前臂分支进入桡骨表面和后方的骨间背侧神经，其分支后的神经比前臂处的正中神经和尺神经细得多，超声不易显示。经过训练并耐心地寻找，可在一些体型较瘦的个体中显示桡骨表面和骨间背侧神经的桡神经支，但在某些病例中仍然未能显示。

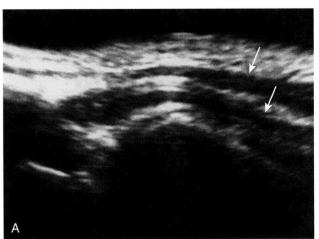

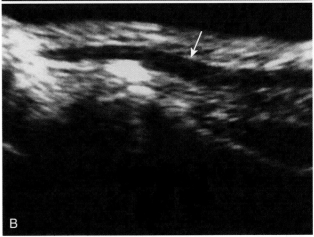

图 5.21 双侧前臂的矢状断面声像图。A，病变侧前臂可见两条平行的肌肉结构（箭头所示）走行于豌豆骨表面。B，正常侧前臂，只有单一肌肉结构（箭头所示），尺侧腕屈肌位于尺骨的腹侧。本例图 A 中的副肌肉导致了尺神经病变（图片摘自 Lopez MG，Ruiz SF，Chamorro SC，Canadillas BL：Forearm soft tissue mass caused by an accessory muscle，Eur Radiol 11：1487–1489，2001.）

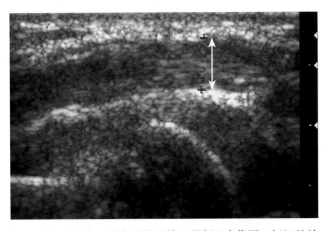

图 5.20 肱骨内上髁水平的尺神经纵断面声像图。标记处神经增粗（双箭头所示），直径为 4.3mm。本例经病理检查为神经束膜瘤（图片摘自 Beekman R，Slooff WB，Van Oosterhout MF，et al. Bilateral intraneural perineurioma presenting as ulnar neuropathy at the elbow，Muscle Nerve 30：239-243，2004.）

肱骨骨折是上臂桡神经损伤最常见的原因，目前已对此进行超声检查的探索[64]。Bodner 等研究发现，对于肱骨骨折导致的桡神经损伤，超声检查有助于判断神经损伤的严重程度，可为选择手术或保守治疗提供参考[65]。超声检查结果还与术中所见高度一致。同样的，对于不合并肱骨骨折的桡神经沟处的桡神经损伤，超声检查也可提供有价值的参考，这些损伤的病例大多数是由于神经的长期受压（"周末晚麻痹"），超声检查能可靠地显示桡神经沟处桡神经的异常增粗（图 5.22）[66]。此外，有报告表明超声检查可发现上臂肱骨骨折后瘢痕卡压所导致的桡神经病变以及头静脉瘤导致的桡神经病变[67-68]。

虽然桡神经在前臂分支进入桡骨表面和后方的骨间背侧神经，导致超声检查困难，但仍有报道指出超声有助于前臂桡神经局灶性神经病变的诊断。Visser 通过检查 20 例健康对照者的桡神经浅支，发现其正常的横截面积约 2mm^2。随后他检查了两例桡神经浅支病变的病例，发现一例有外伤性的神经瘤，而另一例有神经鞘瘤（图 5.23）[69]。另有报道一例多发性单神经炎的女性患者，发现桡神经浅支局灶性增粗，在超声引导下成功行神经活检术[70]。骨间背侧神经病变的超声应用研究也并不空白，一组 4 例患者的系列研究和 2 份病例报告对手指伸展无力的患者进行超声检查，可发现其邻近旋后肌的骨间背侧神经局灶性肿胀[71-73]。

四、其他上肢神经

除了应用于正中神经、尺神经、桡神经，超声检查尚未应用于其他更多的上肢神经，这可能是因为这些神经位置较深，超声难以显示，以及这些神经也较少出现卡压及局部病变等情况。但是，现有的研究表明超声可有效应用于肩胛上神经、腋神经和肌皮神经检查。

肩胛上神经来自上躯干的臂丛神经，支配冈上肌和冈下肌。大多数人的肩胛上神经可采用高分辨力的探头置于冈上窝进行检查[74]，显示的最佳断面为冠状断面（图 5.24、图 5.25），多普勒检查可用于区分神经及其旁的肩胛上动脉。一些个例报告和系列研究表明超声检查发现的冈盂切迹处的腱鞘囊肿可导致肩胛上神经病变（图 5.26）[74-76]。

尚无有关腋神经或是肌皮神经病变的超声诊断的报道，但麻醉方面的文献却证实了超声引导局部神经阻滞在这些神经的应用[77]。尽管缺乏超声诊断方面的研究，但大多数个体的腋神经和肌皮神经可通过超声检查得以显示[74]。显示腋神经时，受检侧的手臂外展，然后将探头置于腋后皮肤皱褶处检查（图 5.27），此时腋神经邻近旋肱后动脉（图 5.28）。检查肌皮神经时也同样取手臂外展位检查（图 5.29），在前三角肌和肱二头肌交叉水平可获得肌皮神经的横断面声像图（图 5.30）。

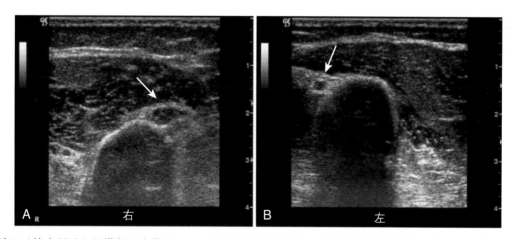

图 5.22　桡神经（箭头所示）的横断面声像图。A，右侧肱骨骨折病例，可见桡神经明显肿胀，回声相对减低。B，左侧正常的桡神经（图片摘自 Lo YL，Fook-Chong S，Leoh TH et al：Rapid ultrasonographic diagnosis of radial entrapment neuropathy at the spiral groove，J Neurol Sci 271：75–79，2008.）

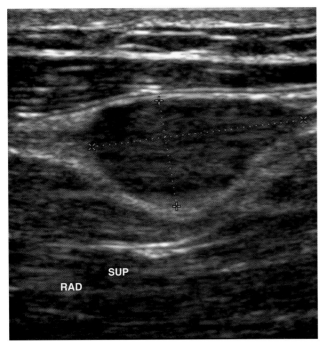

图 5.23 桡神经浅支神经鞘瘤。本病例为男性患者，40 岁，神经鞘瘤位于桡骨茎突上方 7cm 水平。纵断面声像图可见肿瘤为卵圆形，低回声，大小约 1.56cm×0.76cm，呈偏心性生长，位于桡神经浅支。RAD：桡骨。SUP：旋后肌（图片摘自 Visser LH：High-resolution sonography of the superficial radial nerve with two case reports，Muscle Nerve 39：392–395，2009.）

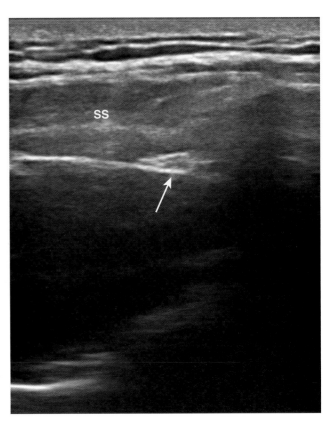

图 5.25 肩胛上神经（箭头所示）位于冈上肌（SS）深方

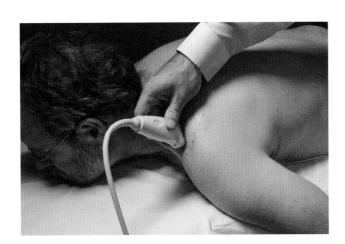

图 5.24 将探头置于图中所示位置，可显示肩胛上神经穿行冈上肌部分

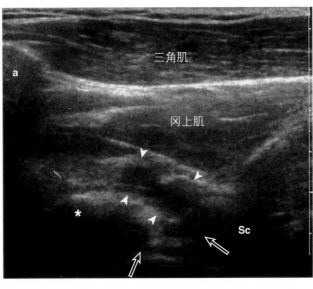

图 5.26 示肩胛上切迹处肩胛上神经受卡压。冈上窝冠状面声像图显示冈上肌深方肩胛骨（Sc）冈盂切迹处（黑色箭头所示）一分叶状的囊肿（白色箭头所示）向外突出。注意后方关节盂（*）和肩峰（a）的形态位置（图片摘自 Martinoli C，Bianchi S，Pugliese F，et al：Sonography of entrapment neuropathies in the upper limb [wrist excluded]，J Clin Ultrasound 32：438–450，2004.）

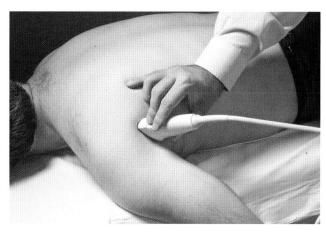

图 5.27　将探头置于腋后皮肤皱褶处，可获取腋神经的声像图

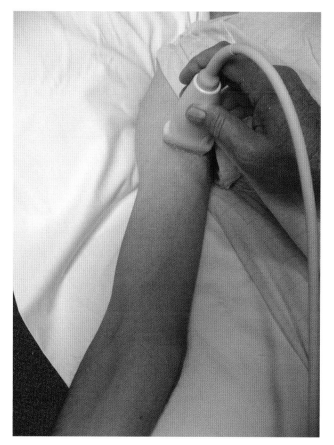

图 5.29　将探头置于前三角肌处检查显示肌皮神经

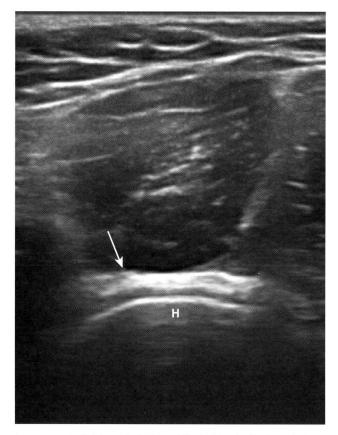

图 5.28　声像图显示腋神经（箭头所示）绕肱骨头（H）走行

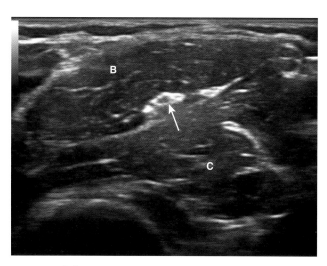

图 5.30　声像图示肌皮神经（箭头所示）位于肱二头肌（B）和喙肱肌（C）之间

五、坐骨神经

坐骨神经是人体中最大的外周神经，但其位于腿部深方，超声检查难以完全显示[78]。超声检查坐骨神经最起始段可在臀纹处探查，此处神经位置较深，难以确认，其远端显示会相对容易。将探头置于腘窝近端可获取坐骨神经的横断面声像图（图5.31）。此处坐骨神经较粗大，回声均匀，未见明显的内部分束及外边界（图5.32）。再往远端扫查，可见神经分叉为胫神经和腓神经。

有关坐骨神经超声检查的文献不多，且大部分是研究关于血管所导致的坐骨神经病变。例如超声检查在永存坐骨神经伴行动脉所导致的坐骨神经病变和腿部无力的应用[79]、大腿动脉瘤导致的坐骨神经病变等[80]。总的来说，超声检查坐骨神经的应用很少，只有零散的文献报道有关肿物卡压坐骨神经骨盆处起始段的超声诊断[81]，但对于坐骨神经骨盆段的显像，MRI和CT可能更具优势。Heinemeyer等研究并提出了系统化的坐骨神经超声检查，但他们的研究对象只是遗传性的运动神经及感觉神经病变（见第七章）[78]。总之，坐骨神经在大腿远侧较易显示，超声检查在坐骨神经的应用不多，有待进一步研究。

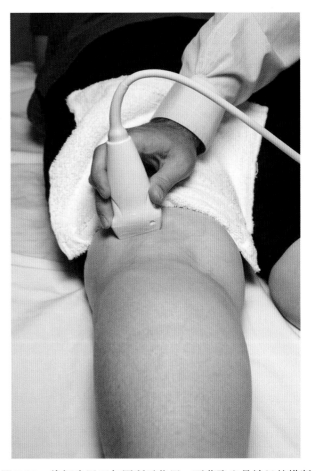

图5.31　将探头置于如图所示位置，可获取坐骨神经的横断面声像图

六、腓神经

下肢神经的超声检查中最普遍的是腓神经，因为腓神经走行经腓骨头位置时超声容易显示。事实上，腓神经自坐骨神经分出到腓骨头处都可行超声横断面检查（图5.33）。腓神经是坐骨神经较小的分支（较大的分支为胫神经），具有典型蜂窝状的声像图特征（图5.34）。腓总神经走行经腓骨头后穿腓骨长肌起始部，即分为腓浅神经及腓深神经两分支，分支后超声检查即难以显示。

如上所述，大多数超声研究的腓神经专注于临近腓骨头的位置。最早的一些论文报道腓骨头处的腱鞘囊肿导致了腓神经病变，这些囊肿超声容易检出[82-84]。Visser在此基础上研究了41例足下垂的患者，超声检查在28例中发现有腓骨头处的腓神经病变，这当中又有5例（18%）在腓骨头处发现了腓神经内腱鞘囊肿（图5.35，表5.2）[85]。这个研究结果具有重要意义，因为外科治疗腓神经内腱鞘囊肿可有效解决足下垂的困扰[86]。

导致腓骨头水平处腓神经严重病变的另一个重

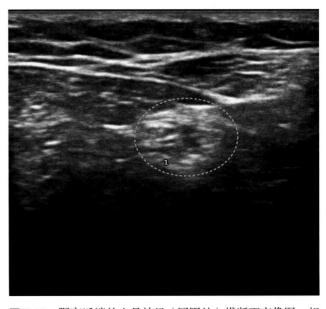

图5.32　腘窝近端的坐骨神经（圆圈处）横断面声像图，相对于其他外周神经，此处坐骨神经的边界欠清晰

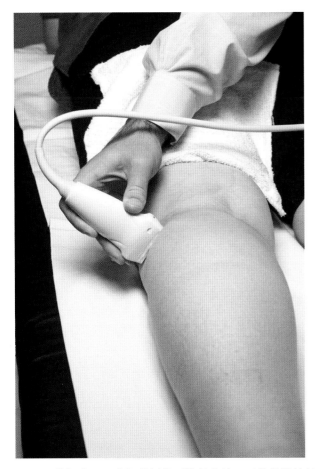

图 5.33　将探头置于小腿外侧临近腓骨头处，可获得腓神经的横断面声像图

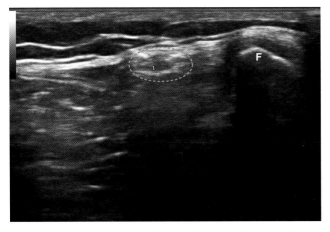

图 5.34　横断面声像图显示腓神经（圆圈处）临近腓骨头（F）

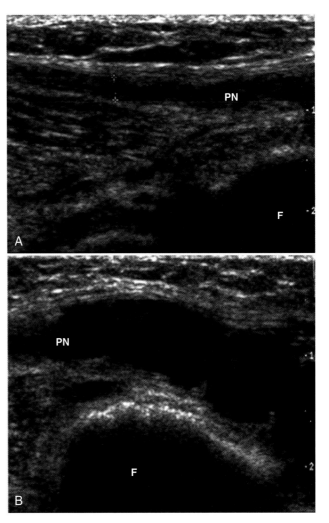

图 5.35　图 A 示正常腓神经（PN）纵断面声像图；图 B 示腓神经（PN）内腱鞘囊肿纵断面声像图。F，腓骨（图片摘自 Visser LH：High-resolution sonography of the common peroneal nerve：detection of intraneural ganglia，Neurology 67：1473–1475，2006.）

与坐骨神经类似，超声可用于检查血管异常导致的腓神经病变，例如腘窝内的动脉瘤或假性动脉瘤压迫腓神经[88-89]。Lo 等观察 5 例连续的腓骨头处的原发性腓神经病变，发现与原发性 CTS 相似，超声检查可观察到腓神经的异常增粗[90]。

七、胫神经

胫神经的超声检查有两个可靠的显示部位，一个是在坐骨神经刚发出胫神经的部位，位于腘窝处（图 5.36），但当胫神经进入腓肠肌后就难以显示了。另一个检查显示位置在踝关节处，位于内踝的远端（图 5.37）。

要原因是膝关节脱位。Gruber 等经超声检查 9 例膝关节半脱位患者的腓神经[87]，发现与对照组相比，其腓神经明显增粗，其中 1 例观察到了腓神经残端。他们得出结论：超声检查对于膝关节半脱位导致腓神经损害的评估非常有用，有助于手术方式的选择。

（一）腘窝

已有大量的超声文献报道膝关节处腓神经病变的超声评估，在腘窝处检查可显示胫神经的横断面声像图，但由此对胫神经病变进行评估的超声文献寥寥无几。有报道膝关节处的腘窝囊肿、腘窝囊肿破裂、神经内腱鞘囊肿、神经鞘瘤等病变导致的胫神经病变[91-93]，但尚无有关膝关节处胫神经病变系统研究的超声文献报道。

（二）踝关节

胫神经在踝关节处穿过纤维 - 骨性的跗管，因此，踝关节处的胫神经病变通常称为跗管综合征。原发性的跗管综合征十分罕见[94]，踝关节处的结构异常导致的胫神经病变却常见报道，超声检查可根据内踝处的浅表结构特征进行定位。此外，踝关节的胫神经超声检查具有良好的评估者间和评估者内的可信度[95]。

如上所述，超声检查发现原发性跗管综合征踝关节处胫神经增粗十分罕见[96]。超声检查较常见的是结构上的异常，包括神经鞘瘤、副肌肉、跟距骨桥等[97-99]。此外，Nagaoka 等报道了 30 例踝部腱鞘囊肿引起的胫神经病变，其中大多数位于距跟关节处。他们随后做了 17 例跗管综合征超声检查的前瞻性研究[100-101]。在所有 17 例中超声均能检查出跗管综合征的病因，其中 13 例源于腱鞘囊肿（图 5.38），3 例源于静脉曲张，还有 1 例源于跟距骨桥。

八、其他下肢神经

在下肢神经中，大多数的超声文献报道都集中于坐骨神经、腓神经、胫神经的局灶性病变，但也有零散的关于其他下肢神经局灶性病变的超声诊断报道。这些零散的报道包括腓肠神经、股神经、股外侧皮神经等。

腓肠神经的超声检查位置可取在外踝以上约腓

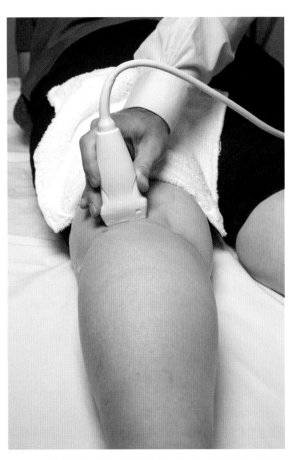

图 5.36　将探头置于腘窝处以获取胫神经的横断面声像图

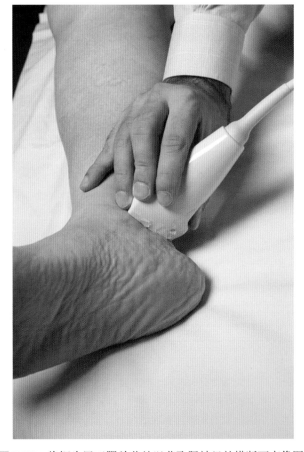

图 5.37　将探头置于踝关节处以获取胫神经的横断面声像图

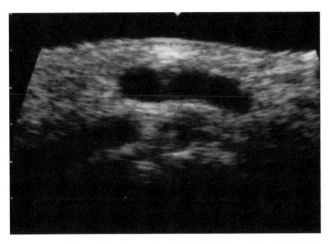

图 5.38　跗管综合征病例。超声检查内踝处可见一卵圆形无回声，符合腱鞘囊肿的表现。本例随后经手术证实（图片摘自 Nagaoka M，Matsuzaki H：Ultrasonography in tarsal tunnel syndrome，J Ultrasound Med 24：1035-1040，2005.）

肠肌的下缘处，最好以横断面显示（图 5.39）。目前尚无关于腓肠神经病变的超声诊断研究报道，但有两个有意义的系列研究，采用高分辨力超声来预防腓肠神经的损害。其一报道在修复断裂的跟腱之前，采用超声定位腓肠神经，可预防神经的损伤[102]。另一相似的报道在小隐静脉曲张的剥脱或热消融手术前，采用超声了解腓肠神经的位置及其与小隐静脉的解剖关系，可预防神经的损害[103]。

由于股神经在腹股沟韧带稍下方即发出许多细小的分支，故股神经的超声显示困难。但 Gruber 等仍采用超声检查 7 例医源性股神经病变病例，他们在其中的 5 例中成功观察到了增粗的股神经[104]。其他的 2 例中，1 例股神经周边有血肿（图 5.40），另 1 例观察不到股神经横断面。股外侧皮神经大腿段易受卡压，尤其是肥胖的患者，可导致感觉异常性股痛。超声检查时将探头置于腹股沟韧带外侧稍下方约髂前上棘处，可显示股外侧皮神经(图 5.41)。有报道称，

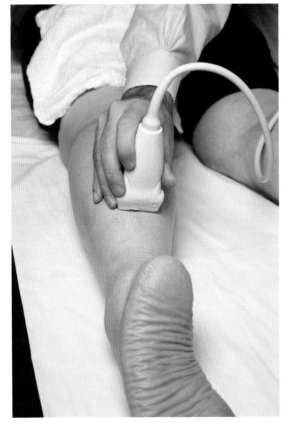

图 5.39　将探头置于腓肠肌的远端可获取腓肠神经的横断面声像图

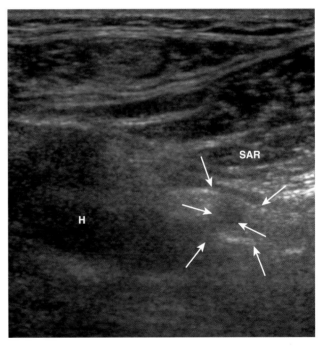

图 5.40　显示受损的股神经（外围箭头所示）。本例由于外伤引起异位骨化，手术切除后股神经受损伤。声像图可见低回声及部分液性的血肿（H）推挤股神经（外围箭头所示）。股神经中央部位可见回声减低（内部箭头所示），符合神经水肿的表现。SAR：缝匠肌（图片摘自 Gruber H，Peer S，Kovacs P，et al：The ultrasonographic appearance of the femoral nerve and cases of iatrogenic impairment，J Ultrasound Med 22：163-172，2003.）

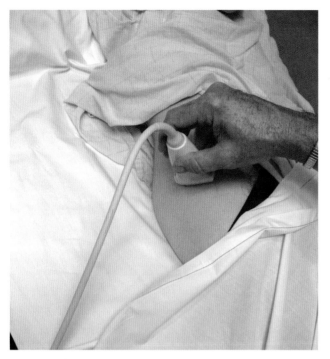

图 5.41　将探头置于腹股沟韧带外侧的下方约髂前上棘处，可显示股外侧皮神经大腿段

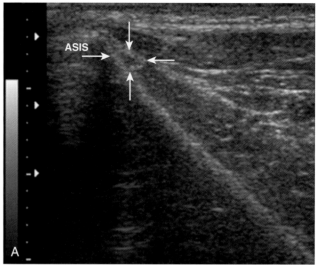

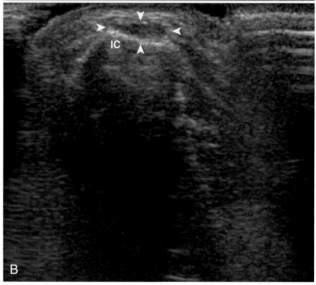

由于穿过紧的牛仔裤导致的感觉异常性股痛的个例，超声检查发现股外侧皮神经增粗（图 5.42）[105]。

九、小结

对于局灶性神经病变，超声检查是电诊断检查的有益补充。超声检查可发现卡压性的异常神经增粗，外周神经的解剖变异，鉴别局灶性神经病变的病因（神经内或神经外因素），这对于临床神经生理学的研究极有价值。随着超声仪器技术的飞速发展及神经肌肉超声的不断进步，超声图像分辨力将提高，超声诊断的精确度也将提高，最终将使患者受益。

图 5.42　左侧感觉异常性股痛病例。超声检查显示股外侧皮神经绕过髂前上棘。图 A：显示右侧正常的股外侧皮神经位于腹股沟韧带下方约髂前上棘（ASIS）水平。图 B：显示左侧股外侧皮神经（箭头所示）跨过髂嵴（IC），神经增粗，回声减低（图片摘自 Park JW，Kim DH，Hwang M，Bun HR：Meralgia paresthetica caused by hip-huggers in a patient with aberrant course of the lateral femoral cutaneous nerve，Muscle Nerve 35：678–680，2007.）

参考文献

1. Atroshi I，Gummesson C，Johnsson R，et al. Prevalence of carpal tunnel syndrome in a general population. JAMA. 1999;282：153-158.

2. Stevens JC，Sun S，Beard CM，et al. Carpal tunnel syndrome in Rochester，Minnesota，1961 to 1980. Neurology. 1988;38：134-138.

3. Webster BS，Snook SH. The cost of compensable upper extremity cumulative trauma disorders. J Occup Med. 1994;36：713-717.

4. Feuerstein M，Miller V L，Burrell L M，Berger R. Occupational upper extremity disorders in the federal workforce：prevalence，health care expenditures，and patterns of work disability. J Occup Environ Med. 1998;40：546-555.

5. Mondelli M，Giannini F，Ballerini M，et al. Incidence of ulnar neuropathy at the elbow in the province of Siena（Italy）. J Neurol Sci. 2005;234：5-10.

6. Latinovic R，Gulliford MC，Hughes RA. Incidence of common compressive neuropathies in primary care. J Neurol Neurosurg Psychiatry. 2006;77：263-265.

7. Aprile I，Padua L，Padua R，et al. Peroneal mononeuropathy：predisposing factors，and clinical and neurophysiological relationships. Neurol Sci. 2000;21：367-371.

8. Campion D. Electrodiagnostic testing in hand surgery. J Hand Surg Am. 1996;21：947-956.

9. Kim S，Choi JY，Huh YM，et al. Role of magnetic resonance imaging in entrapment and compressive neuropathy：what，where，and how to see the peripheral nerves on the musculoskeletal magnetic resonance image：part 2. Upper extremity. Eur Radiol. 2007;17：509-522.

10. Fornage BD. Peripheral nerves of the extremities：imaging with US. Radiology. 1988;167：179-182.

11. Buchberger W，Judmaier W，Birbamer G，et al. Carpal tunnel syndrome：diagnosis with highresolution sonography. AJR Am J Roentgenol. 1992;159：793-798.

12. Kele H，Verheggen R，Bittermann HJ，Reimers CD. The potential value of ultrasonography in the evaluation of carpal tunnel syndrome. Neurology. 2003;61：389-391.

13. Nakamichi K，Tachibana S. Transverse sliding of the median nerve beneath the flexor retinaculum. J Hand Surg Br. 1992;17：213-216.

14. Hough AD，Moore AP，Jones MP. Reduced longitudinal excursion of the median nerve in carpal tunnel syndrome. Arch Phys Med Rehabil. 2007;88：569-576.

15. Erel E，Dilley A，Greening J，et al. Longitudinal sliding of the median nerve in patients with carpal tunnel syndrome. J Hand Surg Br. 2003;28：439-443.

16. Nakamichi K，Tachibana S. Ultrasonographic measurement of median nerve cross-sectional area in idiopathic carpal tunnel syndrome：diagnostic accuracy. Muscle Nerve. 2002;26：798-803.

17. Wiesler ER，Chloros GD，Cartwright MS，et al. The use of diagnostic ultrasound in carpal tunnel syndrome. J Hand Surg Am. 2006;31：726-732.

18. Hobson-Webb LD，Massey JM，Juel VC，Sanders DB. The ultrasonographic wrist-to-forearm median nerve area ratio in carpal tunnel syndrome. Clin Neurophysiol. 2008;119：1353-1357.

19. Nakamichi KI，Tachibana S. Enlarged median nerve in idiopathic carpal tunnel syndrome. Muscle Nerve. 2000;23：1713-1718.

20. Nakamichi K，Tachibana S. Restricted motion of the median nerve in carpal tunnel syndrome. J Hand Surg Br. 1995;20：460-464.

21. Mallouhi A，Pulzl P，Trieb T，et al. Predictors of carpal tunnel syndrome：accuracy of gray-scale and color Doppler sonography. AJR Am J Roentgenol. 2006;186：1240-1245.

22. Sugimoto H，Miyaji N，Ohsawa T. Carpal tunnel syndrome：evaluation of median nerve circulation with dynamic contrast-enhanced MR imaging. Radiology. 1994;190：459-466.

23. Walker FO，Cartwright MS，Wiesler ER，Caress J. Ultrasound of nerve and muscle. Clin Neurophysiol. 2004;115：495-507.

24. Gassner EM，Schocke M，Peer S，et al. Persistent median artery in the carpal tunnel：color Doppler ultrasonographic findings. J Ultrasound Med. 2002;21：455-461.

25. Kele H，Verheggen R，Reimers CD. Carpal tunnel syndrome caused by thrombosis of the median artery：the importance of high-resolution ultrasonography for diagnosis. Case report. J Neurosurg.2002;97：471-473.

26. Dutly-Guinand M，Muller M，Bleuler P，Steiger R. Carpal tunnel syndrome from a thrombosed median artery：four case reports and review of the literature. Handchir Mikrochir Plast Chir.2009;41：179-182.

27. Bayrak IK，Bayrak AO，Kale M，et al. Bifid median nerve in patients with carpal tunnel syndrome. J Ultrasound Med. 2008;27：1129-1136.

28. Kato H，Ogino T，Nanbu T，Nakamura K. Compression neuropathy of the motor branch of the median nerve caused by palmar ganglion. J Hand Surg Am. 1991;16：751-752.

29. Kobayashi N，Koshino T，Nakazawa A，Saito T. Neuropathy of motor branch of median or ulnar nerve induced by midpalm ganglion. J Hand Surg Am. 2001;26：474-477.

30. Ginn SD，Cartwright MS，Chloros GD，et al. Ultrasound in the diagnosis of a median neuropathy in the forearm：case report. J Brachial Plex Peripher Nerve Inj. 2007;2：23.

31. Bertolotto M，Rosenberg I，Parodi RC，et al. Case report：fibroma of tendon sheath in the distal forearm with associated median nerve neuropathy：US，CT and MR appearances. Clin Radiol.1996;51：370-372.

32. Kuo YL，Yao WJ，Chiu HY. Role of sonography in the preoperative assessment of neurilemmoma. J Clin Ultrasound. 2005;33：87-89.

33. Cartwright MS，Donofrio PD，Ybema KD，Walker F.O. Detection of a brachial artery pseudoaneurysm using ultrasonography and EMG. Neurology. 2005;65：649.

34. Marquardt G，Angles SM，Leheta FD，Seifert V. Median nerve compression caused by a venous aneurysm：case report. J Neurosurg. 2001;94：624-626.

35. Lazaro-Blazquez D，Soto O. Combined median and medial antebrachial cutaneous neuropathies：an upper-arm neurovascular syndrome. Electromyogr Clin Neurophysiol. 2004;44：187-191.

36. Hobson-Webb LD，Walker FO. Traumatic neuroma diagnosed by ultrasonography. Arch Neurol . 2004;61：1322-1323.

37. Elsaidi GA，Wiesler ER. Lipofibromatous hamartoma of the median nerve：case presentation of MRI，ultrasound，electrodiagnostic，histologic，and surgical findings. Am J

Orthop. 2004;33：514-516.

38. Elias DA，Lax MJ，Anastakis DJ. Musculoskeletal images：ganglion cyst of Guyon's canal causing ulnar nerve compression. Can J Surg. 2001;44：331-332.

39. Inaparthy PK，Anwar F，Botchu R，et al. Compression of the deep branch of the ulnar nerve in Guyon's canal by a ganglion：two cases. Arch Orthop Trauma Surg. 2008;128：641-643.

40. Jacob A，Moorthy TK，Thomas SV.，Sarada C. Compression of the deep motor branch of the ulnar nerve：an unusual cause of pure motor neuropathy and hand wasting. Arch Neurol . 2005;62：826-827.

41. Harvie P，Patel N，Ostlere SJ. Ulnar nerve compression at Guyon's canal by an anomalous abductor digiti minimi muscle：the role of ultrasound in clinical diagnosis. Hand Surg. 2003;8：271-275.

42. Zeiss J，Jakab E. MR demonstration of an anomalous muscle in a patient with coexistent carpal and ulnar tunnel syndrome：case report and literature summary. Clin Imaging. 1995;19：102-105.

43. Moss DP，Forthman CL. Ulnar artery thrombosis associated with anomalous hypothenar muscle.J Surg Orthop Adv. 2008;17：85-88.

44. Coulier B，Goffin D，Malbecq S，Mairy Y. Colour duplex sonographic and multislice spiral CT angiographic diagnosis of ulnar artery aneurysm in hypothenar hammer syndrome. JBR-BTR.2003;86：211-214.

45. Sakai K，Tsutsui T，Aoi M，et al. Ulnar neuropathy caused by a lipoma in Guyon's canal：case report. Neurol Med Chir（Tokyo）. 2000;40：335-338.

46. Campbell W W. Ulnar neuropathy at the elbow. Muscle Nerve. 2000;23：450-452.

47. Beekman R，Schoemaker MC，Van Der Plas JP，et al. Diagnostic value of high-resolution sonography in ulnar neuropathy at the elbow. Neurology. 2004;62：767-773.17

48. Beekman R，Van Der Plas JP，Uitdehaag BM，et al. Clinical，electrodiagnostic，and sonographic studies in ulnar neuropathy at the elbow. Muscle Nerve. 2004;30：202-208.

49. Bayrak AO，Bayrak IK，Turker H，et al. Ultrasonography in patients with ulnar neuropathy at the elbow：comparison of cross-sectional area and swelling ratio with electrophysiological severity. Muscle Nerve. 2009;41：661-666.

50. Volpe A，Rossato G，Bottanelli M，et al. Ultrasound evaluation of ulnar neuropathy at the elbow：correlation with electrophysiological studies. Rheumatology（Oxford）. 2009;48：1098-1101.

51. Caress JB，Becker CE.，Cartwright MS，Walker F O. Ultrasound in the diagnosis of ulnar neuropathy at the elbow. J Clin Neuromuscl Dis. 2003;4：161-162.

52. Park GY，Kim JM，Lee SM. The ultrasonographic and electrodiagnostic findings of ulnar neuropathy at the elbow. Arch Phys Med Rehabil. 2004;85：1000-1005.

53. Yoon JS，Walker FO，Cartwright MS. Ultrasonographic swelling ratio in the diagnosis of ulnar neuropathy at the elbow. Muscle Nerve. 2008;38：1231-1235.

54. Yoon JS，Kim BJ，Kim SJ，et al. Ultrasonographic measurements in cubital tunnel syndrome. Muscle Nerve. 2007;36：853-855.

55. Yoon JS，Hong SJ，Kim BJ，et al. Ulnar nerve and cubital tunnel ultrasound in ulnar neuropathy at the elbow. Arch Phys Med Rehabil. 2008;89：887-889.

56. Kato H，Hirayama T，Minami A，et al. Cubital tunnel syndrome associated with medial elbow ganglia and osteoarthritis of the elbow. J Bone Joint Surg Am 84-A：1413-1419. 2002.

57. Beekman R，Slooff WB，Van Oosterhout MF，et al. Bilateral intraneural perineurioma presenting as ulnar neuropathy at the elbow. Muscle Nerve. 2004;30：239-243.

58. Kim BJ，Date ES，Lee SH，et al. Distance measure error induced by displacement of the ulnar nerve when the elbow is flexed. Arch Phys Med Rehabil. 2005;86：809-812.

59. Kim BJ，Koh SB，Park KW，et al. Pearls and oysters：false positives in short-segment nerve conduction studies due to ulnar nerve dislocation. Neurology. 2008;70：e9-e13.

60. Yoon JS，Walker FO，Cartwright MS. Ulnar neuropathy with normal electrodiagnosis and abnormal nerve ultrasound. Arch Phys Med Rehabil. 2010;91：318-320.

61. Lopez MG，Ruiz SF，Chamorro SC，Canadillas B L. Forearm soft tissue mass caused by an accessory muscle. Eur Radiol. 2001;11：1487-1489.

62. Pulidori M，Capuano C，Mouchaty H，et al. Intramuscular thrombosed arteriovenous hemangioma of the upper right arm mimicking a neuroma of the ulnar nerve：case report. Neurosurgery. 2004;54：770-771.

63. Duchow J，Kelm J，Kohn D. Acute ulnar nerve compression syndrome in a powerlifter with triceps tendon rupture：a case report. Int J Sports Med. 2000;21：308-310.

64. Bodner G，Huber B，Schwabegger A，et al. Sonographic detection of radial nerve entrapment within a humerus fracture. J Ultrasound Med. 1999;18：703-706.

65. Bodner G，Buchberger W，Schocke M，et al. Radial nerve palsy associated with humeral shaft fracture：evaluation with US—initial experience. Radiology. 2001;219：811-816.

66. Lo YL，Fook-Chong S，Leoh TH，et al. Rapid ultrasonographic diagnosis of radial entrapment neuropathy at the spiral groove. J Neurol Sci. 2008;271：75-79.

67. Hugon S，Daubresse F，Depierreux L. Radial nerve entrapment in a humeral fracture callus. Acta Orthop Belg. 2008;74：118-121.

68. Kassabian E，Coppin T，Combes M，et al. Radial nerve compression by a large cephalic vein aneurysm：case report. J Vasc Surg. 2003;38：617-619.

69. Visser LH. High-resolution sonography of the superficial radial nerve with two case reports. Muscle Nerve. 2009;39：392-395.

70. Chipman JN，Mott RT，Stanton CA，Cartwright MS. Ultrasonographic tinel sign. Muscle Nerve. 2009;40：1033-1035.

71. Bodner G，Harpf C，Meirer R，et al. Ultrasonographic appearance of supinator syndrome. J Ultrasound Med. 2002;21：1289-1293.

72. Joy V，Therimadasamy A，Cheun CY，Wilder-Smith E. Diagnostic utility of ultrasound in posterior interosseous nerve syndrome. Arch Neurol. 2009;66：902-903.

73. Chien AJ，Jamadar DA，Jacobson JA，et al. Sonography and MR imaging of posterior interosseous nerve syndrome with surgical correlation. AJR Am J Roentgenol. 2003;181：219-221.

74. Martinoli C，Bianchi S，Pugliese F，et al. Sonography of entrapment neuropathies in the upper limb（wrist excluded）. J Clin Ultrasound. 2004;32：438-450.

75. Ogino T，Minami A，Kato H，et al. Entrapment neuropathy of the suprascapular nerve by a ganglion：a report of three cases. J Bone Joint Surg Am. 73，1991. 141–14

76. Weiss C，Imhoff AB. Sonographic imaging of a spinoglenoid cyst. Ultraschall Med. 2000;21：287-289.

77. Tran de QH，Russo G，Munoz L，et al. A prospective，randomized comparison between ultrasound-guided supraclavicular，infraclavicular，and axillary brachial plexus blocks. Reg Anesth Pain Med. 2009;34：366-371.

78. Heinemeyer O，Reimers CD. Ultrasound of radial，ulnar，median，and sciatic nerves in healthy subjects and patients with hereditary motor and sensory neuropathies. Ultrasound Med Biol.1999;25：481-485.

79. Kim HJ，Cho YS，Lim H. Persistent sciatic artery with monoplegia in right lower leg without vascular complication symptoms in an obese woman. J Emerg Med. 2008;34：291-294.

80. Eguchi K，Majima M. Sciatic neuropathy caused by disorder of a nutrient artery：a case report of thromboembolism secondary to profunda femoral artery aneurysm. Arch Phys Med Rehabil.2001;82：253-255.

81. Benyahya E，Etaouil N，Janani S，et al. Sciatica as the first manifestation of a leiomyosarcoma of the buttock. Rev Rhum Engl Ed. 1997;64：135-137.

82. Masciocchi C，Innacoli M，Cisternino S，et al. Myxoid intraneural cysts of external popliteal ischiadic nerve：report of 2 cases studied with ultrasound，computed tomography and magnetic resonance imaging. Eur J Radiol. 1992;14：52-55.

83. Pedrazzini M，Pogliacomi F，Cusmano F，et al. Bilateral ganglion cyst of the common peroneal nerve. Eur Radiol. 2002;12：2803-2806.

84. Rawal A，Ratnam KR，Yin Q，et al. Compression neuropathy of common peroneal nerve caused by an extraneural ganglion：a report of two cases.Microsurgery. 2004;24：63-66.

85. Visser LH. High-resolution sonography of the common peroneal nerve：detection of intraneural ganglia. Neurology. 2006;67：1473-1475.

86. Young NP，Sorenson EJ，Spinner RJ，Daube J R. Clinical and electrodiagnostic correlates of peroneal intraneural ganglia. Neurology. 2009;72：447-452.

87. Gruber H，Peer S，Meirer R，Bodner G. Peroneal nerve palsy associated with knee luxation：evaluation by sonography—initial experiences. AJR Am J Roentgenol. 2005;185：1119-1125.

88. Jang SH，Lee H，Han SH. Common peroneal nerve compression by a popliteal venous aneurysm. Am J Phys Med Rehabil. 2009;88：947-950.

89. Megalopoulos A，Vasiliadis K，Siminas S，et al. Pseudoaneurysm of the popliteal artery complicated by peroneal mononeuropathy in a 4-year-old child：report of a case. Surg Today .2007;37：798-801.

90. Lo YL，Fook-Chong S，Leoh TH，et al. High-resolution ultrasound as a diagnostic adjunct in common peroneal neuropathy. Arch Neurol. 2007;64：1798-1800.

91. Dash S，Bheemreddy SR，Tiku ML. Posterior tibial neuropathy from ruptured Baker's cyst. Semin Arthritis Rheum. 1998;27：272-276.

92. Gosk J，Rutowski R，Urban M，Reichert P，Rabczynski J. Intraneural ganglion of the tibial nerve：a case report. Neurol Neurochir Pol. 2007;41：176-180.

93. Ghaly RF. A posterior tibial nerve neurilemoma unrecognized for 10 years：case report. Neurosurgery. 2001;48：668-672.

94. Campbell WW，Landau ME. Controversial entrapment neuropathies. Neurosurg Clin North Am.2008;19：597-608.

95. Alshami AM，Cairns CW，Wylie BK，et al. Reliability and size of the measurement error when determining the cross-sectional area of the tibial nerve at the tarsal tunnel with ultrasonography. Ultrasound Med Biol. 2009;35：1098-1102.

96. Vijayan J，Therimadasamy AK，Teoh HL，et al. Sonography as an aid to neurophysiological studies in diagnosing tarsal tunnel syndrome. Am J Phys Med Rehabil. 2009;88：500-501.

97. Tsai CC，Lin TM，Lai CS，Lin SD. Tarsal tunnel syndrome secondary to neurilemoma：a case report. Kaohsiung J Med Sci. 2001;17：216-220.

98. Kinoshita M，Okuda R，Morikawa J，Abe M. Tarsal tunnel syndrome associated with an accessory muscle. Foot Ankle Int. 2003;24：132-136.

99. Lee MF，Chan PT，Chau LF，Yu KS. Tarsal tunnel syndrome caused by talocalcaneal coalition. Clin Imaging. 2002;26：140-143.

100. Nagaoka M，Satou K. Tarsal tunnel syndrome caused by ganglia. J Bone Joint Surg Br. 1999;81：607-610.

101. Nagaoka M，Matsuzaki H. Ultrasonography in tarsal tunnel syndrome. J Ultrasound Med.2005;24：1035-1040.

102. Flavin R，Gibney RG，O'Rourke S K. A clinical test to avoid sural nerve injuries in percutaneous Achilles tendon

repairs. Injury. 2007;38：845-847.

103. Ricci S，Moro L，Antonelli I. Ultrasound imaging of the sural nerve：ultrasound anatomy and rationale for investigation. Eur J Vasc Endovasc Surg. 2009;39：636-641.

104. Gruber H，Peer S，Kovacs P，et al. The ultrasonographic appearance of the femoral nerve and cases of iatrogenic impairment. J Ultrasound Med. 2003;22：163-172.

105. Park JW，Kim DH，Hwang M，Bun HR. Meralgia paresthetica caused by hip-huggers in a patient with aberrant course of the lateral femoral cutaneous nerve. Muscle Nerve. 2007;35：678-680.

第六章

臂丛神经的超声检查

Robert S. Weller

译者：苏珊珊　林惠通

本章要点

- 超声可以在锁骨上窝显示颈神经根（位于前斜角肌和中斜角肌之间），且臂丛干在其下方分支，呈葡萄串样结构。

- 通常选择锁骨上窝检查臂丛神经，因为臂丛神经三束分支位置深，在锁骨下窝不容易显示。

- 探头置于腋窝可显示臂丛神经的终末分支，在腋窝血管附近可以看到正中神经、尺神经、桡神经和肌皮神经。

- 尽管臂丛神经超声显像最常用于引导外周神经阻滞，但创伤、肿瘤和获得性脱髓鞘性神经病变的超声异常表现也有报道。

- 超声能够显示臂丛神经周围详细的解剖结构，有效提高介入治疗（例如臂丛神经阻滞术）的安全性和成功率。

自 1989 年首次报道臂丛神经麻醉阻滞术以来，超声在臂丛及其分支的应用日益增加[1]。随着超声显像技术的不断进步以及在臂丛神经的介入诊疗中得到肯定评价，该技术终将由麻醉科医师、神经科医师及肌骨专家广泛应用于日常临床实践。

一、设备、术语和超声的局限性

臂丛神经超声显像的应用优于其他显像方式，例如计算机断层扫描（CT）和磁共振成像（MRI）。超声设备相对便宜、轻便，并且适用于不宜搬运患者的床边检查。臂丛周围血管和软组织的超声显像良好，并且超声检查允许在上肢不同姿势时动态显像（就像第五章描述的尺神经在肘部的显像）。动态显像可很好地应用于超声引导介入治疗的细针定位，例如局麻注射。超声显像的不足之处在于深部组织显像时所用的低频探头，其分辨力低，超声波无法穿透椎间孔等骨性组织导致其周围结构无法显示。超声显像另一个缺点是操作超声仪器需要一定的知识和培训，而且非放射科医师可能还需要相关的执业证书。美国和欧洲局部麻醉学会已经推荐住院医生和实习研究生进行相关的超声培训[2]。

臂丛神经始终贴近皮肤表面走行，利于高频超声探头显像。10～18MHz 的探头具有较高的轴向和侧向分辨力，能够良好地显示臂丛神经。但声衰减与探头分辨力成正比，因此，高频探头难以显示距体表 5cm 以上的结构。线阵探头相对于凸阵式探头（会导致一定的图像变形）更常用、解剖成像更真实。

神经阻滞可分为超声靶向定位和超声引导细针定位两种方法。神经和血管结构在横断面即短轴切面上更易定位。由于神经的各向异性（见第一章），探头沿着目标神经的走行旋转 90° 可以获得最佳图像。在短轴切面上定位神经后，探头旋转 90° 可以获得其长轴切面（图 6.1）。一旦目标神经在短轴或长轴切面确定后，在超声引导下插入细针。如果细针垂直于探头平面插入，由于细针与声束垂直而只能看到一个回声点，称为平面外；如果细针平行于探头平面插入，可在组织内看到针尖和针杆，称为平面内（图 6.2）。平面外和平面内技术同样被麻醉科医师所应用，各有其优缺点，不能互相取代。

二、组织的超声表现

正常神经及其他组织的超声表现在本书其他章节已有详细描述[3]。神经外膜及神经内的结缔组织

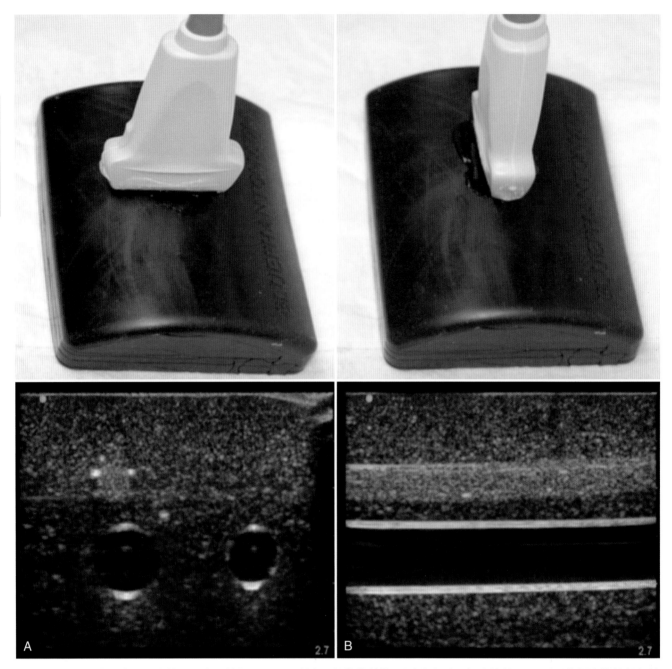

图 6.1 靶向定位示意图及声像图。在短轴切面上可见所嵌入的管状结构呈圆形（A），探头旋转 90° 即可获得该结构的长轴切面（B）

呈高回声，神经束相对呈低回声。在短轴切面上，神经呈蜂窝状（图 6.3）；在长轴切面上，可见边缘高回声的神经外膜以及其内代表神经束的间断的管状低回声结构（图 6.4）。超声表现与解剖学表现密切相关[4]。探头操作，尤其是探头侧动，可能影响神经组织回声的高低，这就是神经的各向异性。病变的神经通常会增粗，表现为均匀低回声，这是由于周围或神经内水肿导致内部高回声的结缔组织图像消失[3]。肌腱和神经组织的超声表现最相似，但其内部条纹较少且各向异性更大。将探头沿着目标神经向近端和远端扫查可以区别肌腱和神经，神经几乎不变化，而肌腱逐渐扁平并与肌肉融合。

正常肌肉超声图像呈低回声伴内部高回声的结缔组织条纹，血管呈无回声（内含血液）；动脉可见搏动且不易压缩，而静脉易于压缩且可见血液流动，内径随呼吸改变。骨皮质表面呈高回声，由于超声波不易穿透骨性结构而伴有明显的后方声影（图 6.5）。气体不是良好的超声传导介质，故超声对含气

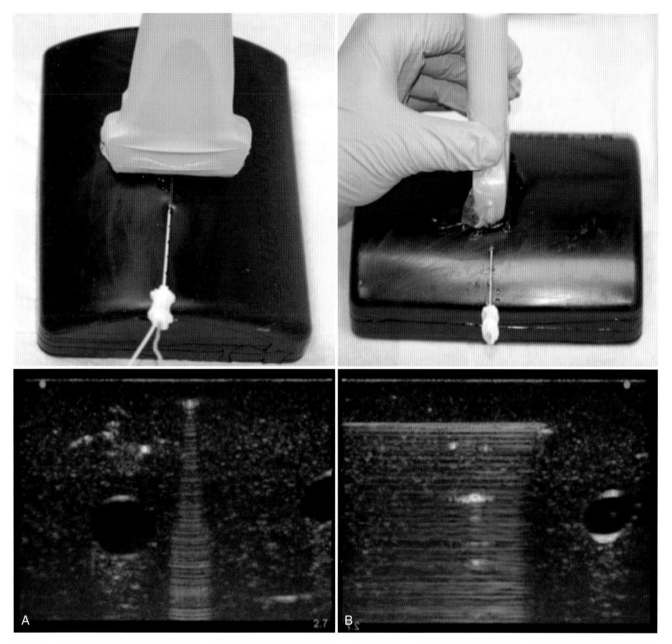

图 6.2　细针定位的示意图和声像图。细针垂直于探头平面插入，只能看到一个代表细针的回声点，后方伴彗星尾征，称为平面外（A）；细针平行于探头平面插入，可显示针杆，后伴彗星尾征，称为平面内（B）

体的结构显像不满意。

（一）锁骨上窝的解剖

　　通过复习臂丛神经及其周围结构的三维大体解剖可以很好地理解臂丛神经的超声表现，在此基础上就可以很好地想象其二维切面解剖图像，并与相应位置的超声图像一致。近期有综述报道了臂丛神经的解剖学横断面、组织学和超声表现的相关性[5]。许多大体断面解剖图像都是利用未经防腐处理的尸

体在肘部以肱动脉和贵要静脉为标志制作的。在超声显像下加压注入液体用于扩张和确认血管，随后向动脉和静脉系统分别注入红色和蓝色的液体乳胶，冷冻后切割制作成断面标本。

　　不能误将颈神经根作为臂丛神经的起始段，真正的脊髓根起源于脊髓并穿过位于硬脊膜内的蛛网膜下隙（腔）。脊髓后根和前根吻合形成颈椎椎间孔内部分的脊髓神经，仍然被硬脊膜和脑脊液包绕。混合的脊神经分为腹支和背支，而形成臂丛神经的

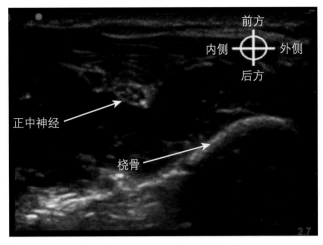

图 6.3　正中神经声像图。正中神经的神经外膜呈高回声，其内神经束呈低回声；后外侧的强回声线为桡骨皮质

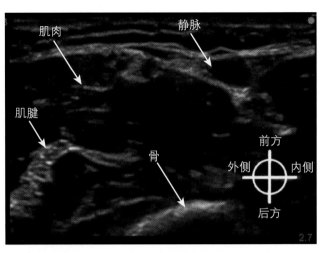

图 6.5　血管、肌肉、肌腱及骨骼等非神经组织的正常声像图

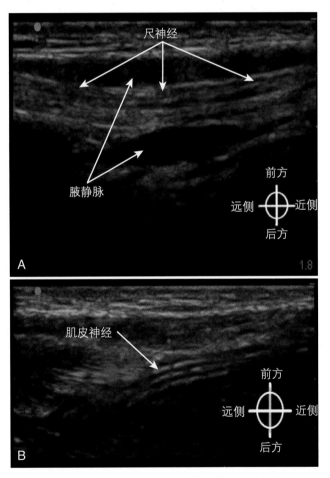

图 6.4　在腋窝长轴切面上，可见腋静脉位于尺神经深方，神经内部呈明显的管状结构（A），肌皮神经长轴可见两条粗大明显的神经束（B）

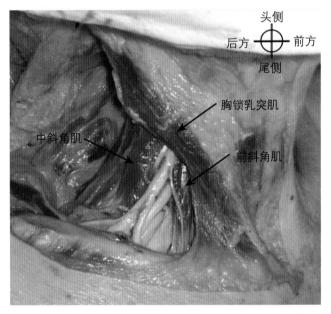

图 6.6　右侧颈部解剖图，示臂丛神经位于前斜角肌和中斜角肌之间

腹支长期被称为颈神经根，虽然并不完全正确，但本章仍沿用这个传统说法。

臂丛神经由 C5－T1 神经根腹（前）支构成，偶尔包括 C4 或 T2，主导上肢大部分的神经支配。臂丛包括五个部分：五（或六）段神经根、三段神经干、六股（三干各自分为前、后两股）、三束和终末分支。

颈神经根出椎间孔后位于前斜角肌（始于第 3－6 颈椎横突前结节，在锁骨下动静脉之间止于第 1 肋骨）和中斜角肌（始于第 2－7 颈椎横突后结节，在臂丛后方止于第 1 肋骨）之间（图 6.6）。颈动脉鞘位于前斜角肌前方、胸锁乳突肌深方，包含颈总动脉和颈内静脉。上干由 C5 和 C6 组成，中干是 C7 的延续，下干由 C8 和 T1 组成（通常位于斜角肌的外侧缘）。三干跨过第 1 肋骨，紧贴锁骨下动脉后方走行，这是臂丛最密集、局部麻醉注射阻滞麻醉最容易、最彻底的地方，称为经锁骨上路阻滞（详见下一章）。每干均分为前股和后股，分叉处位于第一肋骨近侧（图 6.7）、上方或远侧。

通过上述相关的描述可以想象颈部的断层解剖，并与超声表现相对应。如果拿出一个解剖学横断面标本，或者将高频超声探头置于臂丛神经根近环状

软骨的位置（第 6 颈椎水平）（图 6.8）获得其短轴切面，可见气管位于前方，周边为中等回声的甲状腺。甲状腺后外侧为颈动脉鞘，其内可见颈总动脉、颈内静脉及迷走神经。斜角肌和臂丛神经位于颈动脉鞘后外侧、胸锁乳突肌深方。斜角肌典型的横断面表现有助于确认颈神经根从斜角肌间隙穿出（图 6.9）。探头向下适当倾斜使其与臂丛神经垂直可以获得最佳超声图像。颈神经根表现为圆形或椭圆形低回声，内部几乎没有其他回声。锁骨上的神经束与结缔组织的比例较锁骨下显著增高（图 6.10），这是由于分隔低回声神经束的神经外膜和结缔组织为高

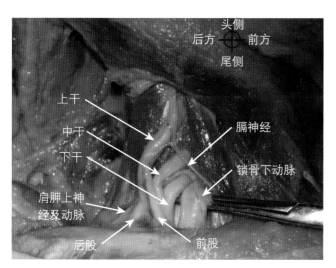

图 6.7　右侧颈部解剖图，示臂丛神经的三干、锁骨下动脉、膈神经、肩胛上神经和上干分成前、后两股

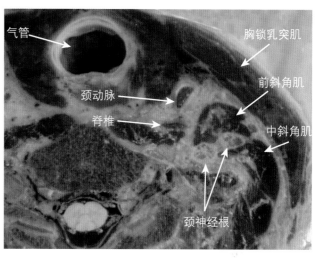

图 6.9　第 7 颈椎水平的解剖学横断面图像，接近水平面

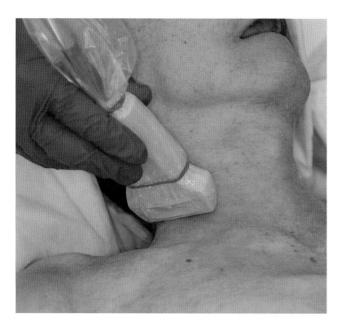

图 6.8　将超声探头置于近环状软骨处获得肌间沟臂丛神经的短轴切面，注意要将探头向下适当倾斜使其垂直于臂丛神经根

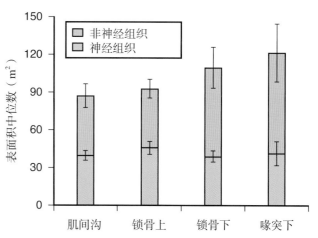

图 6.10　锁骨下的神经，结缔组织与神经束的比例较锁骨上的神经显著增高（引自 Modified and reprinted with permission from Moayeri N，Bigeleisen PE，Groen GJ：Quantitative architecture of the brachial plexus and surrounding compartments, and their possible significance for plexus blocks，Anesthesiology 108：299–304，2008.）

回声所致，这就可以解释为何臂丛神经在锁骨上相对锁骨下回声较低（图 6.11）[6]。颈椎横突皮质表面表现为高回声伴后方声影，在前结节和后结节之间可见颈神经根（图 6.12）。第 7 颈椎缺乏前结节的特征被用于鉴别颈神经根的水平 [7]。椎动脉、椎静脉通常紧邻第 7 颈椎横突，也有利于确定颈神经根节段（图 6.13）。一旦确定颈神经根节段，将探头旋转 90° 获得其长轴切面从而显示神经根出口（图 6.14）。有时可在第 5 颈神经根附近看到膈神经向前方分出并沿着前斜角肌表面向下走行（图 6.15）[8]。

在臂丛根部的横断面上，从后往前依次为第 1 肋骨、胸膜、斜角肌及锁骨下动静脉（图 6.16）。探头的长轴较锁骨更平行于颈根部，必须调整探头角度和摆动探头以获得最佳图像（图 6.17）。虽然此处在解剖上可见三束，但其超声表现常呈葡萄串样，无法清楚区分（图 6.18）。在该平面可见三条动脉：颈横动脉及肩胛下动脉位于臂丛前方（有时穿过臂丛）（图 6.19），肩胛背动脉通常在第 7 — 8 颈神经根（中、下干）之间穿过臂丛（图 6.20）。

颈神经浅丛虽然不是臂丛神经的一部分，但对于颈部、锁骨及近侧肩部皮肤的神经支配仍十分重要。它起源于 C2 — C4 前支，在其终末分支之前穿过胸锁乳突肌后正中点（图 6.21）。在横断面上胸锁乳突肌的超声表现为表面呈低回声、内部条纹呈强

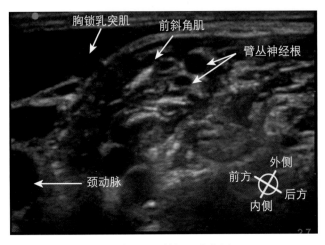

图 6.11 肌间沟臂丛神经的短轴切面声像图

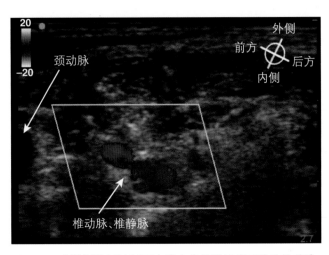

图 6.13 在肌间沟短轴切面上联合多普勒显像可确认椎动脉、椎静脉位于第 7 颈椎横突前方

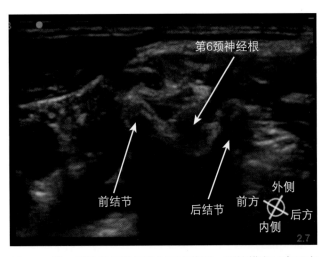

图 6.12 第 6 颈椎横突的短轴切面声像图。颈椎横突呈高回声皮质表面伴后方声影，在前结节和后结节之间可见颈神经根

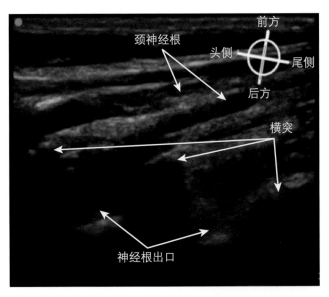

图 6.14 在图 6.11 获得臂丛神经的短轴切面后将探头旋转 90° 获得其长轴切面，可见颈神经根从颈椎横突向远端浅表迂曲走行

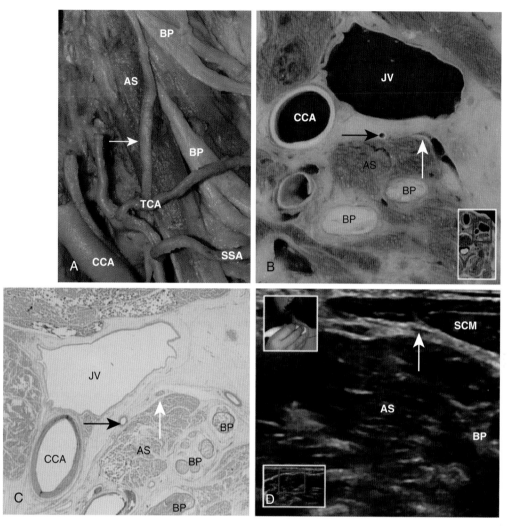

图 6.15 解剖标本（A）、横断面解剖切片（B）、组织学切片（C）和横切面声像图（D）均示左侧膈神经（白色箭头所示）位于前斜角肌上、外部的浅方，B 和 C 黑色箭头所示为颈升动脉。BP，臂丛神经；CCA，颈总动脉；JV，颈静脉；SCM，胸锁乳突肌；SSA，肩胛上动脉；TCA，颈横动脉（引自 Canella C，Demondion X，Delebarre A，et al：Anatomical study of phrenic nerve using ultrasound，Eur Radiol 20：659–665，2010.）

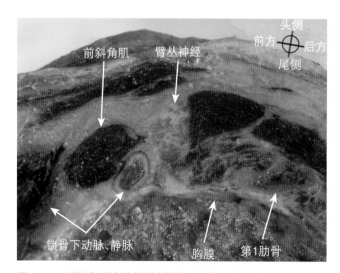

图 6.16 颈根部的解剖学斜横断面图像。臂丛神经束和锁骨下动脉位于前斜角肌和中斜角肌之间

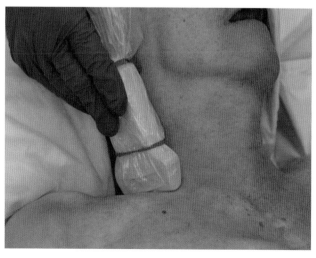

图 6.17 臂丛短轴切面超声探头放置示意图。锁骨的存在导致在该处无法显示长轴切面

回声及后壁回声明显而易于识别。虽然颈神经浅丛的真正分支难以辨别，但可以在超声引导下于胸锁乳突肌后缘进行局麻阻滞（图6.22）。

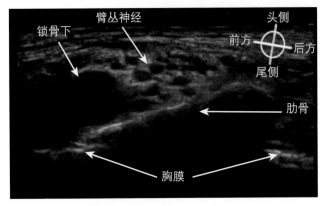

图6.18 臂丛神经短轴切面声像图。臂丛神经位于锁骨下动脉后方、第1肋骨表面

（二）锁骨下窝的解剖

在锁骨下窝，臂丛神经的干或分支在第1肋骨水平或高于第1肋骨水平重新汇成三束。三束围绕腋动脉以独特的方式从胸大肌和胸小肌深方经过，臂丛神经在锁骨下方发出13条终末分支。由上、中干的前股形成的外侧束包含C5—C7神经根的大部分神经纤维，沿着腋动脉前外侧走行继而分出肌皮神经，外侧支延续为正中神经（图6.23）。外侧束还分出支配胸大肌的胸外侧神经。下干的前股续为内侧束，包含C5—C7的神经纤维，沿腋动脉深方绕至其前内侧行于腋静脉和腋动脉远端至喙突之间。内侧束分出前臂及臂内侧的皮神经、胸内侧神经至胸小肌、内侧支延续为正中神经，终末支延续为尺神经。后束由上、中、下三干的后股合成，包含

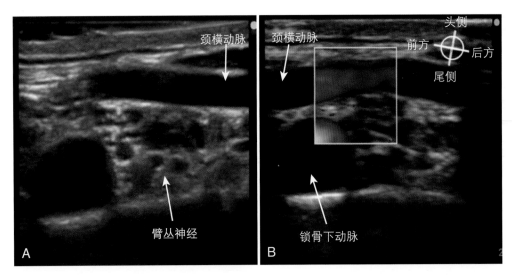

图6.19 图6.18臂丛神经短轴切面声像图（A）联合多普勒成像（B）显示颈横动脉跨过臂丛神经表面

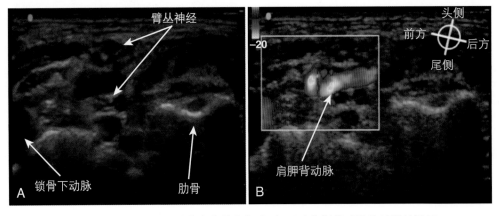

图6.20 图6.18臂丛神经短轴切面声像图（A）联合多普勒成像（B）显示肩胛背动脉跨过臂丛神经

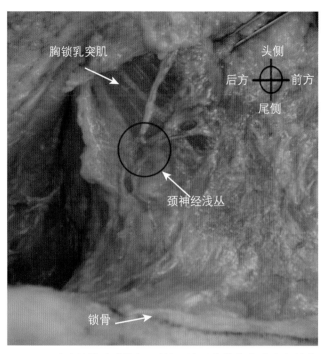

图 6.21 右侧颈部解剖图。颈神经浅丛在其终末分支之前位于胸锁乳突肌后缘中点

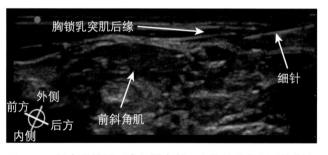

图 6.22 超声引导平面内细针穿刺，在胸锁乳突肌后缘深方进行局麻注射以阻断颈神经浅丛

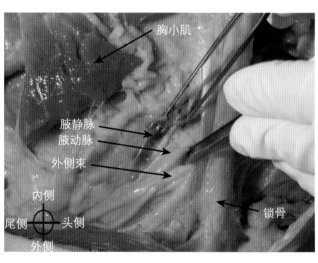

图 6.23 锁骨下窝臂丛神经的解剖图。胸肌已掀开。臂丛神经外侧束位于腋动静脉头侧，分出肌皮神经，外侧支延续为正中神经，后束位于外侧束头侧深方

C5 — T1 的神经纤维，围绕腋动脉从其深方向内侧束及外侧束靠近第一肋骨处走行，最终位于腋动脉后方。它发出腋神经、胸背神经、肩胛下神经、终末分支和桡神经。内侧束和后束围绕腋动脉的走行是由锁骨到腋窝底的臂丛的 MRI 检查获得的[9]。通过解剖学横断面显示的胸肌、血管及三束可以预测其超声表现（图 6.24）。将探头置于动脉走行的短轴切面（图 6.25），超声易于显示动脉、静脉、胸肌和外侧束，但几乎难以完全显示三束（图 6.26）。

将探头置于腋窝最外侧近手臂处横切扫查可以显示臂丛神经的终末分支（图 6.27）。沿着腋窝向远端至肘部追踪终末分支以进一步确认（图 6.28）。在

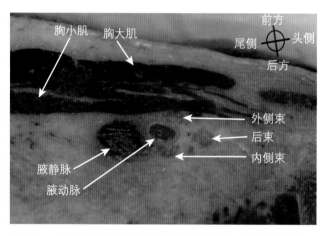

图 6.24 锁骨下窝的矢状解剖学横断面图像。臂丛神经的三束位于胸小肌深方，紧邻腋动脉

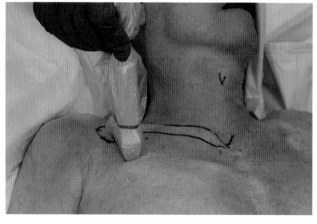

图 6.25 腋动静脉及臂丛神经三束短轴切面超声探头放置示意图。注意选择适当的角度和侧动探头使其垂直于动脉和神经束走行

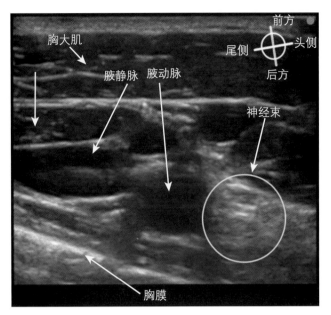

图 6.26 腋动静脉短轴切面声像图。胸膜位于血管深方，外侧束可见，但后束及内侧束显示不清

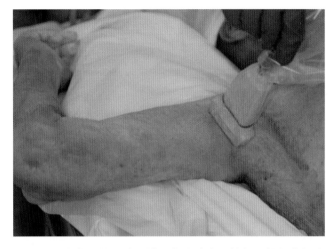

图 6.27 腋窝血管及臂丛神经终末分支短轴切面的超声探头放置示意图

解剖学横断面上可以看到四条神经（图 6.29）。腋动脉和腋静脉易于辨认，正中神经位于腋动脉外侧浅方、深筋膜深方。向远侧追踪，正中神经与动脉伴行，在肘部越过动脉前方绕至其尺侧。尺神经位置表浅，通常位于动脉内侧，有时可见腋静脉位于二者中间。尺神经继而离开肱动脉在深筋膜深方下行至鹰嘴。桡神经先行于肱动脉后方，然后继续向深方走行，绕过肱骨内侧与肱深动脉伴行，继而行至肱骨外上髁外侧穿外侧肌间隔至肱桡肌和肱肌之间，然后分为深、浅两支（图 6.30）。肌皮神经位于腋窝筋膜层、肱二头肌和喙肱肌之间。这四条神经在超声上表现为圆形或椭圆形的束状回声伴高回声的外膜（图 6.31）。

上面描述了四条神经最典型的位置和解剖学表现，但只有约 65% 的个体表现最典型，它们围绕动脉走行的相对位置经常变化[10]。实际上，从颈椎到腋窝的血管、肌肉和神经的解剖常发生变异，超声科医生一旦掌握了正常表现，就有利于辨认各种变异[11]。

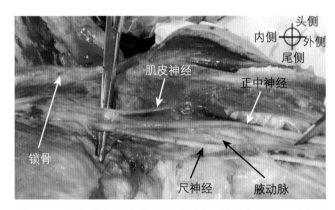

图 6.28 锁骨下窝至手臂中部解剖图。示肌皮神经、正中神经和尺神经与腋动脉的相对位置

三、溶液注射、成像效果和刺激

通常是围绕神经周围组织注射液体来阻滞神经。神经和所注射液体具有不同声阻抗，可提高神经的显示率（图 6.32），这一特性可以确保在局麻注射时神经被麻药完全包绕。相反，在介入操作中应该尽

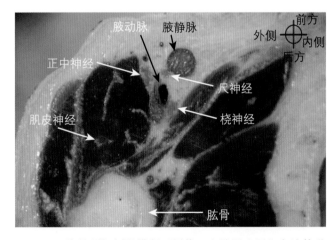

图 6.29 肱骨颈解剖学横断面图像。血栓阻止了红色液体乳胶填充动脉，但动脉壁明显较静脉壁厚，桡神经、正中神经和尺神经靠近腋动脉，肌皮神经远离腋动脉走行于肱二头肌和喙肱肌之间

量避免注射空气，因为空气透声性差，会明显降低神经显示率。

在超声引导神经阻滞时，麻醉科医师通常采用神经刺激来确认混合的运动和感觉神经。注射盐水后，液体会扩散并且抑制运动刺激，但注射 5% 的葡萄糖溶液则会产生相反的效果，液体会聚集在针尖同时增强运动刺激 [12]。

四、臂丛神经超声显像的适应证

目前，臂丛神经超声显像的两个主要适应证分别是介入治疗，例如单纯注射或置管注射局麻药用

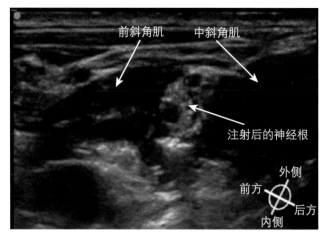

图 6.32 肌间沟臂丛神经的短轴切面声像图。局麻注射后神经根显示更清楚

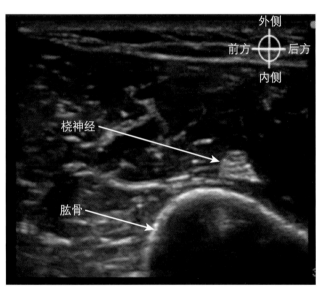

图 6.30 肱骨外上髁外侧短轴切面声像图。高回声的桡神经位于肱骨表面，继而分为深、浅两支

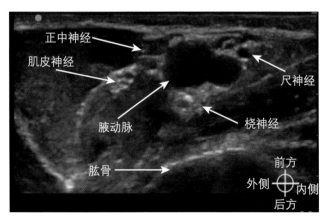

图 6.31 图 6.27 对应声像图。示臂丛神经四条终末分支相对于腋动脉最常见的位置

于上肢的麻醉或止痛，以及臂丛神经病变的诊断。本章主要介绍超声引导臂丛神经阻滞的优势和超声诊断臂丛神经异常。

（一）经锁骨上路超声引导臂丛神经阻滞

大多数典型臂丛神经局麻阻滞需要大量的局麻药，一旦注入静脉就会导致昏迷或心脏衰竭。此外，还可能由于穿刺损害肺等臂丛周围结构而引起并发症。操作者必须精通不同节段臂丛神经阻滞的适应证，接受良好的训练或培训，熟悉心肺复苏，掌握局麻药中毒和各种神经阻滞并发症的处理方法。

肌间沟阻滞法采用在斜角肌间隙的上干注射局麻药（或导管留置）用于肩膀或肱骨上端的麻醉或止痛（图 6.33）。注射局麻药后可以看到上干显示更清楚（图 6.34）。此法不一定能阻断下干。该方法由于膈神经阻滞而导致 100% 的一侧膈肌麻痹。此外，采用神经刺激技术时，由于穿刺针太靠近神经轴索，会导致罕见的硬膜外或髓内注射 [13]。尽管有争议，但对昏迷患者一般不鼓励用此法。超声引导肌间沟阻滞法通常采用短轴平面内引导注射技术，针从侧面而不是朝向颈椎穿刺，这可能会更安全，但是难度较大 [14]。神经刺激器引导和超声引导的对照研究表明，采用超声引导可以有效地减少局麻药的剂量并降低膈肌麻痹的风险 [15-16]。遗憾的是，虽然膈神经阻滞的风险很低，但其不良反应仍然难以预测，所以无法忍受肺活量降低 25%～30% 是该方法的相对禁忌证。肌间沟阻滞有时会因麻药扩散至交感神经链而导致 Horner 综合征，或蔓延至喉返神经而导致同侧声带麻痹。

自从引入超声引导技术后，在第 1 肋骨和锁骨下动脉水平进行经锁骨上臂丛神经麻醉再次引起重视（图 6.35）。研究报道非超声引导锁骨上阻滞术气胸的发生率为 0.6%～6%，显示第 1 肋骨和胸膜可以降低气胸发生的可能，但这个设想需要大量研究证实。此外，要消除气胸的风险需要第 1 肋骨及臂丛显示清晰，并且持续显示针尖位置。锁骨上阻滞一般完全阻断 T1—C5，但有一定的膈神经、喉返神经及交感神经链阻滞风险。研究显示超声引导锁骨上臂丛神经麻醉阻滞可以消除膈神经阻滞的风险[17]。

（二）经锁骨下路超声引导臂丛神经阻滞

经锁骨下路阻滞是在臂丛的束的水平进行神经阻滞的，用于肘部、前臂、手和上臂内侧的外科麻醉。超声易于显示腋动静脉和胸膜，外侧束位于腋静脉浅上方、胸大肌和胸小肌的深方（图 6.36）。不过多数患者的这些结构位于距体表 5～8cm 的位置，需要使用较低频的探头才有足够的穿透力。内侧束和后束较外侧束更难显示，通常采用注射动脉周围而不要求显示特定神经来进行阻滞[18]。许多研究表明，采用超声引导相比神经刺激器引导更能减低刺入血管的风险，这一点在其他位置的神经阻滞术得到证实。由于局麻药无法越过第 1 肋骨扩散，故采用这种方法几乎没有膈神经和喉返神经阻滞的风险。但是，有报道指出，如果操作者不能连续显示针尖，则仍有可能引起气胸[19]。

经腋窝神经阻滞是臂丛神经终末分支的阻滞，

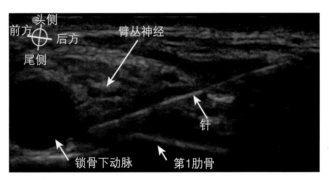

图 6.35　锁骨上窝臂丛神经短轴切面声像图。从探头后缘插入细针进行平面内定位，可见针穿过中斜角肌且针尖位于臂丛和第 1 肋骨之间

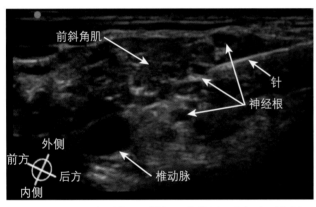

图 6.33　肌间沟臂丛神经短轴切面声像图。从探头后缘插入细针进行平面内定位，可见针穿过中斜角肌且针尖进入斜角肌间隙

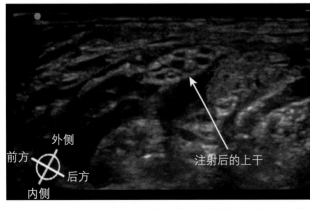

图 6.34　图 6.33 相同患者局麻注射后声像图。局麻药包围神经根上干，使其显示更清楚

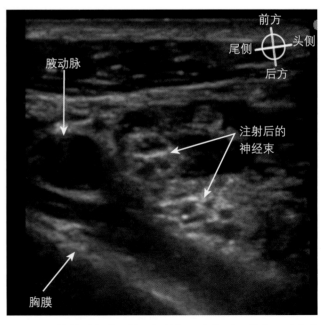

图 6.36　锁骨下窝臂丛神经短轴切面声像图。首先显示腋动脉，继而可见局部麻醉后显示更清楚的神经束

因为这些分支在腋窝就已分开，无论是否采用超声引导都必须多点注射。完全腋神经阻滞可以导致上臂及肘部内侧、前臂及手部的麻醉。超声首先显示腋动脉，接着可见四条终末分支被少量的局部麻醉药围绕（图 6.37）。通过向远侧追踪神经走行或者神经刺激可以确认是哪条神经。超声引导腋神经阻滞术较经血管麻醉成功率更高[20]，可以减少操作时的感觉异常[21]。以往每条神经的阻滞需要使用 10ml 局部麻醉药，但最近在志愿者身上进行研究（滴定法）显示，采用超声引导进行成功的腋神经阻滞每条神经只需要 1ml 局部麻醉药[22]。

五、臂丛神经病变的超声评估

磁共振（MRI）是目前最常用的评估臂丛神经病变的影像学方法，但具有一定的局限性。它是静态的，且较昂贵，不适用于所有患者，并且需要将患者送进仪器内。虽然几乎所有的报道都在锁骨上或终末分支水平评估臂丛神经，但超声显像在其诊断应用上仍取得进展。目前尚未见超声评估锁骨下臂丛的报道，很可能是因为目前的设备难以在这个最深的位置显示三束，从而阻碍了超声诊断的进展。文献中大量的病例报告和少量的系列报道证实超声在评估臂丛神经病变的应用价值。

超声证实了一处 MRI 显示不清的上干外科损伤，促成再次探查和修复[23]。一个关于超声评估 4 个患者臂丛神经牵拉损伤的报道推断其为"有用"的床边评估工具[24]。一项关于 28 例臂丛神经病变包括创伤和肿瘤的报道描述了臂丛神经病变特征性的超声表现，再次让人感觉该技术是有用的，但结论是多

数病例仍必需行 MRI 检查[25]。

一项大型前瞻性研究证实了超声评估锁骨上臂丛神经的有效性。该研究是由 3 位放射科医生历时三年半的时间对 221 位患者进行的臂丛神经超声检查。采用 5 ~ 12MHz 和 9 ~ 17MHz 的高频探头对每位患者双侧的四根和三段神经干进行标准超声检查。通过评价 12 位臂丛神经创伤的患者的大神经和小神经损伤来确定超声检查的准确性（图 6.38）。超声检查具有高敏感性和特异性，在 89 例大、小神经病变中只有 5 例小神经病变未检出。作者认为高分辨力的超声检查是臂丛神经创伤的首选检查方法，应尽早进行检查以便尽早处理[26]。

正如之前提及，行超声诊断性评估之前应有必要的培训、经验积累，非超声科医师甚至可能需要相关执业认证。

六、结论

超声引导下臂丛神经（或其他神经）的局部麻醉注射较以往的其他神经定位技术具有明显的优势。在过去的 20 年里，通常是采用电刺激混合性神经或细针接触神经引出感觉异常来进行神经定位。假设电流密度均匀，并且电流量与细针和神经的距离的平方呈反比，那针尖越来越接近神经将比针尖直接接触神经引起更强烈的运动反射。这些理论都被证实是错误的，已经证实超声引导下细针 - 神经接触不会引起任何感觉异常和运动反射[27]。同样的结果也在超声引导下细针与桡神经或尺神经接触刺激中得到证实。在低电流刺激下，细针与两条神经接触并不一定会产生运动刺激[28]。采用旧的定位方法经常会刺穿神经外膜，但幸运的是一般不会刺穿神经束或引起神经损伤。实际上，采用感觉异常探索技术进行臂丛神经的局麻阻滞，结果发现，69% 的神经会被刺穿而出现神经肿胀（用超声评估）（图 6.39）。分别在术后 48 小时、96 小时、3 周和 6 个月对 26 个患者进行随访，没有一个出现神经功能紊乱[29]。

有关减少局部麻醉药剂量的研究仍在继续，以确定减少全身或局部毒性的最小有效剂量。然而，低毒性局部麻醉药物降低风险是一项具有挑战性的工作。使用局部麻醉药的剂量越小，对选择性的神经阻滞要求越高，相应地也就减少对周围结构如膈神经和喉返神经不必要的蔓延，从而减少阻滞术的不良反应。

不同神经的阻滞应规定具体的局部麻醉药注射

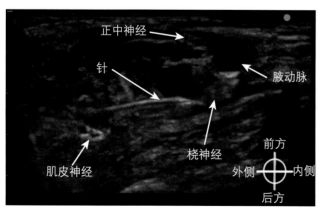

图 6.37　腋窝臂丛神经终末分支短轴切面声像图。采用平面内细针定位将细针穿过肱二头肌，显示腋动脉后将局麻药围绕肌皮神经注射，桡神经注射后显示更清晰

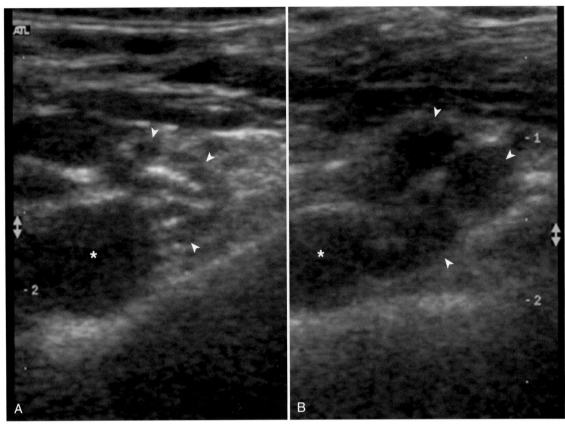

图 6.38　车祸导致臂丛神经永久性损伤患者的双侧臂丛神经声像图。患侧（B）与健侧（A）相比可见神经干肿胀（箭头所示），内部纹理消失。星号示锁骨下动脉（经允许引自 Gruber H，Glodny B，Galiano K，et al：High-resolution ultrasound of the supraclavicular brachial plexus：can it improve therapeutic decisions in patients with plexus trauma? Eur Radiol 17：1611–1620，2007.）

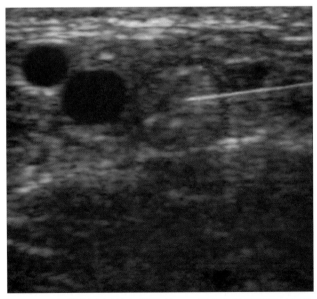

图 6.39　细针刺穿尺神经并注射 3ml 局部麻醉药后尺神经肿胀声像图。退针后在神经周围再注射局部麻醉药，72 小时内 26 例患者均没有出现神经损伤症状（经允许引自 Bigeleisen PE：Nerve puncture and apparent intraneural injection during ultrasound-guided axillary block does not invariably result in neurologic injury，Anesthesiology 105：779–783，2006.）

方式。引入超声引导后，人们设想能否将局部麻醉药尽可能地靠近靶神经进行环绕注射，但问题的关键是，距离神经多远进行局部麻醉注射可以有效地进行阻滞，并减少可能的细针接触神经而引起损伤。

超声设备和处理技术必然会进步，分辨力的提高可以增强介入技术的安全性和有效性，但最大的挑战是穿刺针的显示，尤其是在深层结构或者穿刺针与探头平面角度过小时。声辐射力脉冲成像可以改善神经及细针的显示率[30]，可在屏幕上显示空间位置来追踪细针的位置。3D 或容积成像可以消除平面内显示细针位置的困难，但目前的 3D 探头价格昂贵，且没有简化或改进超声引导神经阻滞术。目前 7MHz 3D 探头的局限性是降低了分辨力和图像质量，但高频探头即将面市[31]。产生超声的压电晶体替代物正在发展中，这将可能改变探头大小，最终无线探头可以使操作更轻便。

神经超声的介入治疗和诊断已经经历了第一个十年的巨大发展、应用。我们非常期待超声显像技术在未来 10～20 年间取得更大的进步。

参考文献

1. Ting PL，Sivagnanaratnam V. Ultrasonographic study of the spread of local anaesthetic during axillary brachial plexus block. Br J Anaesth. 1989;63：326-329.

2. Sites BD，Chan VW，Neal JM，et al. The American Society of Regional Anesthesia and Pain Medicine and the European Society of Regional Anaesthesia and Pain Therapy Joint Committee recommendations for education and training in ultrasound-guided regional anesthesia. Reg Anesth Pain Med. 2009;34：40-46.

3. Martinoli C，Bianchi S，Derchi LE. Ultrasonography of peripheral nerves. Semin Ultrasound CT MR. 2000;21：205-213.

4. Kubiena H，Hörmann M，Michlits W，et al. Intraoperative imaging of the brachial plexus by highresolution ultrasound. J Reconstr Microsurg. 2005;21：429-433.

5. van Geffen GJ，Moayeri N，Bruhn J，et al. Correlation between ultrasound imaging，crosssectional anatomy，and histology of the brachial plexus：a review. Reg Anesth Pain Med. 2009;34：490-497.

6. Moayeri N，Bigeleisen PE，Groen GJ. Quantitative architecture of the brachial plexus and surrounding compartments，and their possible significance for plexus blocks. Anesthesiology. 2008;108：299-304.

7. Martinoli C，Bianchi S，Santacroce E，et al. Brachial plexus sonography：a technique for assessing the root level. AJR Am J Roentgenol. 2002;179：699-702.

8. Canella C，Demondion X，Delebarre A，et al. Anatomical study of phrenic nerve using ultrasound.Eur Radiol. 2010;20：659-665.

9. Bigeleisen P，Wilson M. A comparison of two techniques for ultrasound guided infraclavicular block. Br J Anaesth. 2006;96：502-507.

10. Christophe JL，Berthier F，Boillot A，et al. Assessment of topographic brachial plexus nerves variations at the axilla using ultrasonography. Br J Anaesth. 2009;103：606-612.

11. Soeding P，Eizenberg N. Review article：anatomical considerations for ultrasound guidance for regional anesthesia of the neck and upper limb. Can J Anaesth. 2009;56：518-533.

12. Tsui BC，Wagner A，Finucane B. Electrophysiologic effect of injectates on peripheral nerve stimulation. Reg Anesth Pain Med. 2004;29：189-193.

13. Benumof JL. Permanent loss of cervical spinal cord function associated with interscalene block performed under general anesthesia. Anesthesiology. 2000;93：1541-1544.

14. Mariano ER，Loland VJ，Ilfeld BM. Interscalene perineural catheter placement using an ultrasound-guided posterior approach. Reg Anesth Pain Med. 2009;34：60-63.

15. Renes SH，Rettig HC，Gielen MJ，et al. Ultrasound-guided low-dose interscalene brachial plexus block reduces the incidence of hemidiaphragmatic paresis. Reg Anesth Pain Med. 2009;34：498-502.

16. Riazi S，Carmichael N，Awad I，et al. Effect of local anaesthetic volume（20 vs 5 ml）on the efficacy and respiratory consequences of ultrasound-guided interscalene brachial plexus block. Br J Anaesth. 2008;101：549-556.

17. Renes SH，Spoormans HH，Gielen MJ，et al. Hemidiaphragmatic paresis can be avoided in ultrasound-guided supraclavicular brachial plexus block. Reg Anesth Pain Med. 2009;34：595-599.

18. Dingemans E，Williams SR，Arcand G，et al. Neurostimulation in ultrasound-guided infraclavicular block：a prospective randomized trial. Anesth Analg. 2007;104：1275-1280.

19. Koscielniak-Nielsen ZJ，Rasmussen H，Hesselbjerg L. Pneumothorax after an ultrasound-guided lateral sagittal infraclavicular block. Acta Anaesthesiol Scand. 2008;52：1176-1777.

20. Sites BD，Beach ML，Spence BC，et al. Ultrasound guidance improves the success rate of a perivascular axillary plexus block. Acta Anaesthesiol Scand. 2006;50：678-684.

21. Soeding PF，Sha S，Royse CE，et al. A randomized trial of ultrasound-guided brachial plexus anaesthesia in upper limb surgery. Anaesth Intensive Care. 2005;33：719-725.

22. O'Donnell BD，Iohom G. An estimation of the minimum effective anesthetic volume of 2% lidocaine in ultrasound-guided axillary brachial plexus block. Anesthesiology. 2009;111：25-29.

23. Shafighi M，Gurunluoglu R，Ninkovic M，et al. Ultrasonography for depiction of brachial plexus injury. J Ultrasound Med. 2003;22：631-634.

24. Haber HP，Sinis N，Haerle M，et al. Sonography of brachial plexus traction injuries. AJR Am J Roentgenol. 2006;186：1787-1791.

25. Graif M，Martinoli C，Rochkind S，et al. Sonographic evaluation of brachial plexus pathology. Eur Radiol. 2004;14：193-200.

26. Gruber H，Glodny B，Galiano K，et al. High-resolution ultrasound of the supraclavicular brachial plexus：can it improve therapeutic decisions in patients with plexus trauma? Eur Radiol. 2007;17：1611-1620.

27. Perlas A，Niazi A，McCartney C，et al. The sensitivity of motor response to nerve stimulation and paresthesia for nerve localization as evaluated by ultrasound. Reg Anesth Pain Med. 2006;31：445-450.

28. Sauter AR，Dodgson MS，Stubhaug A，et al. Ultrasound controlled nerve stimulation in the elbow region：high currents and short distances needed to obtain motor responses. Acta Anaesthesiol Scand. 2007;51：942-948.

29. Bigeleisen PE. Nerve puncture and apparent intraneural injection during ultrasound-guided axillary block does not invariably result in neurologic injury. Anesthesiology. 2006;105：779-783.

30. Palmeri ML，Dahl JJ，MacLeod DB，et al. On the feasibility of imaging peripheral nerves using acoustic radiation force impulse imaging. Ultrason Imaging. 2009;31：172-182.

31. Clendenen SR，Riutort KT，Feinglass N G，et al. Real-time three-dimensional ultrasound for continuous interscalene brachial plexus blockade. J Anesth. 2009;23：466-468.

第七章

多发性神经病的超声检查

Lisa D. Hobson-Webb

译者：苏珊珊　林惠通

本章要点

- 超声检查评估多发性神经病的正式标准尚未制定，但推荐使用高频超声（≥12MHz）联合电诊断法来显示整条神经，并在标准位置上测量神经的横截面积。

- 慢性炎症性脱髓鞘性神经病的超声表现，包括颈神经根肿大、弥漫的神经增大、与增大部位相对应的神经传导阻滞（但不常见）。同样的表现也可见于急性炎症性多发性神经病和多发性运动神经病，然而关于这些疾病的超声研究并不多见。

- 在超声表现上，遗传性脱髓鞘性神经病（尤其是 1 型进行性神经性腓骨肌萎缩症和引起压力性麻痹的遗传性神经病）常伴发外周神经横断面明显增粗，反之，遗传性轴索神经病如 2 型进行性神经性腓骨肌萎缩症，神经仅略增粗。

- 关于采用超声检查糖尿病多发性神经病的研究很少，且尚不清楚这些神经的超声表现是否具有可重复性。

周围神经的超声检查不断进展，其应用也不断扩展。约 20 年前，发表了第一篇关于腕管综合征的超声异常表现[1-2]。在经过最初的怀疑和大量的研究后，超声作为评估神经异常（包括神经卡压、肿瘤和离断）的手段已被广泛接受，其与电诊断法联合使用，有助于改善对疾病的诊疗。超声评估多发性神经病的作用仍未明确，超声在神经卡压的应用也刚开展，尚需更多严格、细致的研究，但病例报告和病例分析给了我们很大的希望。现有文献有关超声检查在神经疾病诊断、治疗和预后中的应用将在本章一同阐述。

一、引言

建议不要单独用超声诊断或鉴别诊断任何类型多发性神经病变。外周神经的超声检查必须与神经传导检测（NCS）、肌电图和临床检查联合使用。进行神经肌肉超声检查的临床医生必须熟悉超声基本原理，精通外周神经的解剖，还需要明确神经横截面积或直径的正常参考值。

（一）设备

首选线阵式探头。为了显示浅表结构和获得最佳分辨力，最好采用高频探头。推荐采用 15～18 MHz 的探头来显示浅表神经，包括正中神经、尺神经和桡神经。要显示距体表大于 4cm 的神经（如坐骨神经）则需要低频（10～15 MHz）探头。未来超声诊断重要的辅助功能包括能量多普勒和造影成像。现有产品中大部分的设备都包含有多普勒成像功能。

（二）测量标准

多发性神经病的神经测量的最佳位置尚未建立。通常，在测量前先扫查神经的全长。正中神经和尺神经最适于扫查，因为其全程均易于显示。通过扫查神经全长，可以容易地辨认出病变范围并在这些位置进行测量。接着在每条神经预定的解剖标志处进行常规测量（如正中神经在肘窝）。横截面积被认为是测量神经大小最可靠的指标[3]，但长轴切面对于显示局部增粗或压缩同样有益。本章内所有的数据，除非特别指出，都是测量横断面上的面积，单位为 mm^2。

每个实验室都必须制定自己的神经横截面积和

（或）直径的测量标准和正常参考值。这与神经传导研究的实验室规范相同。公开发表的数据可作为有用的指标，但它可能用不同的技术、设备和不同的患者群体得到。如果要采用这些数据，临床医生应当采用与文献中相同的方法和条件来确保其正确性。

虽然在许多的文章和课本中没有特别指出，但是在定义周围神经大小异常时应考虑年龄、性别、身高和体重[4-5]。已有研究提出这些因素与神经横截面积有关。虽然目前还没有校正这些因素的明确方法，但值得注意的是，男性身高越高，体重指数越大，其神经横截面积也越大（尽管性别的影响是由于身高和体重所致）。尽管神经的大小随年龄增大而增大，但年龄的作用目前还不清楚，尚存在不同的观点[6-7]。

除了神经大小之外，神经其他方面的表现也应当记录。在定性方面回声特性和血供易于获得。回声的定量测量已有描述，但目前尚未制定这些结果的标准记录方法[8-10]。

二、免疫介导的神经病变

（一）慢性炎症性脱髓鞘性多发性神经病

慢性炎症性脱髓鞘性多发性神经病（CIDP）是一种周围神经系统的自身免疫性疾病，以感觉和运动进行性损害为特点。它对糖皮质激素、静脉注射免疫球蛋白（IVIG）和血浆置换治疗反应良好[11-12]。然而，仅二级轴突以下损害可以恢复。早期治疗对于预防长期残疾至关重要，但该病的早期诊断非常困难，需要结合临床表现和电诊断法的表现来诊断。文献中关于 CIDP 明确诊断的标准是，至少两条运动神经有相当严重的电诊断异常表现（如明确的传导阻滞）[13-14]。这些异常在疾病的某些阶段常常缺乏，任何可以早期诊断和治疗的方法都有利于明显改善患者的预后[15-16]。

2000 年首次发表了关于 CIDP 的神经超声表现[17]。作者检查了一位具有 3 年病史的 CIDP 患者，其临床表现、脑脊液蛋白水平升高、神经传导异常和神经活检支持了她的诊断。在检查期间，因反复发作的乏力，采用 7MHz 的线阵探头进行超声检查，作为评估其甲状腺肿的一部分。未发现甲状腺肿，但可见双侧臂丛神经明显肿大。这些发现导致进一步的周围神经检查，发现部分神经肿大。研究中并没有提供其横截面积，但是提到在长轴切面正中神经的直径为 5mm。神经肿大并非不可预料，且在以往的 MRI 检查中也有报道[18-20]，受 CIDP 影响的神经表现为与组织学相似的"洋葱头"样改变[21]。"洋葱头"样表现是由于反复的髓鞘脱落和再生引起，从而造成局部神经肿大。

该论文在首次发表的几年后再次被提及。2004 年，Matsuoka 和他的同事发表了一项研究，采用 7.5MHz 的线阵探头对 13 例 CIDP 及 35 例对照组的颈神经根进行检查[22]。检查每组患者的 C5 — C7 神经根，并采用正常对照组确定其直径的正常参考值。他们证明了 13 例 CIDP 患者中有 9 例存在颈神经根肿大，且肿大程度与脑脊液蛋白水平呈正相关。因此，作者认为超声筛查神经根肿大可以为 CIDP 的诊断提供依据。

2009 年发表了一篇关于 CIDP 更全面的超声表现的文章。Zaidman 等进行了大量关于超声和神经病变的研究，其中包括 36 例 CIDP[4]。用超声显示正中神经和尺神经，并在上肢的预定位置测量其横截面积。CIDP 患者的神经弥漫性肿大，较正常组粗约 2.3 倍。CIDP 的病程和神经大小呈正比，而横截面积与传导速度呈反比。

超声应用的另一进展是能够识别 CIDP 的传导阻滞。近端神经段的传导阻滞常常难以显示，这也是造成诊断和治疗延误的一个因素。三篇报道描述了 2 例 CIDP 电诊断传导阻滞处局部神经肿大[23-25]。其中两篇提供了上肢神经（正中神经和尺神经）的图像，在纵切面可以清楚地看到神经肿大[24-25]。虽然这看似有发展希望，但值得注意的是，Zaidman 等并没有得到类似的结果[4]。此外，其中一篇文章提到当患者临床症状改善时，局部神经肿大并未消失[25]。之前提到神经大小和 CIDP 病程相关[4]，也许面积局部增大持续存在，这将限制超声在监视治疗效果上的应用。

1. 临床应用——CIDP，病例一

20 岁女性，右手环指和小指感觉异常 6 周，伴握力下降。临床检查显示第一骨间背侧肌和小指展肌肌力 MRC 分级 4/5 级，无感觉障碍，整个上下肢反射消失。电诊断法显示右侧肘部尺神经病变，伴左侧正中神经传导阻滞（图 7.1 C）。

双侧上肢超声检查显示右侧尺神经在肘部局部肿大，但无法与神经卡压区别。右侧正中神经和左侧尺神经正常。左侧正中神经距远侧腕横纹 14 cm 处（传导阻滞点）局部肿大（图 7.1 A）。接受静脉注射免疫球蛋白治疗，并在 4 周后复查，可见左侧

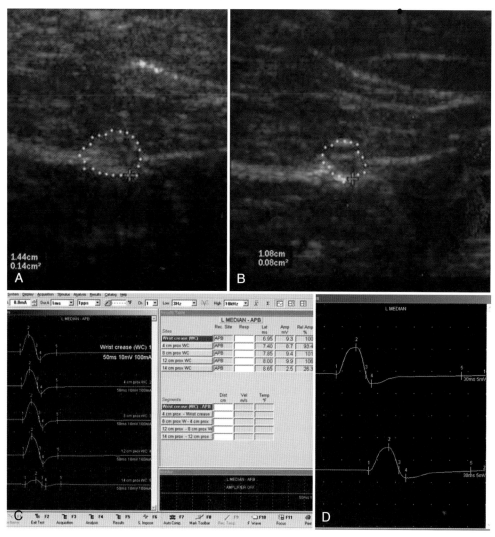

图7.1 距远侧腕横纹14cm处正中神经横断面声像图。神经局部肿大处面积为14mm²（A），免疫球蛋白静脉注射治疗后，神经回声减低，面积为8mm²（B）；神经传导检测可见距远侧腕横纹14cm处局部神经传导阻滞（C），免疫球蛋白静脉注射治疗后阻滞消失（D）

正中神经传导阻滞及超声改变消失（图7.1 B 、D）。超声检查随后被用于监测该患者的治疗效果。

2. 临床应用——CIDP，病例二

62 岁男性，下肢无力 2 年，以近端腿无力而无法爬楼梯为首发症状，继而双足下垂，偶发性双脚感觉异常，上肢正常。临床检查显示双下肢远端中度和近端轻度肌无力，伴反射消失，双脚局限性轻度感觉障碍。脑脊液分析显示蛋白含量高于 100mg/dl。要求进行电诊断法检查以评估 CIDP。

神经传导检测显示腓肠肌感觉潜伏期正常伴轻度振幅减小，正中神经和尺神经远端感觉潜伏期轻度延长，腓神经和胫神经运动反射消失，右侧尺神经运动反射正常，右侧正中神经运动反射振幅正常、轻度减慢（45cm/s）伴 F 波潜伏期延长（35ms）。

超声检查显示右侧腕关节至肘窝上方正中神经面积为 8mm²（图 7.2 A），肘纹上方 7cm 处正中神经肿大至 21mm²（图 7.2 B、C），3cm 后又恢复至 9mm²。神经传导检测不能明确诊断，而神经面积局部肿大支持 CIDP 的诊断。该患者采用 IVIG 治疗后下肢肌力迅速改善，但没有回实验室进行进一步检查。

3. 展望——CIDP

至今还没有关于 CIDP 患者神经回声特性和血管分布改变的报道，关于治疗后神经形态的改变也不清楚。超声单独或联合电诊断法检查诊断 CIDP 的敏感性和特异性还有待进一步研究。

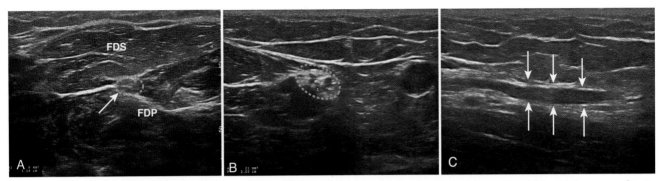

图 7.2　CIDP 患者正中神经声像图。腕关节至肘窝上方面积正中神经为 8mm²（A），肘部上方 7cm 处正中神经肿大至 21mm²（B），该处长轴切面显示神经局部肿胀、回声增强（箭头所示）（C）。FDS：指浅屈肌。FDP：指深屈肌

总之，CIDP 常伴发周围神经和近端颈神经根肿大，病变神经常可以在活检中找到相对应的"洋葱头"样改变。记录神经肿大有利于 CIDP 的诊断，且未来可能成为辅助诊断标准。此外，近期有限的证据显示传导阻滞处局部神经肿大。但尚存在争议，有人认为病变早期可发生多点肿大，且随着时间延长肿大向前弥散。若是这样的话，这一观察有利于临床医生更精确地诊断 CIDP 和更好地估计其病程。

（二）急性炎症性多神经根神经病

急性炎症性脱髓鞘性多神经根神经病，又称吉兰 - 巴雷综合征，是全世界非创伤性瘫痪的最常见原因，每年发病率为 1～2/10 万[26]。免疫失调引起感觉异常急性发作、肌无力和反射消失。它是为数不多的几种神经肌肉急症之一，呼吸衰竭可能会随之而来，故其早期诊断很重要。在疾病的早期电诊断法检查的改变和脑脊液细胞蛋白分离现象可能还未出现，故诊断主要根据临床表现[27]。

急性炎症性脱髓鞘性多神经根神经病有哪些超声改变还鲜为人知。Zaidman 提供了已发表的可用信息[4]。17 例急性炎症性脱髓鞘性多神经根神经病进行超声检查，其中 13 例在起病的 4 周内检查。检查所有病例的尺神经和正中神经，与对照组相比神经肿大 1.4 倍。神经肿大与电诊断法检查的参数并没有相关性。图 7.3 显示急性炎症性脱髓鞘性多神经根神经病患者大约发病 2 周出现尺神经的弥漫性肿大。同时发现正中神经和桡神经也出现弥漫性肿大，但无图像记录。

总之，和 CIDP 一样，急性炎症性脱髓鞘性多神经根神经病可出现神经肿大，其肿大的程度和速度都尚不清楚，是未来研究的方向。

（三）多灶性运动神经病

多灶性运动神经病是一种只影响运动神经的脱髓鞘性多发性神经病，与抗神经节苷脂 GM1 抗体存在有关，但其诊断依赖于临床检查和电诊断检查。和 CIDP 一样，传导阻滞是标志性特征，但存在于神经近段时难以显示。多灶性运动神经病受累神经的组织学检查表现为脱髓鞘伴水肿，"洋葱头"样改变罕见[28-31]。神经的肿大 / 过度增生是可预见的。和 CIDP 一样，超声可以在其诊断和疗效监测中起积极作用。

Beekman 等发表了目前唯一的一篇关于多灶性运动神经病超声检查的文章[32]。在研究中使用 5～12MHz 线阵探头对 21 例多灶性运动神经病患者的臂丛神经、正中神经、尺神经、桡神经进行超声检查。病程从 2 年到 39 年不等，所以患者发病早期的超声表现并没有展现。测量所有患者的神经横截面积，发现除了两名患者外，其他的都较对照组肿大。这种肿大并非弥散性的，而是呈多灶性存在于神经中，伴或不伴电诊断检查异常。但值得注意的是，该论文中电诊断学检查和超声检查不是同时进行的，二者平均间隔了 1.1 年。

尽管尚无文献报道，但超声有利于监测多灶性运动神经病患者的治疗效果。配合神经传导检测和肌电图检查的数据，超声可用于指导介入治疗。根据经验判断，超声改变早于神经传导检测的改变。下面的病例说明了这一点。

临床应用——多灶性运动神经病

46 岁男性，患多灶性运动神经病 12 年，进行左手肌无力评估。基线稳定但右手及前臂肌肉严重

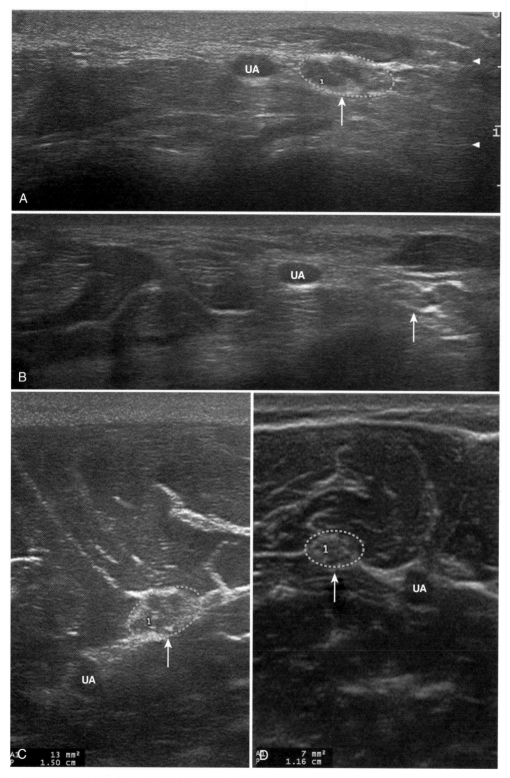

图 7.3　急性炎症性脱髓鞘性多神经根神经病患者弥漫性神经肿胀声像图。与正常人（B）相比，患者腕部尺神经（箭头所示）位于尺动脉（UA）旁明显肿胀、回声增强（A），受累神经横截面积为 15mm²，而正常尺神经横截面积为 7 mm²（C），前臂处受累尺神经仍肿胀，横截面积为 13mm²，而正常人为 7mm²（D）

无力伴萎缩，每 4 周接受一次免疫球蛋白静脉注射。患者病情在左手握力减退前多年保持相对稳定。临床检查显示左侧拇短展肌、拇对掌肌和拇长屈肌轻度无力。

NCS 检查显示左侧前臂正中神经传导阻滞，手腕至肘部的正中神经弥散性肿大（13 ~ 17mm²）。IVIG 治疗从每 4 周注射 1g/kg 升至每 2 周注射 1g/kg，传导阻滞在一个月内消失。超声随访显示前臂神经肿大消失，但肘部上方 4cm 处正中神经明显肿大（25mm²）。图 7.4 显示肘上方神经肿大，之前肿大的前臂神经恢复正常。2 个月后复查显示肘部近端神经阻滞伴此处正中神经持续性肿大（21mm²）。

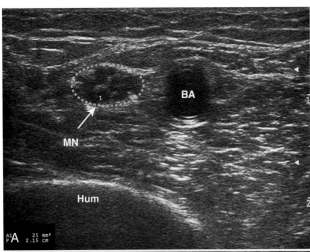

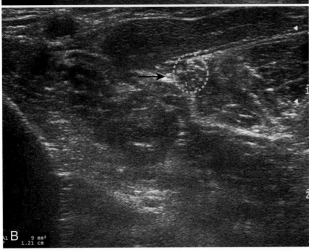

图 7.4　多灶性运动神经病声像图。与传导阻滞相对应的肘部上方 4cm 处的正中神经肿胀，面积为 25mm²（A），注意神经束肿大、回声减低，而前臂（黑色箭头）正中神经面积正常，为 9mm²（B）。BA：肱动脉。Hum：肱骨。MN：正中神经

三、遗传性神经病

在电诊断法检查中遗传性运动和感觉神经病的诊断受到前所未有的挑战。它们是常见的神经肌肉疾病，发病率约 1/2500[33]。虽然基因检查可用于大多数的遗传性运动和感觉神经病亚型的诊断，但电诊断法仍然可用于那些无法获得基因检查的遗传性运动和感觉神经病亚型的诊断，以及为进一步行相关检查提供指导[34]。虽然传统上将遗传性运动和感觉神经病分成脱髓鞘型（CMT1）和轴突变性型（CMT2）两类，但还有许多类型的腓骨肌萎缩症（Charcot-Marie-Tooth 病，CMT）介于两种类型之间，超声能更清楚地显示其区别。一旦遗传性运动和感觉神经病合并神经卡压，就会使诊断变得复杂。然而，这些神经卡压采用超声检查容易被显示。因为遗传性运动感觉神经病的病变是弥散的，而卡压的神经表现为局部增粗。

（一）CMT1

1 型腓骨肌萎缩症（CMT1）或遗传性脱髓鞘性运动和感觉神经病以多发性运动和感觉神经广泛性脱髓鞘为特征。该病症最常见的是 CMT1a 类型，该病是由 17 号染色体上 PMP22 基因重复导致，呈常染色体显性遗传。典型病例在前十年或二十年表现为足弓过高、下肢远端瘦小及一定程度的远端肌无力和感觉缺失[35]。

CMT1 神经活检表现为"洋葱头"样增生[36]。这些表现是由反复的髓鞘再生导致，从而导致神经病理性肿大。有时神经甚至肿大到可以体检时触及。因此，CMT1 患者的外周神经一般较正常人粗。

1999 年，Heinemeyer 和 Reimers 报道了 10 位遗传性运动和感觉神经病患者的尺神经、桡神经、正中神经和坐骨神经的超声表现[37]。其中 6 例基因检测证实为 CMT1a，并将其与 50 例正常对照组进行比较，记录其神经直径。除了预期的表现外，CMT 组只有神经肿大的趋势。两组缺乏显著性差异可能是由于病例中包含儿科患者和其他类型的 CMT 患者，还有与使用探头频率低（7.5MHz）有关。前臂正中神经的显示率正常组仅为 20/50、患病组 7/10，故探头作用不能忽略。10 例患者的图像中正中神经末端均不可见。

2008 年 Martinoli 等的跟踪研究更成功地显示了 CMT1 患者预期的神经肿大[38]。采用 5 ~ 12MHz 探

头检查 12 例 CMT1a 患者前臂中部的正中神经。正常组由 50 例健康人组成。正中神经面积正常组为 $5.5 \pm 1.2mm^2$，CMT1a 组为 $18.4 \pm 4.3mm^2$。整个上肢正中神经弥散性肿大，而神经的形态和回声与正常组未见明显区别。该研究同时还观察到个别肿大的神经，其内神经束增粗，通常神经越粗，其神经束就越粗。

2009 年，另外两篇文章证实了 Martinoli 的早期发现。首先，Cartwright 及其同事报道了家族型基因突变 CMT1b 的超声表现[39]。CMT1b 是由髓鞘蛋白零基因引起的常染色体显性遗传的脱髓鞘性多发性神经病。其临床表现与 CMT1a 相似，而且该组病例中的家庭成员出现脑神经病变。检查 12 例患者和 24 例正常组，可见患病组正中神经和迷走神经面积较正常值显著增大，正中神经面积前臂为 $20.75mm^2$，腕部为 $13.5mm^2$。然而，患病组腓肠神经变细，可能是由于长度相关性轴突缺失或者患病组较正常组年龄较大所致（图 7.5）。

2009 年 Zaidman 及其同事对 11 例多发性神经变患者进行超声检查，提供了更多 CMT1a 的超声检查资料[4]。虽然没有提供准确的面积测量，但估算了神经大小。CMT1a 组正中神经和尺神经大小指数平均值是正常组的 3.5 倍。和之前 CMT1b 患者的研究结果一样，CMT1a 神经呈弥散性肿大而非锥状改变[39]。

总之，关于 CMT1 的超声证据有限，但普遍认为应有末梢神经弥散性肿大。这表明未来超声可用于筛选 CMT1 患者以行进一步电诊断检测或基因检查。此外，超声用于诊断该病合并神经卡压的作用尚不明确。

（二）CMT2

遗传性轴突性运动和感觉神经病称为 CMT2，较 CMT1 少见。临床表现与 CMT1 相似，但发病较晚。其表型多样，某些患者甚至表现为反射活跃。由于神经传导检测报告存在差异和可变性，使得对 CMT2 的确诊更加困难。文献报道 CMT2 的亚型超过 10 个[34]。

CMT2 的神经病变取决于具体的亚型和基因型，但一般可见轴突缺失。"洋葱头"样改变罕见但曾有报道。巨轴突可见于 2E 型[40]。在神经活检中神经病变多种多样，并非所有类型的 CMT2 都有神经弥漫性肿大。

也许由于 CMT2 相对罕见，几乎没有关于病变神经超声表现的文献发表。2002 年 Martinoli 等报道了 CMT 正中神经超声表现，其中 7 例为 CMT2 患者[38]，这 7 例 CMT2 患者的亚型还不确定，但发现其前臂正中神经面积（$8.40 \pm 1.1mm^2$）较正常组（$5.5 \pm 1.2mm^2$）中度肿大。患病组和正常组其内神经束直径未见明显差异。

当前没有其他关于 CMT2 超声检查的文章发表，鼓励进一步的研究。虽然缺乏明确的资料，超声检查适用于神经卡压的诊断，以下举例说明。

临床应用——CMT2

40 岁女性，右利手，CMT2 家族史（亚型未知），因拇指、示指、中指麻木接受检查。有一个晚上因感觉异常惊醒。物理检查显示手外观和肌力正常，

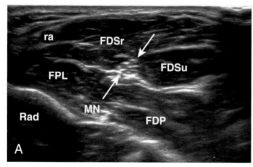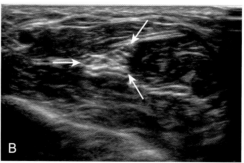

图 7.5　CMT1b 患者神经肿大声像图表现。患病组（B）与无症状组（A）相比，前臂中部正中神经（箭头所示）明显增粗。FDSr，指浅屈肌桡侧；FDSu，指浅屈肌尺侧；FDP，指深屈肌；FPL，拇长屈肌；MN，正中神经；ra，桡动脉；Rad，桡骨（摘自 Cartwright MS，Brown ME，Eulitt P，et al：Diagnostic nerve ultrasound in Charcot-Marie-Tooth disease type 1B，Muscle Nerve 40：98-102，2009.）

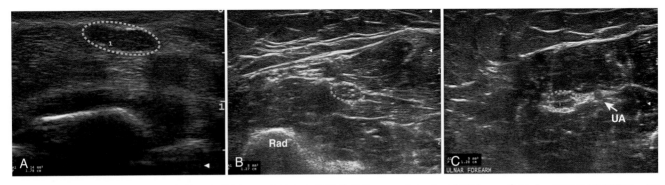

图 7.6　CMT2 和腕管综合征患者神经声像图。正中神经在腕关节处为 14mm² （A），前臂为 8mm² （B），且肌肉回声增强，可能继发于慢性神经病变。Rad，桡骨；UA，尺动脉

双侧正中神经支配区针刺感减退，腕关节处正中神经叩击征阳性。神经传导检测和 EMG 检查表现符合 CMT2。但无法确定是否合并腕部正中神经病变。

　　该患者进行正中神经超声检查以进一步明确诊断。双侧正中神经在腕关节处为 14mm²，前臂为 8mm²，与腕关节局部神经卡压一致（图 7.6 A、B）。右侧尺神经大小正常，在腕部为 6mm²，前臂为 8 ~ 9mm²（图 7.6 C）。根据这些表现和病史，诊断为双侧腕管综合征并进行适当治疗。值得注意的是，其他遗传性髓鞘形成性疾病如异染性脑白质营养不良可能与神经增粗无关（图 7.7）。

（三）遗传性压迫易感性神经病

　　遗传性压迫易感性神经病是 17 号染色体的 PMP22 基因缺失引起的常染色体显性遗传病，发病率约 1/10 万。外伤后发生无痛性的单神经病变，常位于常见的神经卡压点及其附近。遗传性压迫易感性神经病常被忽视，患者在确诊前常接受腕管松解或尺神经移位手术。

　　除了局部神经损伤之外，物理检查也能发现遗传性压迫易感性神经病患者神经反射减退。可无家族史或患者不承认。在电诊断检查中，可出现神经末梢传导减慢伴神经卡压[41-42]。然而，如果患者神经没有局部缺失或只有神经卡压表现，则诊断难度增加。

　　人们对遗传性压迫易感性神经病的超声表现所知甚少。2002 年 Beekman 和 Visser 发表病例报告，采用 5 ~ 12MHz 的探头显示尺神经[43]。患者先前已诊断为遗传性压迫易感性神经病，此次以突发尺神经病变的症状为主诉来诊。正如预期，尺神经在尺神经沟明显肿大（31mm²）。为谨慎起见，作者接着对临床表现正常的神经进行检查，结果发现这些神

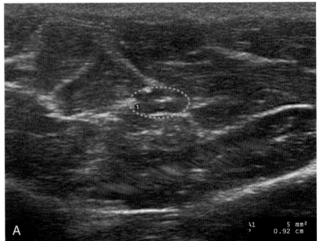

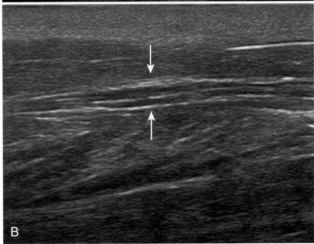

图 7.7　并非所有的遗传性髓鞘形成性疾病都与神经增粗有关，如本例异染性脑白质营养不良。A，前臂正中神经横截面积为 5mm²，回声明显减低。可能是髓鞘形成缺失所致，三个神经束清晰可见。B，同样部位的神经长轴切面

经同样肿大（较正常大 1.5 ~ 2 倍）。遗传性压迫易感性神经病的病变神经病理学检查显示神经肿大乃髓

鞘肿胀所致，倾向于神经挤压伤。图7.8示遗传性压迫易感性神经病。

四、其他获得性神经病

（一）糖尿病性神经病

糖尿病是导致周围神经病变最常见的病因。2006年，美国有1600万糖尿病患者，是1980年的3倍[44]。世界卫生组织（WHO）估计全世界有1.8亿人患病，且预计2030年患者数量翻倍[45]。难以估计有多少糖尿病患者有神经病变，但估计发病率从保守的6.8‰（CDC统计2003年66 000个出院患者得到的比率）到高达50%（WHO估计）[44-45]。患者可以出现许多症状：疼痛感觉缺失、下肢溃疡或近端肢体疼痛及无力。除了常见的长度依赖性周围感觉运动神经病和糖尿病性肌萎缩外，神经卡压的风险也增加。

糖尿病性周围神经病变主要依靠临床检查作出诊断，因为在基层医疗单位或内分泌科一般没有电诊断检查。过去几年里，鼓励基层医生采用单纤维试验常规筛查感觉损害。与神经传导检测相比，该方法检查神经病变的敏感性为57%～93%[46]。早期检出神经病变是必要的，可以避免远期并发症，包括难治性溃疡和截肢。

由于糖尿病引起的神经病变多种多样，故难以推测其超声表现。影响神经超声表现的因素包括患糖尿病病程、神经病变的严重程度和神经病变的类型。有人认为神经肿胀是由于神经内出现山梨糖醇所致。但也有其他合理的解释是，在存在已久的神经病变中，轴突缺失导致神经面积减小和回声减低。

到目前为止，几乎没有关于糖尿病性神经病超声表现的文章发表。Lee和Dauphinee记录了24例有神经病变症状的糖尿病患者的胫神经横截面积，仅测量了踝管近端和远端的胫神经[47]。非糖尿病患者和无神经病变症状的糖尿病患者胫神经横截面积平均值为12mm²，而有糖尿病神经病变症状的患者胫神经面积平均值为24mm²。两者虽然差别很大，但值得注意的是面积增大处可能是潜在的神经卡压点。由于神经卡压也是以局部神经肿大为特征的，所以难以确定这个差异是否归因于糖尿病性神经病、踝管综合征，或二者都有。

Watanabe及其同事也报道了糖尿病患者神经肿大[48]。该研究分别在腕管、腕关节上方5cm处和肘部显示20例糖尿病患者和20例健康志愿者的正中神经，排除腕管综合征症状或屈腕试验阳性的患者。通过物理检查将糖尿病组分为合并周围神经病变和不合并周围神经病变两组。正常对照组和不合并糖尿病周围神经病变组神经面积无显著性差异（n=26）。这两组正中神经的横截面积分别为：腕管处9mm²，腕管上方5cm处7.1～7.4mm²，肘部7.4～7.5mm²。合并糖尿病周围神经病变组（n=14）正中神经横截面积在腕管（13.5±2.8mm²）和腕管上方5cm处（9.1±2.7mm²）明显增大，而在肘部神经面积正常（7.2±2.6mm²）。再次强调糖尿病性神经肿大的部位是接近或位于神经卡压点。

与Lee和Watanabe的研究结果相反，Zaidman等发现正常组和糖尿病性轴突性神经病组神经大小没有差别[4]，包括先前研究中的36例轴突性神经病，

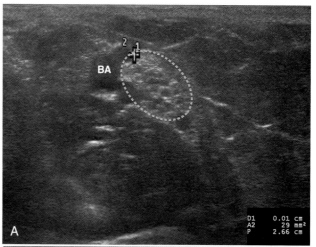

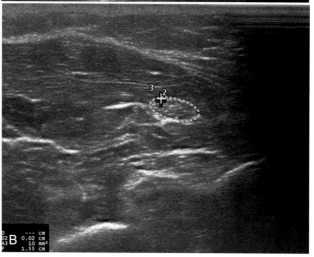

图7.8　遗传性压迫易感性神经病声像图。A，正中神经在肘窝处肱动脉（BA）旁明显增粗（29mm²）；B，在前臂中部正中神经仅轻微增粗（10mm²）

有的为糖尿病性轴突性神经病。但不知道 36 例中有多少例糖尿病，无法进一步分析或评价。

图 7.9A ~ D 为一患轴突性长度依赖性多发性神经病变多年的病例，其超声表现和存在已久的糖尿病性周围神经病变相似。

总之，关于糖尿病性神经病变的病理生理学还有许多需要了解的，无法提供清晰的超声表现图片不足为奇。糖尿病及其相关性神经病变的临床表现多种多样，不能期望所有的超声表现都是一样的。

（二）血管炎性神经病

血管炎性神经病是最难诊断的神经肌肉病变之一，神经活检认为是诊断金标准。然而，由于受累神经呈节段或灶性改变，常导致神经活检难以诊断，神经活检的敏感度只有 60%[49]。此外，神经活检只适用于感觉或肌力永久性缺乏的患者。血管炎性神经病可能是原发的、非全身性疾病或继发于其他炎症反应，如全身性血管炎（如变应性肉芽肿性血管炎）。临床上血管炎性神经病通常表现为急性发作的下肢末端痛觉和运动缺失。教材描述血管炎性神经

病通常表现为多发性单神经炎，但也可以表现对称性或非对称性多发性神经病[50]。

神经活检阳性的病例神经病理学上有许多表现，除了血管周围炎症外还可见神经束膜增厚和缺少有髓神经纤维[51]。组织学检查的准确性与病程、疾病活动性和所检查组织受累的严重程度有关。血管炎性神经病急性病变时可因水肿出现神经肿大，但由于其异质性，超声表现难以预测。

血管炎性神经病必须早期诊断和治疗，这样可以防止永久性神经缺损和广泛性全身损害甚至死亡。系统性血管炎性神经病若不治疗常常致命[52]。虽然研究有限，但超声检查有助于早期血管炎性神经病的识别和神经活检部位的正确选择。

目前只发表了两篇关于血管炎性神经病超声表现的文章。第一篇是 2006 年 Nodera 及其同事发表的研究结果，显示正中神经、尺神经、胫神经和颈神经根回声减低和弥漫性增厚[53]。糖皮质激素治疗 2 周后随访显示尺神经肿大明显缩小，其余神经的超声表现文章中没有描述。

第二篇是 2007 年 Ito 等发表的文章，他们将血

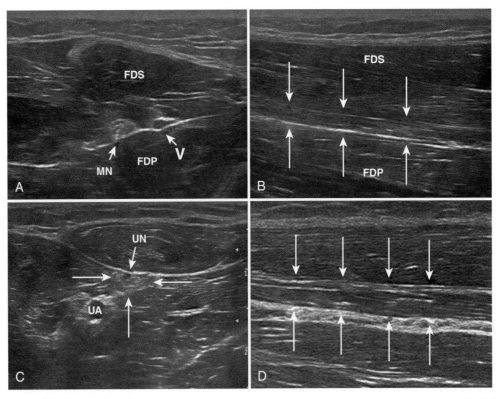

图 7.9　特发性轴突多发性神经病变患者周围神经声像图。A. 前臂中部可见正中神经 CMN 靠近一根无名的静脉（V），位于指深屈肌（FDP）和指浅屈肌（FDS）之间。B. 长轴切面显示神经（箭头），神经表现正常，无法仅凭超声表现进行诊断（B）。C 为前臂尺神经（UN 箭头所示）横断面图像，尺动脉（UA）位于神经旁，D 为放大的尺神经长轴断面图像。FDS，指浅屈肌；FDP，指深屈肌；MN，正中神经；UN，尺神经；UA，尺动脉

管炎性神经病患者和正常对照组人群胫神经的超声表现进行对比，记录所有患者胫神经物理检查和电诊断法检查的结果[54]。采用 7.5MHz 线阵式探头在内踝最顶端上方 2cm 处显示神经，将 8 例患者 11 条胫神经与 35 例正常对照组 35 条胫神经图像对比。患病组横截面积平均值为 $13.5 \pm 3.7mm^2$，而正常对照组为 $7.9 \pm 1.5mm^2$。并推测血管炎性神经病的神经增粗可能和水肿一样也是继发于神经外膜的血管炎性肉芽肿，但是无超声表现与神经活检组织的对照研究。

假如血管炎性神经病都会出现神经肿大，那么超声能用于确定活检范围。

（三）麻风

麻风是全球温暖地区包括美国南部和欧洲常见的慢性传染病。皮肤和神经常受累，神经受累主要表现为感觉缺失。神经受累可发生于未经治疗的患者或急性神经炎发作治疗初期的患者[55]，早期识别神经损伤对于指导治疗和预防永久损伤非常重要。

1987 年 Fornage 和 Nerot 发表了一篇采用神经超声检查诊断一例结核病样的麻风患者的病例报告，2000 年 Martinoli 和他的同事对 23 例麻风患者进行外周神经超声检查来诊断麻风[56-57]。58 条临床或电诊断检查异常的神经，包括尺神经、正中神经和胫后神经进行了超声显像，其中 50 条同时行 MRI 检查。17 条神经超声显像和 MRI 成像均正常，30 条（52%）显示明显的梭形肿大区和低回声，其余的神经大小正常但回声异常（减低或增强）。

2009 年 Elias 及其同事研究了超声在麻风患者尺神经检查的应用[58]。21 例麻风患者在治疗前进行尺神经超声检查，其中 19 例还进行电诊断法检查。从腋窝到手部扫查尺神经，并在几个预定点测量其横截面积。患病组尺神经横截面积较正常对照组明显增大，如在尺神经沟对照组为 $6.84 \pm 1.92mm^2$，麻风患者为 $14.51 \pm 6.31mm^2$。21 例中有 19 例神经增粗，其中有 16 例神经传导检测异常。

2009 年对 20 例麻风患者和 30 例正常对照组进行了相同的研究[59]，对尺神经、正中神经、腓总神经和胫后神经进行了超声检查。麻风患者神经较正常对照组增大，这适用于所有神经成像，且两组差别非常明显——正常组尺神经面积 $8.5mm^2$，而麻风病患者为 $22.7mm^2$。同时记录回声和血管分布的改变，

但两组的区别不大。麻风病在温暖季节仍十分流行，超声检查有利于明确诊断和监测治疗反应。

五、结论

本章总结了多发性神经病及其超声检查的文献、病例和经验。虽然现有数据有限，但仍然可以认为，超声检查有利于神经病变的诊断、神经活检位置的选择和结构损伤或卡压的诊断。此外，超声检查能丰富现有的病理生理学知识。糖尿病性神经病、多灶性运动神经病、CIDP 及遗传性神经病的研究仍在继续。随着进行神经肌肉超声检查的医生人数的增加，未来十年有关这个领域的知识会呈指数增长。

参考文献

1. Buchberger W, Schön G, Strasser K, et al. High-resolution ultrasonography of the carpal tunnel. J Ultrasound Med. 1991;10：531-537.

2. Buchberger W, Judmaier W, Birbamer G, et al. Carpal tunnel syndrome：diagnosis with highresolution sonography. AJR Am J Roentgenol. 1992;159：793-798.

3. Bartels BH, Meulstee J, Verhage, et al. Ultrasound imaging of the ulnar nerve：correlation of preoperative and intraoperative dimensions. Clin Neurol Neurosurg. 2008;110：687-690.

4. Zaidman CM, Al-Lozi M, Pestronk A. Peripheral nerve size in normal and patients with polyneuropathy：an ultrasound study. Muscle Nerve. 2009;40：960-966.

5. Visser LH, Smidt MH, Lee ML. High resolution sonography versus EMG in the diagnosis of carpal tunnel syndrome. J Neurol Neurosurg Psychiatry. 2008;79：63-67.

6. Wiesler ER, Chloros GD, Cartwright MS, et al. The use of diagnostic ultrasound in carpal tunnel syndrome. J Hand Surg Am. 2006;32：726-732.

7. Hobson-Webb LD, Padua L. Median nerve ultrasonography in carpal tunnel syndrome：findings from two laboratories. Muscle Nerve. 2009;40：94-97.

8. Arts IMP, Pillen S, Schelhasa J, et al. Normal values for quantitative muscle ultrasonography in adults. Muscle Nerve. 2010;41：32-41.

9. Gdynia HJ, Müller HP, Ludolph AC, et al. Quantitative muscle ultrasound in neuromuscular disorders using the parameters "intensity," "entropy," and "fractal dimension,". Eur J Neurol. 2009;10：1151-1158.

10. Pillen S, van Dijk JP, Weijers G, et al. Quantitative gray-scale analysis in skeletal muscle ultrasound：a comparison study of two ultrasound devices. Muscle Nerve. 2009;39：781-786.

11. Brannagan TH. Current treatments of chronic immune-mediated demyelinating polyneuropathies. Muscle Nerve. 2009;39：563-578.

12. Merkies IS，Bril V，Dalakas MC，et al.Health-related quality-of-life improvements in CIDP with immune globulin IV 10%：the ICE study. Neurology. 2009;72：1337-1344.

13. Ad Hoc Subcommittee of the American Academy of Neurology AIDS Task Force. Research criteria for diagnosis of chronic inflammatory demyelinating polyneuropathy（CIDP）. Neurology.1991;41：617-618.

14. Nicolas G，Maisonobe T，Le Forestier N，et al. Proposed revised electrophysiological criteria for chronic 1inflammatory demyelinating polyradiculopathy neuropathy. Muscle Nerve. 2002;25：26-30.

15. De Sousa EA，Chin RL，Sander HW，et al. Demyelinating findings in typical and atypical chronic inflammatory demyelinating polyneuropathy：sensitivity and specificity. J Clin Neuromuscul Dis. 2009;10：163-169.

16. Magda P，Latov N，Brannagan TH，et al. Comparison of electrodiagnostic abnormalities and criteria in a cohort of patients with chronic inflammatory demyelinating polyneuropathy. Arch Neurol .2003;60：1755-1759.

17. Taniguchi N，Itoh K，Wang Y，et al. Sonographic detection of diffuse peripheral nerve hypertrophy in chronic inflammatory demyelinating polyneuropathy. J Clin Ultrasound. 2000;28：488-491.

18. Duggins AJ，McLeod JG，Pollard JD，et al. Spinal root and plexus hypertrophy in chronic inflammatory demyelinating polyneuropathy. Brain. 1999;122：1383-1390.

19. Mizuno K，Nagamatsu M，Hattori N，et al. Chronic inflammatory demyelinating polyradiculoneuropathy with diffuse and massive peripheral nerve hypertrophy：distinctive clinical and magnetic resonance imaging features. Muscle Nerve. 1998;21：805.

20. Naganuma M，Doi S，Shima K，et al. Chronic inflammatory demyelinating polyradiculoneuropathy associated with multifocal nerve hypertrophy：report of a case with MRI study. Rinsho Shinkeigaku. 1991;31：1186.

21. Matsuda M，Ikeda S，Sakurai S，et al. Hypertrophic neuritis due to chronic inflammatory demyelinating polyradiculoneuropathy（CIDP）：a postmortem pathological study. Muscle Nerve. 1996;19：163-169.

22. Matsuoka N，Kohriyama T，Ochi K，et al. Detection of cervical nerve root hypertrophy by ultrasonography in chronic inflammatory demyelinating polyradiculoneuropathy. J Neurol Sci.2004;219：15-21.

23. Smith EC，Hobson-Webb LD，Massey E. Nerve ultrasound in motor conduction block：pre- and posttreatment findings. Muscle Nerve. 2008;38：1369.

24. Granata G，Pazzaglia C，Calandro P，et al. Ultrasound visualization of nerve morphological alteration at the site of conduction block. Muscle Nerve. 2009;40：1068-1070.

25. Imamura K，Tajiri Y，Kowa H，et al. Peripheral nerve hypertrophy in chronic inflammatory demyelinating polyradiculoneuropathy detected by ultrasonography. Intern Med. 2009;48：581-582.

26. McGrogan A，Madle GC，Seaman HE，et al. The epidemiology of Guillain-Barré syndrome worldwide：a systematic literature review. Neuroepidemiology. 2009;32：150-163.

27. Vucic S，Kiernan MC，Cornblath DR. Guillain-Barré syndrome：an update. J Clin Neurosci.2009;16：733-741.

28. Léger JM，Behin A. Multifocal motor neuropathy. Curr Opin Neurol. 2005;18：567-573.

29. Van Asseldonk JTH，Franssen H，Van den Berg-Vos R M，et al. Multifocal motor neuropathy.Lancet Neurol. 2005;4：309-319.

30. Taylor BV，Dyck PJ，Engelstad J，et al. Multifocal motor neuropathy：pathologic alterations at the site of conduction block. J Neuropathol Exp Neurol. 2005;63：129-137.

31. Auer RN，Bell RB，Lee MA. Neuropathy with onion bulb formations and pure motor manifestations. Can J Neurol Sci. 1989;16：194-197.

32. Beekman R，van den Berg LH，Franssen H，et al. Ultrasonography shows extensive nerve enlargements in multifocal motor neuropathy. Neurology. 2005;65：305-307.

33. Martyn C，Hughes RAC. Epidemiology of peripheral neuropathy. J Neurol Neurosurg Psychiatry. 1997;62：310-318.

34. Pareyson C，Marchesi D. Diagnosis，natural history and management of Charcot-Marie-Tooth disease. Lancet Neurol. 2009;8：654-667.

35. Thomas PK. Overview of Charcot-Marie Tooth disease type 1A. Ann N Y Acad Sci. 1999;883：1-5.

36. Sereda M，Griffiths I，Pühlhofer A，et al. A transgenic rat model of Charcot-Marie-Tooth disease. Neuron. 1996;16：1049-1060.

37. Heinemeyer O，Reimers CD. Ultrasound of radial，ulnar，median and sciatic nerves in healthy subjects and patients with hereditary motor and sensory neuropathies. Ultrasound Med Biol 1999;25：481-485.

38. Martinoli C，Schenone A，Bianchi S，et al. Sonography of the median nerve in Charcot-Marie-Tooth disease. AJR. 2002;178：1553-1556.

39. Cartwright MS，Brown ME，Eulitt P，et al. Diagnostic nerve ultrasound in Charcot-Marie-Tooth disease type 1B. Muscle Nerve. 2009;40：98-102.

40. Fabrizi GM，Cavallaro T，Angiari C，et al. Giant axon and neurofilament accumulation in Charcot-Marie-Tooth disease type 2E. Neurology. 2004;62：1429-1431.

41. Stögbauer F，Young P，Kuhlenbäumer G，et al. Hereditary recurrent focal neuropathies：clinical and molecular features. Neurology. 2000;54：546-551.

42. Andersson PB，Yuen E，Parko K，et al. Electrodiagnostic features of hereditary neuropathy with liability to pressure palsies. Neurology. 2000;54：40-44.

43. Beekman R，Visser LH. Sonographic detection of diffuse peripheral nerve enlargement in hereditary neuropathy with

liability to pressure palsies. J Clin Ultrasound. 2002;30：433-436.

44. Centers for Disease Control's Diabetes Program. Available at www.cdc.gov/diabetes/statistics/prev/national/figpersons. htm. Accessed November 7，2009.

45. World Health Organization. Diabetes Fact Sheet. Available at www.who.int/mediacentre/factsheets/fs312/en/print.html. Accessed November 7，2009.

46. Feng Y，Schlösser FJ，Sumpio BE. The Semmes Weinstein monofilament examination as a screening tool for diabetic peripheral neuropathy. J Vasc Surg. 2009;50：675-682.

47. Lee D，Dauphinée DM. Morphological and functional changes in the diabetic peripheral nerve. J Am Podiatr Med Assoc. 2005;95：433-437.

48. Watanabe T，Ito H，Morita A，et al. Sonographic evaluation of the median nerve in diabetic patients. J Ultrasound Med. 2009;28：727-734.

49. Collins MP，Mendell JR，Periquet MI，et al. Superficial peroneal nerve/peroneus brevis muscle biopsy in vasculitic neuropathy. Neurology. 2000;55：636-643.

50. Burns TM，Schaublin GA，Dyck PJ. Vasculitic neuropathies. Neurol Clin. 2007;25：89-113.

51. Agarwal V，Singh R，Wiclaf，et al. A clinical，electrophysiological，and pathological study of neuropathy in rheumatoid arthritis. Clin Rheumatol. 2008;27：841-844.

52. Dyck PJ，Benstead TJ，Conn DL，et al. Nonsystemic vasculitic neuropathy. Brain.1987;110：843-854.

53. Nodera H，Sato K，Terasawa Y，et al. High-resolution sonography detects inflammatory changes in vasculitic neuropathy. Muscle Nerve. 2006;34：380-381.

54. Ito T，Kijima M，Watanabe T，et al. Ultrasonography of the tibial nerve in vasculitic neuropathy. Muscle Nerve. 2007;35：379-382.

55. Pearson JMH，Ross WF. Nerve involvement in leprosy：pathology，differential diagnosis and principles of management. Lepr Rev. 1975;46：199-212.

56. Fornage BD，Nerot C. Sonographic diagnosis of tuberculoid epilepsy. J Ultrasound Med.1987;6：105-107.

57. Martinoli C，Derchi L E，Bertolotto M，et al. ultrasonography and MR imaging of peripheral nerves in leprosy. Skeletal Radiol. 2000;29：142-150.

58. Elias J，Nogueira-Barbosa MH，Feltrin LT，et al. Role of ulnar nerve sonography in leprosy neuropathy with electrophysiology correlation. J Ultrasound Med. 2009;28：1201-1209.

59. Jain S，Visser LH，Praveen TLN，et al. High-resolution sonography：a new technique to detect nerve damage in leprosy. PLoS Negl Trop Dis. 2009;3：e498.

运动神经元病的超声检查

Michael S. Cartwright

译者：陈少华　苏淇琛

第八章视频

 视频 8.1：
上臂肱二头肌发生持续的肌束颤动

视频 8.2：
肌肉超声显示由肌纤维颤动引起的微小无序运动

本章的视频资料可在线观看，网址：www.expertconsult.com。

本章要点

- 肌萎缩性侧索硬化症（ALS）的神经超声研究很少，且在受累的外周神经的径线和回声特点并无出现有诊断意义的变化。

- 在运动神经元疾病的研究中，肌肉超声比神经超声研究得更多。

- 与肌源性疾病的超声表现不同，脊肌萎缩症的声像图主要表现为肌肉回声不均匀增强、肌肉萎缩、腓肠肌肥大、皮下组织增厚。目前评估肌肉回声强度的客观灰阶分析技术对该病诊断的灵敏度可达 87%。

- 超声可以很容易地检测到肌束颤动，同时可无痛、快速地扫查多个肌群。

- 最近的研究表明，通过采用高分辨力超声再加上合理的设置，可以在运动神经元病患者的肌肉中检测到肌纤维颤动。

"运动神经元病"在世界各地有着不同的含义。一些人使用同义术语肌萎缩性侧索硬化症（ALS）来描述，而其他人则认为，它更经常用于描述那些只有运动神经元受累的神经元损伤。在本章中，后者的定义方式被更广泛地使用，这使得运动神经元病的定义将包括多种疾病，如 ALS、脊肌萎缩症（SMA）、脊髓灰质炎和其他原因引起的孤立型运动神经元丧失。

ALS（也称为夏科或卢伽雷病）是现在临床上最常见的运动神经元病，年发病率为 1.5 ~ 2.5/10 万[1]。ALS 是由于上、下运动神经元发生变性逐渐丧失（功能）所引起的，而且目前仍无法治愈。ALS 有多个变异型，可以只有上运动神经元（原发性侧索硬化）或下运动神经元（进行性肌萎缩）受累。SMA 也是一种神经退行性疾病，但相对于 ALS 来说它具有遗传性（常染色体隐性遗传），并常累及儿童。SMA 根据发病年龄划分可分为四种亚型。

感染性运动神经元疾病很罕见，如脊髓灰质炎、西尼罗河病毒和人类免疫缺陷病毒（HIV）相关的运动神经元病。本章重点研究 ALS 和 SMA，因为目前神经肌肉超声也仅研究这两种运动神经元疾病。

一、运动神经元病的影像学

在早期，运动神经元病在临床上主要采用电生理检查方法进行诊断。虽然经常采用大脑和颈椎的磁共振成像（MRI）来排除与 ALS 临床表现相似的疾病，但仍很少有影像学的研究证实这些神经元病的诊断[2]。最近，随着先进中枢神经系统成像技术的出现，如功能性 MRI、MR 跟踪技术、正电子发射断层扫描（PET），ALS 影像学上存在的变化已经得到证实。虽然这些技术都有助于深入了解运动神经元病的病理生理变化，但它们仍不能很好地应用于临床诊断[3-5]。尽管运动神经元病的神经肌肉影像学一直在探索，但此领域仍没有得到很好的发展。从理论上讲，外周神经系统影像检查是有益的，因为它可以协助运动神经元病的诊断，提高我们对疾病病理生理学的认识，并可作为评估疾病治疗疗效和临床实践中疾病进展的替代指标。并且其中的一些应用已经通过神经肌肉超声得到初步探究。

（一）运动神经元疾病的神经超声

在影像学上，专注于运动神经元病患者外周神经的研究极其少见。尸检研究已经表明，ALS患者存在神经根萎缩[6]，但通过影像学确认活体神经根萎缩的报道目前极其缺乏。另外，运动神经元病影像的研究重点放在了外周神经方面，这也是研究的一个不足之处。

在一项研究中，有学者将神经肌肉超声技术用于检查ALS患者的神经[7]。在这份报告中，研究者使用高分辨力超声诊断仪（Biosound MyLab 25，Esaote Group，Genoa，Italy；探头18MHz）采集20位ALS患者上臂正中神经（图8.1）和外踝腓肠神经（图8.2）的图像，并与20位年龄和性别相匹配的健康者进行对照研究。研究结果表明，ALS患者的正中神经的平均横截面积较正常人稍小，而两者腓肠神经的平均横截面积并没有显著差异（图8.3）。但是，ALS患者正中神经的平均横截面积（10.5 mm²）和对照组（12.7mm）之间的绝对差异并不大。研究中还观察到，在ALS患者正中神经的平均横截面积实际上比以往研究的健康对照组略大，并认为该研究中正常对照组正中神经平均横截面面积较大的原因可能是因为该研究健康正常组较以前研究的正常

对照人群具有更大的平均年龄，因为神经的横截面积会随着年龄的增加而略有增加。虽然该研究仅对两条神经进行检查，并没有将神经根列入研究，也没有对远端运动神经进行评估。但是，这份研究报告仍展示出一个微妙的差异，即ALS患者的正中神经截面积比与年龄和性别相匹配的正常对照组小。

（二）运动神经元病的肌肉超声

由于肌肉影像学在SMA和ALS两种疾病中均有研究，使得肌肉成像技术对运动神经元病的研究

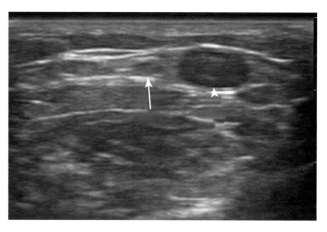

图8.2 外踝处腓肠神经（箭头）的高分辨力声像图。腓肠神经往往与浅表静脉（箭头）相邻，容易被压迫

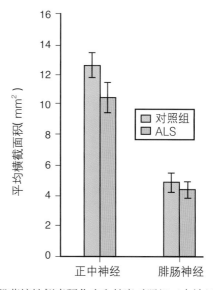

图8.3 肌萎缩性侧索硬化症和健康对照组正中神经、腓肠神经的平均横截面积。ALS患者正中神经的平均横截面积比正常对照组小，但两组之间的腓肠神经平均横截面积无明显差异

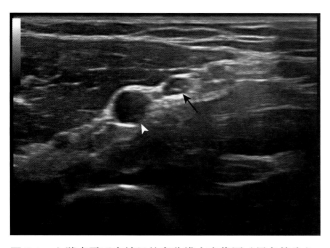

图8.1 上臂水平正中神经的高分辨力声像图（黑色箭头）。正中神经与肱动脉相邻（箭头）

比神经成像技术更为先进。但是它有进一步研究的空间。神经肌肉超声正作为一种诊断运动神经元病的工具和一种反映疾病进程的替代指标被研究，这些会在以下段落中进行介绍。

1. SMA 的诊断

最早的一些神经肌肉超声研究主要是评估其在小儿神经肌肉疾病中诊断的准确性。1982 年，Heckmatt 等对 60 名神经肌肉疾病患儿与 60 名健康儿童之间的肌肉超声表现进行比较。结果发现两组之间存在一个明确的差异，即 SMA 患者的肌肉回声增强、肌肉萎缩，并伴有皮下组织增厚（图 8.4）[8]。之后，Kamala 在 20 名男性杜氏肌营养不良症患儿和 10 名 SMA 患儿之间开展研究，发现肌肉超声变化与肌肉活检结果关系密切，即便是那些有最轻微临床表现的患者也会有易察觉的肌肉回声增强[9]（框 8.1 列出 SMA 神经肌肉超声表现）。

框 8.1 脊肌萎缩症神经肌肉超声表现
1. 肌肉回声增强
2 肌肉回声不均更明显
3. 皮下组织的厚度增加
4. 肌肉萎缩
5. 皮下组织与肌肉的厚度比增加
6. 腓肠肌肥大
7. 肌束颤动持续时间长

紧随着 SMA 肌肉超声主观研究的是更客观的评估研究。20 世纪 80 年代后期，Heckmatt 等采用测量肌肉和皮下组织厚度作为区分 SMA 与肌肉营养不良症的一种手段。SMA 患者可出现肌肉萎缩及与肥胖无关的皮下组织增厚，而肌营养不良症患者并没有表现出肌肉萎缩及皮下组织厚度的改变（图 8.5）[10-11]。随后，Reimers 等研究了 350 位不同类型的神经肌肉疾病患者，结果表明腓肠肌真性肥大和假性肥大是青少年近端 SMA 3 型患者的最常见表现，但这一发现并无特异性，因为它也可在其他多种神经肌肉疾病患者中观察到[12]。

肌肉大小的测量研究导致了对 SMA 更加客观的神经肌肉超声研究。在 2000 年，Pohle 等对电脑辅助肌肉纹理分析技术进行了研究，结果表明该技术（这是基于亮度的评估和肌肉的微观和宏观结构）可以用于区分 SMA、肌营养不良症、炎症性肌病及遗传性运动感觉神经病变，而且它的敏感性达 77%～94%，特异性达 81%～98%[13]。20 世纪后期 Pillen 等进一步推进了这些客观测量方法的研究。在这组研究中 SMA 患者的肌肉超声声像图主要表现为回声不均匀增强伴肌肉萎缩，运用计算机辅助灰度分析技术能够区分特定病变肌肉群是源于神经源性的变化（特别是 SMA）还是肌源性病变的变化，其阳性预测值为 86%，阴性预测值为 84%[14]。同时还证明了计算机辅助灰度分析技术可将 SMA 诊断的敏感性从使用 Heckmatt 视觉量化分级评估的 71% 提高至 87%，而且电脑辅助分析技术比视觉评估技术更能提高观察者间评估肌肉超声的可靠性[15]（注：视觉分级系统是由 Heckmatt 等为评估肌肉超声开发

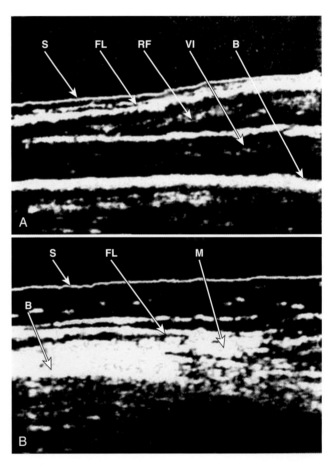

图 8.4　一位 4 岁的健康女孩（A）和一位 4 岁的轻度脊肌萎缩症（SMA）女孩（B）的纵断面超声声像图。女性 SMA 患儿的超声声像图显示肌肉萎缩，肌肉回声增强（M 区），并伴皮下组织增厚。B，骨；FL，筋膜；RF，股直肌；S，皮肤；VI，股中间肌（摘自 Heckmatt JZ, Leeman S, Dubowitz V：Ultrasound imaging in the diagnosis of muscle disease, J Pediatr 101：656–660, 1982.）

的，计算机辅助灰度分析技术则是由 Polhe 和同事开发，在第三章中 Pillen 等有更详细的描述）。Baalen 和 Stephani 推测在 SMA 患者肌肉超声观察到的不均匀的肌肉回声可能是因为有不同类型肥厚纤维集聚存在引起的（图 8.6）[16]。Aydinli 等运用超声检查技术评估肌张力减退的 SMA 婴儿，结果更进一步证实了超声检查结果和肌电图结果之间存在很高的一致性[17]。

2. ALS 的诊断

与 SMA 相比，关于 ALS 肌肉超声的研究较少。Arts 等对 48 位 ALS 患者的 5 个肌群进行了超声定量分析研究。这项研究结果表明 ALS 患者肱二头肌、前臂屈肌和股直肌回声显著增强并伴肌层厚度减小（图 8.7）[18]。Cartwright 等亦证实了 ALS 患者与年龄和性别相匹配的正常对照组相比，肱二头肌 / 肱肌有明显的萎缩（图 8.8）[7]。

在 ALS 研究中，另一个有趣的发现是实时超声成像可很容易检测出肌束颤动。肌束颤动是由活化的分散运动神经元激活整个运动单元引起的。这最终将导致一个运动单元的所有肌纤维的收缩，如果其发生在浅表，可以表现为皮肤颤抖。不像肌电图，超声可以很容易地检测出肌束颤动，还可以快速、无痛地进行大面积检查并寻找肌束颤动的存在。Arts 等发现，25 例 ALS 患者中有 24 例在采用实时超声检查时可发现肌束颤动[18]，同时 Cartwright 等还注意到超声检查时可发现 50% 的 ALS 患者存在舌肌的肌束颤动，其中有 1 人肌束颤动在目视检查时无法察觉（视频 8.1）[7]。这些发现在诊断 ALS 中具有重要意义，因为膝盖近端的肌肉发生肌束颤动提

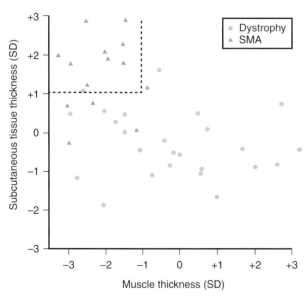

图 8.5　本图比较了脊肌萎缩症患儿（箭头）和杜氏肌营养不良症患儿（圆圈）皮下组织厚度（Subcutaneous tissue thickness）和肌肉厚度（Musck thickness）。14 名脊肌萎缩症（SMA）儿童中有 10 名患者的肌肉厚度低于平均值 1 个或 1 个以上标准差(SD)且皮下组织的厚度超过平均值 1 个标准差，而 25 名杜氏肌营养不良（Dystrophy）男童只有 1 名在这范围内（摘自 Heckmatt JZ，Pier N，Dubowitz V：Assessment of quadriceps femoris muscle atrophy and hypertrophy in neuromuscular disease in children，J Clin Ultrasound 16：177-181，1988.）

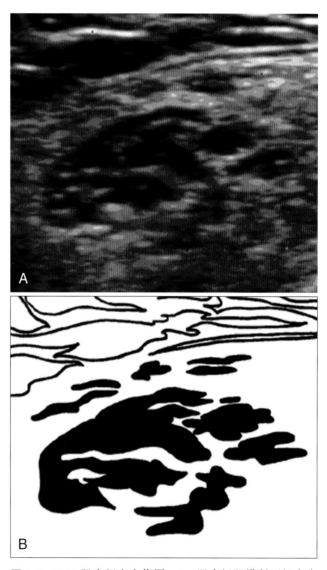

图 8.6　SMA 肌肉超声声像图。A，股中间肌横断面超声表现为萎缩的肌纤维之间存在纤维组织增生。B，示意图用黑色区域表示肥大增生的肌纤维（摘自 van Baalen BA，Stephani U：Muscle fibre type grouping in high resolution ultrasound，Arch Dis Child 90：1189，2005.）

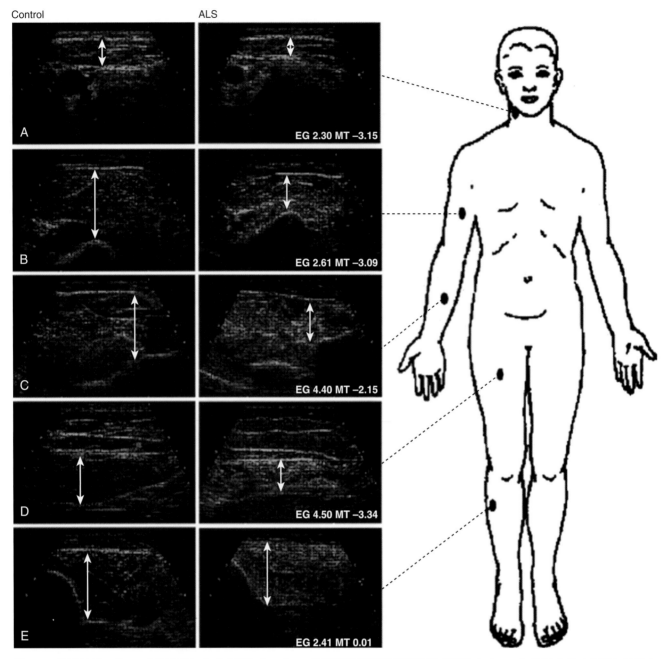

图 8.7　此图显示一位 72 岁健康老年人（左列）和一位 72 岁延髓发病的肌萎缩性侧索硬化症（ALS）老年患者（右列）的肌肉超声声像图。以下为肌肉标注：胸锁乳突肌（A），肱二头肌（B），前臂屈肌（C），股直肌（D），前胫骨（E）。ALS 患者的回声 Z - 值（EG）和肌肉厚度（MT）显示在每个扫描平面的右下角（摘自 Arts IM，van Rooij FG，Overeem S，et al：Quantitative muscle ultrasonography in amyotrophiclateral sclerosis，Ultrasound Med Biol 34：354–361，2008.）

示 ALS 患者有肌肉受累，另外受累肌肉的分布又有助于 ALS 的诊断[19]。从这些研究我们可以推测，利用超声检查可快速扫查肌肉群（如臂旁肌肉），协助临床检查隐匿性肌束颤动并帮助建立运动神经元病的诊断。应当指出，超声也可以检测出 SMA 肌束颤动[20-21]。有人甚至认为超声测量肌束颤动的持续时间可以区分 SMA（持续时间较长）和 ALS（肌束颤动持

续时间较短）[22]。

最近有学者提出可采用超声技术检测肌纤维颤动，这也许是所有运动神经元病的神经肌肉影像学研究中最有趣而且较肯定的发现之一。2007 年，Baalen 和 Stephani 报道 10 例基因证实的 SMA 婴儿出现可视化的肌纤维颤动，而这些肌纤维颤动可以通过使用 15MHz 探头观察到，其表现为肌肉内部

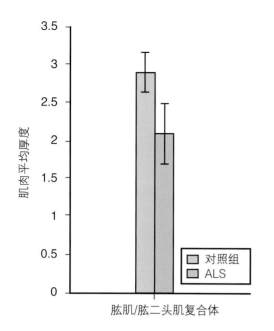

图 8.8 显示肌萎缩性侧索硬化症（ALS）组和健康对照组肱肌 / 肱二头肌复合体的平均厚度。ALS 患者肱二头肌和肱肌相加平均厚度小于健康对照组肌肉平均厚度

二、疾病进展的替代指标

在一项 20 例 ALS 患者的研究中，研究者通过测量肱肌 / 肱二头肌复合体的厚度（在上臂中部水平测量从肱二头肌最表面至肱骨边缘复合体的厚度），并与疾病进展的标准指标如 ALS 功能分级标准、强度测试及活动耐力进行比较（图 8.9）[7]。结果发现，复合体肌肉厚度与肱二头肌强度有关（$r = 0.51$，$p= 0.02$），同时说明肌肉超声有望成为一种 ALS 疾病及其他运动神经元疾病疾病进展监测的无痛、无创、无辐射的敏感技术。Yoshioka 等还建议膈肌超声可作为评价 ALS 疾病进展的替代指标[25]。这两种方法（肱肌 / 肱二头肌复合体超声和膈肌超声）仍需要前瞻性的研究去证实它应用的可能性。

三、结论

如前所述，人类运动神经元疾病的神经肌肉超声是一个相对未开发的领域，但有着很大的发展潜

出现混乱运动[23]。他们认为术语纤颤比肌纤维颤动更准确，因为这是全部肌肉纤维发生的可视化运动。Pillen 等随后同时使用超声检查和肌电图评估 8 例肌纤维颤动患者，并证实肌纤维颤动是由肌肉内可见的微小、不规则的摆动运动形成的（视频 8.2）[24]。他们还发现，这些动作在冰凉的肢体不太容易检测到，并指出训练有素的超声医师之间的检测可信度高（Kappa 值为 0.65）。虽然进一步的研究是必要的，但是目前神经肌肉超声检测丧失神经支配的肌纤维发生的微小运动能力是可行的。

ALS 肌肉超声研究的其他两个报道值得大家关注。首先，Yoshioka 等使用超声评估 ALS 患者的膈肌，发现呼吸时膈肌移动减小且膈肌厚度并没有改变[25]。他们认为发生这种情况可能是因为膈肌无力或瘫痪，膈肌超声在诊断 ALS 可能是有用的（膈肌超声的进一步讨论，请参见第 12 章）。其次，Saigusa 等使用 M 型彩色多普勒评估 ALS 中构音障碍的患者和健康对照组的舌肌运动[26]。他们发现超声是一种无创的、无辐射的检查方法，它可以精确定量舌肌的异常活动。

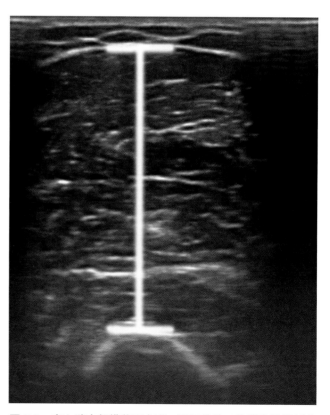

图 8.9 在上臂中部横截面水平。测量的肱二头肌和肱肌复合体的厚度，从皮下组织到肱骨回声（白线标注部分）

力。在神经和肌肉超声的研究中，使用超高频探头可以帮助我们了解疾病的发病机制。另外，神经根和运动神经远端的超声检查可以发现有助于运动神经元疾病诊断的声像图改变。再者，通过对超声测量肌肉厚度（包括膈肌）的前瞻性分析，证明了超声可作为一项在尝试性治疗和临床实践中评估疾病进展的先进技术。最后，采用定量肌肉超声联合肌纤维颤动的可视化技术可使得对运动神经元疾病的诊断更早、更准确。

参考文献

1. Logroscino G, Traynor BJ, Hardiman O, et al. Descriptive epidemiology of amyot rophic lateral sclerosis : new evidence and unsolved issues.J Neurol Neurosurg Psychiat ry. 2008;79 : 6-11.

2. Shook SJ, Pioro EP. Racing against the clock : recognizing, differentiating, diagnosing, and referring the amyotrophic lateral sclerosis patient . Ann Neurol. 2009;65（Suppl 1）: S10-S16.

3. Senda J, Ito M, Watanabe H, et al. Correlation between pyramidal tract degeneration and widespread white matter involvement in amyotrophic lateral sclerosis : a study with tractography and diffusion-tensor imaging. Amyotroph Lateral Scler. 2009;10 : 288-294.

4. Abrahams S, Goldstein LH, Simmons A, et al. Word retrieval in amyotrophic lateral sclerosis : a functional magnetic resonance imaging study. Brain. 2004;127 : 1507-1517.

5. Johansson A, Engler H, Blomquist G, et al.Evidence for astrocytosis in ALS demonst rated by [11C]（ L ）-deprenyl-D2 PET.J Neurol Sci.2007;255 : 17-22.

6. Konagaya M, Kato T, Sakai M, et al.A clinical and pathological study of a Japanese case of amyotrophic lateral sclerosis/parkinsonism-dementia complex with family history J Neurol .2003;250 : 164-170.

7. Cartwright MS, Walker FO, Caress JB, Diagnostic ultrasound in amyotrophic lateral sclerosis, 2009, Unpubl i shed Work

8. Heckmatt JZ, Leeman S, Dubowitz V. Ultrasound imaging in the diagnosis of muscle disease. J Pediat r. 1982;101 : 656-660.

9. Kamala D, Suresh S, Githa K. Real-time ultrasonography in neuromuscular problems in children. JCl in Ul t rasound. 1985;13 : 465-468.

10. Heckmatt JZ, Pier N, Dubowitz V. Assessment of quadriceps femoris muscle atrophy and hypertrophy in neuromuscular disease in children. J Cl in Ultrasound. 1988;16 : 177-181.

11. Heckmatt JZ, Pier N, Dubowitz V. Real-time ultrasound imaging of muscles. Muscle Nerve.1988;11 : 56-65.

12. Reimers CD, Schlotter B, Eicke BM, Witt TN. Calfenlargement in neuromuscular diseases : a quantitative ultrasound study in 350 patients and review of the literature. J Neurol Sci.1996;143 : 46-56.

13. Pohle R, Fischer D, von Rohden L.Computer-supported tissue characterization inmusculo skeletal ultrasonography. Ultraschall Med. 2000;21 : 245-252.

14. Pillen S, Verrips A, van AN, et al. Quantitative skeletal muscle ultrasound : diagnostic value in childhood neuromuscular disease.Neuromuscul Disord. 2007;17 : 509-516.

15. Pillen S, van KM, Nievelstein RA, et al.Skeletal muscle ultrasonography : visual versus quantitative evaluation. Ultrasound Med Biol.2006;32 : 1315-1321.

16. van Baalen BA, Stephani U.Muscle fibre type grouping in high resolution ultrasound. Arch Dis Child. 2005;90 : 1189.

17. Aydinli N, Baslo B, Caliskan M, et al.Muscle ultrasonography and electromyography correlation for evaluation of floppy infant s. Brain Dev. 2003;25 : 22-24.

18. Arts IM, van Rooij FG, Overeem S, et al. Quantitative muscle ultrasonography in amyotrophic lateral sclerosis. Ultrasound Med Biol.2008;34 : 354-361.

19. Brooks BR, Miller RG, Swash M, Munsat TL. El Escorial revisited : revised criteria for the diagnosis of amyotrophic lateral sclerosis. Amyotroph Lateral Scler Other Motor Neuron Disord.2000;1 : 293-299.

20. Reimers CD, Muller W, Schmidt-Achert M, et al. Sonographic detection of fasciculations.Ultraschall Med.1988;9 : 237-239.

21. Scheel AK, Toepfer M, Kunkel M, et al. Ultrasonographic assessment of the prevalence of fasciculations in lesions of the peripheral nervous system. J Neuroimaging.1997;7 : 23-27.

22. Kohno S, Kawai M. Real time sonographic imaging of fasciculation. Rinsho Shinkeigaku.1998;38 : 259-262.

23. van Baalen B.A, Stephani U. Fibraton, fibrillation, and fasciculation : say what you see. Cl in Neurophysiol.118, 2007. 1418–1420

24. Pillen S, Nienhuis M, van Dijk J.P, et al.Muscles alive : ultrasound detects fibrillations. Clin Neurophysiol. 2009;120 : 932-936.

25. Yoshioka Y, Ohwada A, Sekiya M, et al. Ultrasonographic evaluation of the diaphragm in patients with amyotrophic lateral sclerosis. Respirology. 2007;12 : 304-307.

26. Saigusa H, Saigusa M, Aino I, et al. M-mode color Doppler ultrasonic imaging of vertical tongue movement during articulatory movement.J Voice. 2006;20 : 38-45.

第九章

炎性肌病的超声检查

Steven J. Shook

译者：陈少华　苏淇琛

本章要点

- 炎性肌病的声像图主要表现为肌肉回声增强，将其与附近的骨性结构对比可对肌肉回声强度进行分级。
- 炎性肌病的早期，肌肉内可出现能量多普勒信号的增多，这提示肌肉内的血供增加。
- 包涵体肌炎通常表现为受累肌肉的回声增强（手指屈肌、股四头肌），而且这些肌肉较其他炎性肌往往表现出更明显的肌肉萎缩。
- 肌肉内钙化（伴后方声影）是青少年型皮肌炎独特的超声表现。

传统炎性肌病主要根据病史、神经病学检查、血清肌酸磷酸激酶水平、肌电图检查和肌肉活检来确诊。越来越多的研究表明，影像学可作为一种有用的辅助检查手段，它可以客观、无创地评估肌肉的形态并区分正常与异常的肌肉。

超声检查是一种快速、灵活、低成本的检查方法，它几乎可以观察任何感兴趣的肌肉并确定相关肌肉的一般形态（如确定肌肉的近端或远端、对称或者不对称等）。标准 B 型超声判断肌肉异常的项目包括肌肉厚度、回声强度、肌肉内异质性变化（如钙化）和肌肉不自主运动（如肌束颤动）。新近，随着能量多普勒超声和造影技术的发展，超声检查技术在炎性肌病诊断中的作用有望得到提高，即便是目前对这些技术的运用仍然很有限。

一、炎症性肌无力的 B 型超声动态评价

大多数超声诊断仪均能够测量任何感兴趣区域软组织结构的径线和横截面积，其中包括骨骼肌。超声的动态特性便于实时观察组织的变化，可获得肌肉收缩和舒张期间的定量和定性信息。

正常肌肉大小的研究已经有过报道[1-2]，但实际上所测得的大小是多变的，并且在一定程度上取决于患者的年龄和性别以及超声科医师的经验水平[3-4]。在一项小型的研究中，由有经验的检查医师通过全程测量 6 个正常成年人的肌肉厚度，结果证实了是大肌肉横截面积测量的可靠性和有效性[5]。若测量的位置、肌肉的边界和入射角（如在第 3 章中所述）被设定在适当的标准下，并对某一位特定患者的一侧与另一侧肌肉进行比较，肌肉厚度的改变会很容易被发现。

用超声技术分辨炎症肌病中正常肌肉和无力肌肉的可行性也已在一项小型研究中被证实。该研究组对 9 名"活动性肌炎或非活动性肌炎"患者（包括 6 名特发性多发性肌炎，2 名皮肌炎，1 名包涵体肌炎）和 9 名健康者股直肌在放松和收缩状态下径线的变化（水平方向和垂直方向）进行了比较分析[6]。结果发现所有患者肌肉在收缩时肌肉的横径均减小，厚度均增加。然而，正常组肌肉在收缩时径线变化的平均值更大，并与肌力的大小相关。这些研究表明，动态超声可作为一项定量检测肌炎患者肌内情况的辅助手段。

二、炎症性肌病的标准 B 型超声表现

炎症性肌病有很多种异常超声征象，包括"水肿样""脂肪瘤样"和"慢性 / 萎缩样"表现。但是，这些表现并非炎症性肌病的特异性表现，炎症性肌病的许多超声表现已经被文献证实 [3,7-8]。

（一）肌肉水肿

与正常肌肉的外观（由强回声的肌束膜结缔组织分隔低回声的肌束）相比，水肿的肌肉体积增大、回声增强。这种表现也可以在运动后状态下短暂观察到，这凸显了在静息状态下检查肌肉的重要性，而不是活动后立即检查 [3]。由于众多的创伤后、炎症和感染都与肌肉水肿相关，所以，这种超声表现很少有特异性。此外，早期脂肪和纤维组织浸润也会有类似的声像图表现，这进一步降低了运用肌肉回声增强来诊断肌肉水肿的效能。

（二）肌肉萎缩

肌肉萎缩可通过超声确诊，它的超声表现是以肌肉回声增强和肌肉体积缩小为主要特征。与肌肉水肿（肌肉内水分增加）所致的肌肉回声增强不同，肌肉萎缩的回声增强是由于界面散射密度增加和声阻抗的提高所引起。脂肪和纤维组织的慢性浸润可使肌肉回声进一步增强。因此，肌肉容积的减小和肌肉回声的增强是一个很普遍的过程，无论对慢性炎症性肌病还是神经性损伤及失用性肌肉萎缩都是如此 [9-11]。

（三）回声强度

回声的增强程度，也称为回声强度，可以采用主观的视觉分级量表或者运用定量方法进行评估（图9.1）。最常用的肌肉视觉分级量表最早是由 Heckmatt 等共同开发并用于评估肌肉营养不良的患者 [12-13]。肌肉回声的 Heckmatt 评分等级为 4 级。Ⅰ级：具有骨骼强回声的正常肌肉回声。Ⅱ级：肌肉回声增加，但具有鲜明的骨骼回声。Ⅲ级：肌肉回声明显增强，相邻的骨骼回声识别能力降低。Ⅳ级：肌肉回声非常强，骨骼回声与增强的肌肉回声难以鉴别。由于使用视觉分级量表的评判一致性低，使得利用计算机辅助灰度分析技术定量测量回声强度得到了发展 [14]。为了便于在不同的成像平台重现，已制定了机器的配置、校准、探头定位、选择感兴趣区域的理想标准 [15]。肌

肉回声定量灰度分析技术的可重复性已得到肯定，随着更多经验积累，该技术有望在临床实践中得到更广泛的应用（见第三章和第十章关于肌肉回声定性和定量评估的进一步讨论）。

三、炎性肌病的多普勒超声表现

能量多普勒超声技术提供了一种无创评估血管体积和检测软组织血供情况的方法 [16]。与传统的彩色多普勒成像不同，该技术既不依赖角度，也不受伪像影响，同时还可用于肌肉成像。然而，能量多普勒不能测量毛细血管血流，也无法区分静脉和动脉血流 [3]。运动后肌肉血供的暂时增加导致肌肉中的多普勒信号立即增强，即短暂性肌肉血供增加，故对于近期有进行锻炼的肌肉发现回声增强时应谨慎辨别 [17]。

有一项研究旨在评估联合灰阶和多普勒技术在炎性肌病诊断中的效用，该研究检查了 73 例炎性肌病的患者（包括皮肌炎 17 例，多发性肌炎 10 例，狼疮相关性肌炎 5 例，包涵体肌炎 3 例，局灶性肌炎 1 例，其余为结节病肌炎患者），并将超声检查及临床结果与 6 个正常人进行比较（例如肌肉力量和功能）。结果发现，联合两种超声技术确诊的患者和正常对照组患者之间存在明显差异。具体来说，多普勒超声发现病程较短的患者肌肉内血供有增加趋势（图 9.2），这与临床上的功能和炎症评分相符。病程较长和肌酸激酶水平较低的患者可发现肌肉内异常的灰阶声像（例如回声增强和萎缩）[18]。最后作者得出结论，联合这两种超声技术有可能会增强区分肌炎与正常肌肉的能力，并有助于鉴别慢性或

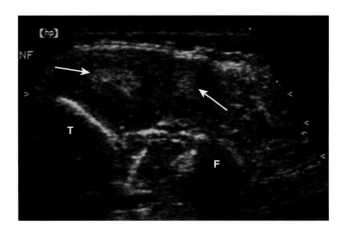

图 9.1 显示青少年型皮肌炎患者的肌肉出现片状回声增强。箭头表明局灶性回声增强。F，腓骨；T，胫骨

者活动性肌肉炎症。最近的研究报告也证实了在炎症性肌病的患者中确实存在受累肌肉内能量多普勒信号增加，同时在激素治疗后这一异常表现也会随之消失[19]。

四、超声造影

使用超声造影剂可以使超声测量肌肉灌注和血管容积的敏感性提高两到三个数量级[3]。最常用的造影剂是由大小为 1～5μm 的颗粒构成，它的稳定性是由蛋白质和脂质共同维持的。造影剂可在血管内保持稳定，当被高能量脉冲超声或低机械指数脉冲超声所破坏时，可在肌肉组织内产生一个能够被超声检测到的变化。微泡检测既不依赖血流的流量也不依赖速度，使其成为一种测量灌注的高度敏感手段，其中包括检测毛细血管内血流情况[7]。

灌注可以通过采用微泡造影剂直接或间接地测量。间接方法是将探头放置在肌肉表面的固定位置，注入造影剂并实时测量信号强度。灌注曲线提供了一种间接测量灌注的方法，包括峰值和最大强度值的时间。绝对灌注定量需要在感兴趣区域的微泡破裂后使用"补充动力学"模式下进行测量。Weber 等对正常志愿者的静脉注射造影剂，使用具有能量多普勒功能的超声设备及 7MHz 线阵探头对其进行检查，结果证实了这种技术的可行性[20]，并发表了一份详细的初步检查方案[7]。值得注意的是，使用这种造影剂的禁忌证包括严重的心脏和肺部疾病、妊娠和半乳糖血症。

有研究对 22 例怀疑患有皮肌炎或多发性肌炎的患者行超声造影检查，并与 10 名正常志愿者进行前瞻性比较。结果表明，与正常组相比，病理证实肌炎的患者在行超声造影时肌肉的血容量、血流量及血流速度测量均增加。作者得出结论，该技术可用于临床上无创地检测肌炎患者受累肌群血流灌注的增加情况（图 9.3）[21]。

另外，研究者将多发性肌炎和皮肌炎患者的超声造影结果同时与磁共振成像（MRI）和肌肉活检也进行了前瞻性的比较研究。在研究中，发现磁共振 T2 加权识别肌肉信号增强的敏感性、特异性、阳性预测值、阴性预测值分别为 100%、88%、77%、100%，与之相比，超声检测肌炎患者肌肉血流增强可获得敏感性为 73%，特异性为 91%，阳性预测值为 80%，阴性预测值为 88%。作者认为，超声检测骨骼肌灌注量的增加可以作为炎性肌病的诊断指标，并且超声和 MRI 联合应用可增加诊断肌肉炎症的特异性[7,22]。此外，灌注量增加值也与治疗反应有关，提示该技术有实时评估肌炎活动性的潜力，并可作为一个反映疾病进展的替代指标[21]。

五、不同类型肌病的相关发现

（一）特发性炎性肌病

多发性肌炎、皮肌炎和包涵体肌炎是一组异质性的自身免疫综合征，其特点是肌肉无力伴炎症。以往统称为特发性炎性肌病。目前病因仍未明。在

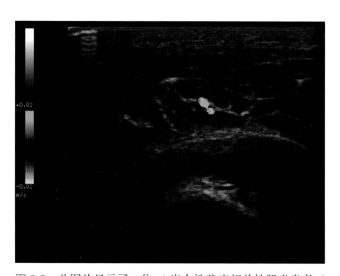

图 9.2　此图片显示了一位 19 岁女性狼疮相关性肌炎患者三角肌的彩色多普勒信号。彩色多普勒信号通常不会出现在健康的肌肉，但这例患者三角肌出现了血流信号，与炎症性肌病的肌电图（EMG）的结果符合

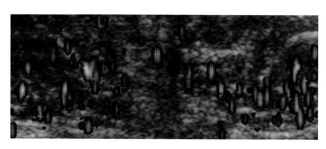

图 9.3　一位 60 岁多发性肌炎男性患者在注入 10mL 半乳糖棕榈酸造影剂 75 秒后，横截面的能量多普勒超声提示信号弥漫性的增强（摘自 Weber MA，Krix M，Jappe U，et al：Pathologic skeletal muscle perfusion in patients with myositis：detection with quantitative contrast-enhanced US：initial results，Radiology238：640–649，2006，Figure 9-4b.）

组织病理学上这些疾病是完全不同的。临床上，多发性肌炎的特点是无痛性的对称性近端肌无力。晚期可出现颈部前屈无力，但眼部或面部肌无力是极为少见的。皮肌炎的其他特点还有指间关节的红斑性丘疹（Gottron 丘疹），眼睑呈紫罗兰色（鸡血石皮疹），光敏性，肩上皮疹（"披肩征"），甲襞变化。一小部分无肌病性皮肌炎患者（即，无肌炎性皮肌炎），在没有肌无力的情况下仅表现出特征性的皮肤表现。包涵体肌炎则表现为一个渐进式发病的过程，其独特的表现是不对称的肌肉无力，且往往累及前臂深屈肌和下肢的近端肌肉[23-24]。

很多研究已经证实了超声诊断特发性炎性肌病的效用。由 Reimers 等进行了迄今为止规模最大的筛查，将组织学证实为多发性肌炎（30 例）、皮肌炎（18 例）、包涵体肌炎（13 例）的成年患者以及一组肉芽肿性肌炎（9 例）的患者与 102 例正常对照组进行比较研究。研究采用 3.75 MHz 线阵探头进行检查，最多对一个人的 21 块肌肉进行了检查（中位数为 15 块肌肉，在肌病患者中取 16 块），同时记录视觉分级量表和灰度回声定量测量值。结果表明，肌肉超声联合视觉分级量表和回声灰度定量方法诊断肌炎的灵敏度为 83%，与肌电图（92%）及血清肌酸激酶活性（69%）比较没有显著性差异。另外，超声诊断的阳性预测值达 95%，阴性预测值达 89%。总体而言，超声是一种可用于识别炎症性肌病的工具，目前仍没有特异的诊断标准来确诊相关特发性炎症性肌病[25]。

在一项对 11 例未经治疗的炎性肌病患者进行纵向研究中（皮肌炎 4 例，硬皮病并多发性肌炎 4 例，多发性肌炎 2 例，狼疮性肌炎 1 例），研究者评估实时超声测量在确定疾病的活动性和对治疗的反应的实用性。研究者先在 B 模式下使用高频（6~12MHz）线阵式超声探头对患者进行检查，并于研究刚开始时及 6 个月时测定股直肌和股外侧 / 内侧肌的肌肉回声强度（使用视觉分级量表）和肌束膜隔计数。所有患者均接受临床医生规范化治疗，根据医生的判断，治疗采用渐减至最小维持剂量的泼尼松龙联合甲氨蝶呤或硫唑蝶呤。研究表明，15 名健康成年对照组相比，患者的肌肉回声明显增强，隔计数显著增高。最后，7 例患者完成了 6 个月的超声随访评估，其中有 6 例肌肉回声和隔计数恢复正常。另外，由于超声诊断结果和各种临床参数之间的相关性没有达到统计学差异，说明这种技术是一个独立的评估方法[26]。

（二）包涵体肌炎

不同疾病有着不同演变速度。与多发性肌炎和皮肌炎相比，包涵体肌炎因为脂肪浸润更严重使得包涵体肌炎的肌肉萎缩和回声增强的通常特征更明显。值得注意的是，超声和组织病理结果的比较表明，肌肉中脂肪过多沉着比肌肉纤维化对肌肉的回声有更大的影响（图 9.4）[25]。同样重要的是，超声检查发现的肌肉异常与临床上肌肉病变的分布相似，优先累及前臂屈肌和股四头肌。

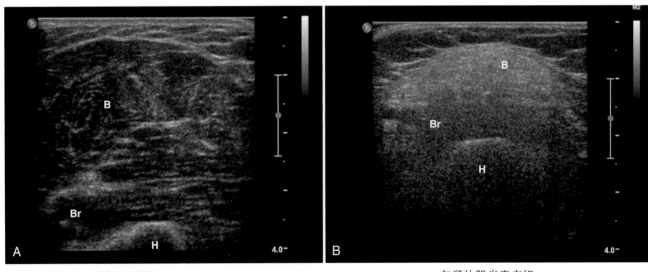

健康对照组　　　　　　　　　　　　包涵体肌炎患者组

图 9.4　包涵体肌炎患者（B）和一个年龄匹配的健康对照组（A）肱二头肌的横断面扫查。注意包涵体肌炎患者肌肉回声增强明显和萎缩严重。B，肱二头肌；BR，肱肌；H，肱骨

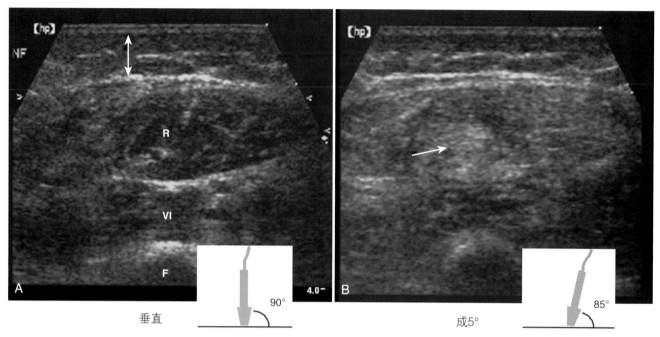

垂直 90°   成5° 85°

图 9.5　在探头垂直（A）和成 5°（B）时于髂前上棘与髌骨之间中点对股四头肌行横断面扫查。当探头被垂直放置时，该股直肌的回声是正常的。当探头侧动轻微的角度时即出现回声增强，并出现一个垂直扫查时不可见的局灶性高回声部分（箭头所示）。双箭头表示皮下组织。F，股骨；R，股直肌；VI，股中间肌

（三）皮肌炎

　　对 5 个未经治疗的急性皮肌炎患儿的超声研究发现，其中有两个患儿肌肉回声增强，当探头在横断面呈一定角度时，股直肌的回声相对股外侧肌有显著的改变（图 9.5）。该作者提出，这一发现对于皮肌炎是相对特殊的，并推测它是由潜在的肌纤维束周萎缩及围绕肌束的结缔组织增生以及股肌、股直肌的斜行走向所造成的[27]。但其他作者持有异议，认为这一发现可以在任何肌肉发炎以及正常的肌肉观察到，因此认为这不是有用的临床发现[28]。

　　MRI 和超声也用于评估 5 例仅有皮损而没有肌炎临床证据的皮肌炎患者，并分别与阳性对照组（患有肌炎的皮肌炎患者）和阴性对照组（健康的正常对照组）进行比较研究。结果，其中有 3 例皮肌炎患者的 MRI 与超声检查结果与肌肉炎症时的表现一致。此外，在对已知肌肉受累而没有活动性肌炎表现的阳性对照组研究时，发现超声和 MRI 检查也有相似的影像学表现。作者得出结论：MRI 和超声都是识别患者肌肉有无受累的有用辅助手段，尽管超声似乎更具性价比，但磁共振成像更具敏感性和特异性[29]。

　　最后，尽管在成年型的特发性炎性肌病患者的肌束内和肌束周围并没有发现典型强回声伴声影的钙化灶，但是其可以在青少年型皮肌炎的患儿中被发现（图 9.6）[30]。

（四）化脓性肌炎

　　化脓性肌炎是累及一个或多个肌肉群的肌肉内感染。这种疾病被认为是多种原因造成的肌肉损伤

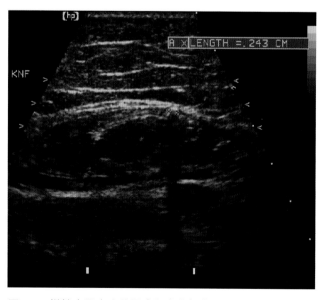

图 9.6　慢性皮肌炎患儿股直肌内的钙化灶

后出现的短暂菌血症，这些原因包括剧烈运动、外伤、影响肌肉健康的医源性疾病或与基础性疾病共存（例如人类免疫缺陷病毒、糖尿病），或药物滥用（如齐多夫定、类固醇）。最常见的病原体是金黄色葡萄球菌，其他病原菌还包括链球菌、革兰阴性菌、厌氧菌、分枝杆菌、真菌和寄生虫。化脓性肌炎发病的阶段包括：①"入侵阶段"，涉及肌肉感染引起的肌肉水肿和疼痛；②"化脓性感染阶段"，发生于1～3周后，其特征为脓肿形成；③最终阶段，包括全身播散、败血症和多灶性脓肿[31]。

化脓性肌炎的超声表现包括肌肉纤维回声增强、皮下脂肪肿胀和肌膜回声减低。如果存在脓肿，可表现局限性的低回声。虽然脓肿不能确切地与血肿或血清肿区分开来[28]，但病变内存在间隔或彩色多普勒信息，提示病变周围血供增加，这已被提议作为支持脓肿存在的证据[32]。在适当的情况下，超声也可以用来引导活检取样或引流治疗。

在一项对12例化脓性肌炎患儿的回顾性研究中，研究人员对超声和MRI诊断效用进行了审查。在四肢肌肉受累的患者中，超声成功识别出所有患者受累肌肉的回声改变，其中包括5例伴有积液的患者，这与临床和MRI的诊断结果相符。然而，超声只确定了4例炎症累及盆腔的患者中的1例。作者认为，超声检查在诊断肢体化脓性肌炎是有用的，但不能排除盆腔是否受累。这些研究结果与之前的研究结论一致，对于骨盆肌肉受累的化脓性炎症超声断诊率很低[33]。

六、结论

基于文献中的证据，超声有望成为一种可用于炎性肌病的诊断和管理的辅助手段。进一步的研究表明，标准B型超声联合回声强度定量分析技术的应用，再配合不断发展的能量多普勒超声检查及超声造影技术，这些可能会决定神经肌肉超声未来的发展方向。

参考文献

1. Young A，Stokes M，Crowe M. The size and strength of the quadriceps muscles of old and young men. Clin Physiol.1985;5：145-154.

2. Kawakami Y，Abe T，Kanehisa H，Fukunaga T. Human skeletal muscle size and architecture：variability and interdependence. Am J Hum Biol . 2006;18：845-848.

3. Adler RS，Garofalo G. Ultrasound in the evaluation of the inflammatory myopathies. Curr Rheumatol Rep. 2009;11：302-308.

4. Maurits NM，Bollen AE，Windhausen A，et al. Muscle ultrasound analysis：normal values and differentiation between myopathies and neuropathies. Ultrasound Med Biol. 2003;29：215-225.

5. Reeves ND，Maganaris CN，Narici MV. Ultrasonographic assessment of human skeletal muscle size. Eur J Appl Physiol.2004;91：116-118.

6. Chi-Fishman G，Hicks JE，Cintas HM，et al. Ultrasound imaging distinguishes between normal and weak muscle. Arch Phys Med Rehabil.2004;85：980-986.

7. Weber M.A.，Krix M.，Delorme S. Quantitative evaluation of muscle perfusion with CEUS and with MR. Eur Radiol.2007;17：2663-2674.

8. Walker UA. Imaging tools for the clinical assessment of idiopathic inflammatory myositis. Curr Opin Rheumatol.2008;20：656-661.

9. Sofka CM，Haddad ZK，Adler RS. Detection of muscle atrophy on routine sonography of the shoulder. J Ultrasound Med.2004;23：1031-1034.

10. Strobel K，Hodler J，Meyer DC，et al.Fatty atrophy of supraspinatus and infraspinatus muscles：accuracy of US. Radiology.2005;237：584-589.

11. Pillen S，Arts IM，Zwarts MJ. Muscle ultrasound in neuromuscular disorders. Muscle Nerve.2008;37：679-693.

12. Heckmatt JZ，Dubowitz V，Leeman S. Detection of pathological change in dystrophic muscle with B-scan ultrasound imaging. Lancet.1980;1：1389-1390.

13. Heckmatt JZ，Leeman S，Dubowitz V. Ultrasound imaging in the diagnosis of muscle disease. J Pediatr. 1982;101：656-660.

14. Pillen S，van Keimpema M，Nievelstein RA，et al.Skeletal muscle ultrasonography：visual versus quantitative evaluation. Ultrasound Med Biol . 2006;32：1315-1321.

15. Zaidman CM，Holland MR，Anderson CC，Pestronk A.Calibrated quantitative ultrasound imaging of skeletal muscle using backscatter analysis. Muscle Nerve. 2008;38：893-898.

16. Martinoli C. Pretolesi F，Crespi G，et al. Power Doppler sonography：clinical applications，Eur J Radiol.1998;27（Suppl 2）：S133-S140.

17. Newman JS，Adler RS，Rubin JM. Power Doppler sonography：use in measuring alterations in muscle blood volume after exercise. AJR Am J Roentgenol. 1997;168：1525-1530.

18. Meng C，Adler R，Peterson M，Kagen L.Combined use of power Doppler and gray-scale sonography：a new technique for the assessment of inflammatory myopathy. J Rheumatol .2001;28：1271-1282.

19. Visser LH. High-resolution power Doppler sonography in inflammatory myopathy. Muscle Nerve. 2009;39：553-554.

20. Krix M，Weber MA，Krakowski-Roosen H. et al.

Assessment of skeletal muscle perfusion using contrast-enhanced ultrasonography.J Ultrasound Med. 2005;24：431-441.

21. Weber MA，Krix M，Jappe U，et al. Pathologic skeletal muscle perfusion in patients with myositis：detection with quantitative contrast-enhanced US：initial results. Radiology. 2006;238：640-649.

22. Weber MA，Jappe U，Essig M，et al.Contrast-enhanced ultrasound in dermatomyositis and polymyositis. J Neurol . 2006;253：1625-1632.

23. Limaye VS，Blumbergs P，Robert s-Thomson PJ.Idiopathic inflammatory myopathies. Intern Med J. 2009;39：179-190.

24. Dimachkie MM，Barohn RJ. Idiopathic inflammatory myopathies. Front Neurol Neurosci .2009;26：126-146.

25. Reimers CD，Fleckenstein JL，Witt TN，et al. Muscular ultrasound in idiopathic inflammatory myopathies of adults. J Neurol Sci.1993;116：82-92.

26. Mittal GA，Wadhwani R，Shroff M，et al. Ultrasonography in the diagnosis and follow-up of idiopathic inflammatory myopathies：a preliminary study. J Assoc Physicians India. 2003;51：252-256.

27. Heckmatt JZ，Pier N，Dubowitz V. Real-time ultrasound imaging of muscles. Muscle Nerve.1988;11：56-65.

28. Reimers CD，Finkenstaedt M. Muscle imaging in inflammatory myopathies. Curr Opin Rheumatol.1997;9：475-485.

29. Stonecipher MR，Jorizzo JL，Monu J. et al. Dermatomyositis with normal muscle enzyme concentrations：a single-blind study of the diagnostic value of magnetic resonance imaging and ultrasound. Arch Dermatol.1994;130：1294-1299.

30. Fleckenstein JL，Reimers CD. Inflammatory myopathies：radiologic evaluation. Radiol Clin North Am.xii，1996;34：427-439.

31. Crum-Cianflone NF. Infection and musculoskeletal conditions：infectious myositis. Best Pract Res Cl in Rheumatol. 2006;20：1083-1097.

32. Gottlieb RH，Meyers SP，Hall C，et al. Pyomyositis：diagnostic value of color Doppler sonography. Pediatr Radiol. 1995;25（Suppl 1）：S109-S111.

33. Gubbay AJ，Isaacs D.Pyomyositis in children.Pediatr Infect Dis J. 2000;19：1009-1012.

第十章

肌营养不良症、肌病超声检查和肌肉病理

Craig Mitchell Zaidman

译者：林惠通　苏珊珊

第十章视频

 视频 10.1：
肌萎缩性侧索硬化症出现肌束颤动

 视频 10.2：
肱二头肌波纹肌病

 视频 10.3：
肱三头肌痉挛

本章的视频资料可在线观看，网址：www.expertconsult.com。

本章要点

- 超声扫查肌肉时，很重要的一点是要认识到即使是健康的肌肉，其回声水平也会因年龄（回声随着年龄的增加而增强）、胖瘦程度及肌群的不同而不同。通常以神经肌肉超声检查指南来指导以下肌肉检查，主要包括三角肌、肘部屈肌、肱三头肌、桡侧伸腕肌、指浅屈肌、指深屈肌、肱桡肌、第一背侧骨间肌、股直肌、胫骨前肌和腓肠肌。

- 超声检查肌肉时，鉴别肌源性肌病和神经源性肌病有一定困难。肌源性肌病超声表现为肌肉内均匀颗粒样回声增强，而神经源性肌病超声表现为肌肉内线状或条状回声增强。病变肌肉的分布也有助于鉴别是肌源性还是神经源性肌病。

- 神经肌肉疾病超声检查的敏感性和特异性均约85%。超声检查3岁以下的儿童及线粒体肌病敏感性不高。

- 某些遗传性肌病，包括肌肉病变"由外到内"受累的 Bethlem 肌病、Ullrich 先天性肌营养不良症和仅累及股直肌的遗传性包涵体肌炎，具有特征性的超声表现。

超声是检查骨骼肌肉病变的无创、无痛技术。

20 世纪 80 年代早期，Heckmatt 和 Dubowitz 首创用超声评估神经肌肉疾病 [1-3]。早期研究主要集中在男性杜氏（Duchenne's）肌营养不良症的骨骼肌肉超声特征的研究。此后，研究工作不断开展并延伸至各种病因所致肌病的超声影像诊断。在评价肌肉病变方面，超声比其他几种辅助检查更具优势。超声检查无痛、廉价，并且可以快速大面积地筛查肌肉疾病；对于指导活检或者指导关键肌群的局部肌电图检查也很有帮助。骨骼肌超声检查还可以在床边进行，因而它为体格检查提供了切实有效的补充手段。本章主要介绍骨骼肌病变的超声定性、定量评价和诊断技术。

一、正常肌肉的超声检查

正常肌肉呈低回声，其内有境界清楚、回声较强的点状或曲线状纤维脂肪隔和腱纤维穿行（图10.1）。每块肌肉都有代表肌筋膜的线状强回声包绕，边界清楚。将肌肉声像图放大可以看到大量被纤细中强回声分隔的低回声区，呈蜂窝样结构。这些结构极似单一肌纤维的外观，然而超声的分辨力尚不足以显示单一肌纤维。因此，这些低回声区很可能是被周围较高回声的纤维脂肪组织所包绕的肌肉纤维束。骨骼呈明亮高回声，其边界清楚、边缘光整，后方有声影。皮下脂肪通常类似肌肉回声，其内有少量较明亮的带状结构穿行。在肌肉与肌腱交界处，

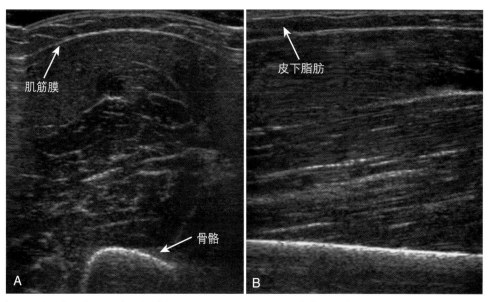

图 10.1 正常肘屈肌群（肱二头肌和肱肌）横切面（A）和纵切面（B）声像图。低回声的肌肉内点缀着明亮的纤维脂肪隔。骨反射非常明亮、清晰

肌筋膜纤维聚集导致回声增高，不均质更明显和具有更高的各向异性。常规诊断筛查时最好注意这些回声易变区域，并重点关注肌腹的体积。

正常骨骼肌的超声表现随着年龄、肌群和胖瘦程度的不同而不同。婴儿期肌肉回声特别低，肌肉组织内只有少量肌筋膜。2~3 岁时，肌筋膜增多，5 岁前肌筋膜均匀遍布整个肌肉组织[4]。在儿童早期和成年期，肌肉回声逐渐增强。20 岁前男女性肌肉回声无差别，之后男性肌肉回声较女性稍低[5]。到晚年（大约 60 岁），肌肉回声随着年龄的增长迅速增强[5-6]。这些变化因肌群的不同而不同，最明显的是肱二头肌和股四头肌，尤其是男性。

肌肉体积随着年龄、性别和肌群的不同而不断变化。肌肉体积可以通过测量横截面积来代替，或用三维（3D）容积重建计算出来[7-9]。20 岁前肌肉厚度增加极快，从青少年早期开始男性肌肉较女性厚[10]。之后的 20 年里，男女肌肉厚度保持相对稳定，而男性肱二头肌、前臂屈肌和股四头肌还可增厚。某些肌肉的厚度到老年期大幅下降。40~90 岁间，女性股四头肌厚度减小 30%，男性减小 50%；肱二头肌厚度也一样减少，只是程度稍低（20%~30%）。相反，成年后，胸锁乳突肌、胫骨前肌，以及女性的前臂屈肌，肌肉的厚度在一生中保持相对稳定。

除测量肌肉厚度外，还可通过比较肌肉和皮下脂肪厚度来定性评估肌肉萎缩的程度，肌肉和皮下脂肪厚度比通常是约 2∶1（图 10.2）[11-12]。这个指标可作为一种快速筛查方法。然而，1 岁前皮下脂肪

的厚度变化很快，对于肥胖患者和婴儿采用肌肉与皮下脂肪厚度比来评估肌肉萎缩可能产生误导[9, 13]。因此，定量和定性评估肌肉的厚度必须考虑患者的特征，尤其是年龄和体型。

（一）骨骼肌的定量超声检查

骨骼肌肉超声的定性和定量检查都可用来诊断骨骼肌疾病[14-16]。超声定性评估儿童神经肌肉病变的研究显示其诊断的敏感性和特异性分别高达 81% 和 96%[16]。骨骼肌超声定性评估的局限性在于其准确性取决于检查者的经验。骨骼肌超声定量评估简单可行、比较客观，检查者间重复性好[17-18]。Pillen 等提出一种定量技术，即分析超声波信号的相对灰阶值[19]。将超声图像输入图像分析软件，在肌肉声像图上画出感兴趣区域，图像的许多特性可以测出，包括从黑色（0）到白色（255）的平均灰阶值。Pillen 等使用这种技术，设计出鉴别儿童有无患神经肌肉疾病的方法，其阳性和阴性预测值分别为 91% 和 86%[14]。这种技术不依赖检查者的专业知识，轻微的回声异常就可以显示出较大的区别，而定性评估做不到[20]。

这类超声定量测量技术依赖于图像灰阶的分析，因此，了解一些成像过程的知识非常重要。超声系统接收回波信号的振幅，最终以图像显示的灰阶值来表示。超声回波信号水平代表组织反射声波到超声换能器的信号总量。图像显示的灰阶像素值和接收到的回波信号的关系与机器和设置有关。因此，

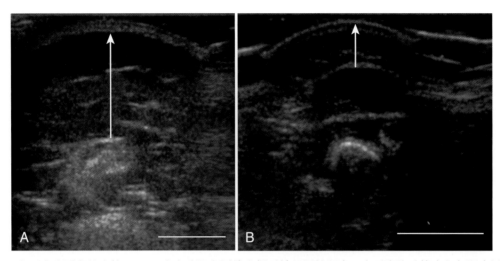

图 10.2 肌肉和皮下脂肪厚度的比较。A，2 岁女孩肌电图检查提示神经源性肌病，皮下脂肪（箭头）与肌肉厚度比增加，肘屈肌萎缩且回声增强。B，患 Prader-Willi 综合征的 6 周龄女孩，肘屈肌大小与图 A 相似，但肌肉外观正常且皮下脂肪与肌肉比例正常。A 和 B 的标尺距离均为 1cm

不同的机器其灰阶值可能不一样，灰阶分析的正常值取决于超声机器的系统和程序。

控制几个因素可减少与机器相关的人为误差。因为增益、探头频率及声强设置不同则灰阶的像素值就不同，所以采集每幅图像时机器设置必须恒定（图 10.3）。此外，设定好超声机器的条件，使接收的超声回波值与显示的灰阶值呈近似线性关系很重要 [21]。否则，机器条件稍有变化，显示的灰阶值变化与接收的超声回波值变化可能就不一致。设定显像条件时，选择声强曲线呈线性关系最好的设置可以避免这种不一致。极黑或极白的图像很可能不落在声强曲线的线性部分。可以的话，应明确限定接收的超声回波值与灰阶值的线性关系范围，同时调整增益，使图像灰阶值在这个范围内。实际上，肌肉回声通常是非常低，有研究发现，显示肌肉声像图通常需要较高的增益，此时的平均灰阶值并非是黑色（0）灰阶像素值（图 10.4）。

由于超声图像处理技术的进步（包括用户经常忽略的差异增益放大的使用），推动超声系统设置标准化及限定线性声强曲线以量化灰阶信号的工作就显得更加具有挑战。背向散射技术是一种更先进的处理技术，在定量鉴别病变方面很有前途。骨骼肌背向散射分析是一种与灰阶分析相关的定量评估手段，可从显示的灰阶像素值来估计接收背向散射的密度 [21]。背向散射分析技术以分贝来量化接收的信号振幅。超声系统可以设置成从所显示的灰阶值来评估背向散射值，或一些超声系统可用专有软件测量。这种方法已用于分析心肌。若已知具体的成像系统设置及常用参数，这种定量方法在不同机器间其测值具有可重复性 [22-24]。

除了灰阶和背向散射水平，骨骼肌的其他超声特性也可以测量。分析熵和分形维数可以表征超声波的形状和模式，并可以检测到健康和病变骨骼肌之间的差异 [25-26]。熵的测量还可区别有无醋酸泼尼松龙治疗的肌营养不良症小鼠间的不同 [27]。羽状角和肌纤维长度的测量可量化肌肉组织结构的详细情况，且与肌肉强度和功能有关 [28-29]。这些技术可以进一步提供肌肉疾病相关结构变化的信息。

（二）影响骨骼肌超声检查的技术因素

进行规范的骨骼肌超声检查有必要了解几种影响因素。肌肉和皮下脂肪很容易被探头压缩。足量的耦合剂及超声探头对组织尽量小的压力是显像的基本条件。此外，肥胖和皮下水肿可以显著改变骨骼肌超声图像的表现和质量。因此，检查者必须注意显像组织深度、超声信号衰减及超声系统局限性的影响。合理调节增益、声强和聚焦可以提高深部结构的显像质量，但也会显著改变肌筋膜结构的整体表现。

探头位置和肌肉位置可以显著改变图像表现。肌肉超声图像的回声高低非常依赖于其各向异性，或探头角度和肌筋膜下羽状角之间的关系（图 10.5）。因此，羽状肌如胫骨前肌的肌肉浅部和深部随着探头角度改变会出现回声高低交替的改变。保

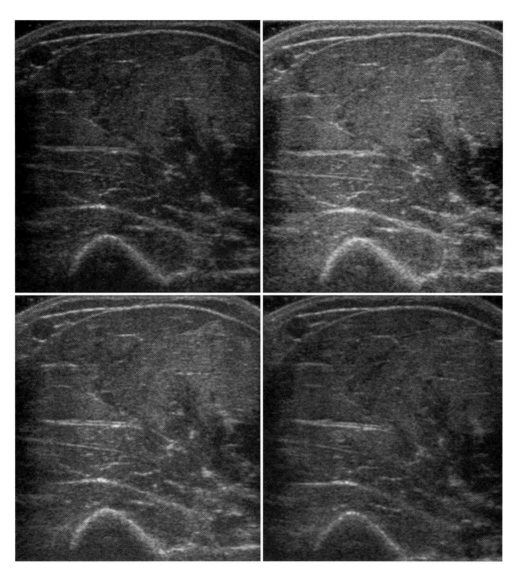

图 10.3 声强设置对图像表现有很大的影响。此处，用四种不同的声强设置而增益保持不变显示同一肘屈肌。何种回波信号振幅转化为何种灰阶值是由声强设置决定的。肌肉内的亮度和相对差异受声强设置影响

持探头垂直于骨骼是显示肌肉横切面图像的最佳位置。该角度可产生清晰明亮的骨骼声像图。探头与肌纤维平行可得到纵切面，肌肉纵切面显像可减少不同层面各向异性的影响。因此，肌肉显像推荐采用横切面和纵切面。肌肉的状态（屈曲或伸展）影响羽状角，因此也影响肌肉超声图像的表现。屈曲的肌肉比伸展的肌肉回声稍低（图 10.6）[21]。评估肌肉的超声表现时，必须考虑到这些几何因素。

（三）神经肌肉疾病的骨骼肌评估方案

对可疑神经肌肉疾病患者，超声评价应侧重于肌肉组织的静态和动态表现、筋膜和血流。检查病变肌肉时，还要注意两侧肌肉对比，以及远端、近端肌肉的比较，病变周围组织也应检查。肌肉超声检查的方法为肌肉呈典型低回声且易于显像。这有助于识别细微回声增强。要注意显示以下肌肉的典型图像：三角肌，肘屈肌（肱二头肌和肱桡肌），肱

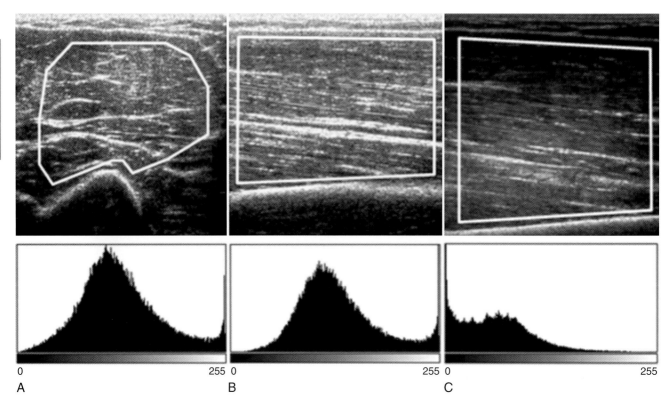

图 10.4　灰阶直方图显示 35 岁健康者的肘屈肌感兴趣区域（白色的轮廓）的横断面（A）和纵断（B）面。超声设备条件设置为图像的灰阶值呈正态分布，其中心值接近像素范围中间。C，同一肌肉显像，超声设备条件设置为定性分析，获得灰阶直方图表现为以低（暗）像素为主的非正态分布

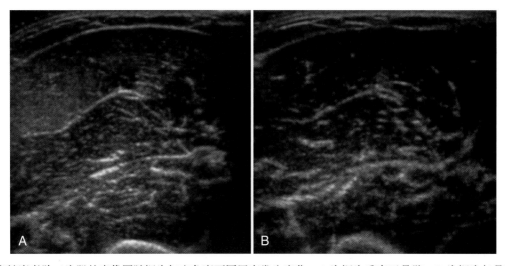

图 10.5　35 岁健康者肱二头肌的声像图随探头扫查角度不同回声发生变化。A 为探头垂直于骨骼，B 为探头与骨骼成 30°

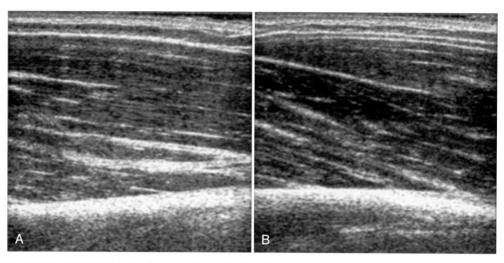

图 10.6　25 岁健康男性的肘屈肌纵切面图像（在系统设置优化行背向散射分析时获得的）显示信号强度随肌肉收缩而变化。手臂伸展时（A）平均背向散射值较屈曲时（B）高 7 分贝

三头肌，桡侧腕伸肌和肱桡肌，屈指浅肌和深肌，第一背侧骨间肌，股直肌，胫骨前肌，内侧和外侧腓肠肌（图 10.7）。每块肌肉都有几个值得注意的细节。正常的三角肌很可能会出现特有的回声特性，尤其是老年妇女，其表现随探头沿肌肉长轴方向的变化而发生极大变化。同样，股中间肌往往比股外侧肌、股内侧肌及股直肌回声高。因此，应当避免在未对比观察时将中等回声的三角肌、股中间肌当成病变。肱桡肌往往比肱二头肌回声高，肱二头肌又比肱三头肌回声稍高。桡侧腕伸肌和肱桡肌回声相近，两者只由不完整的筋膜部分分开。第一背侧骨间肌通常比深部的肌肉回声高。近一半的股直肌在浅方被一筋膜平面（中央筋膜）一分为二，在正常的肌肉中这一筋膜平面易于识别。有些正常人外侧腓肠肌回声可比内侧腓肠肌稍强。最后，胫骨前肌类似腓肠肌，富含纤维，因此回声稍强。胫骨前肌通常是圆形的，附着于胫骨。因此，胫骨前肌轻微的萎缩都可使该区域变扁平。

影像学检查应包括横切面和纵切面，M 型超声可评价肌肉运动，能量多普勒成像可评估血流。为减少各向异性的影响，至少用横切面和纵切面来评估肱二头肌和股直肌。如果有肌肉运动，则加用 M 型超声以更好地评价运动的大小和频率。

二、神经肌肉疾病的病变肌肉超声表现

骨骼肌超声可检测病变肌肉的病理改变、肌肉受累的特点，并协助选择活检部位。肌肉病变一般表现为肌肉实质回声增强 [2, 11]。正常肌肉表现为低回声区内点缀着回声区较强的结缔组织。神经肌肉疾病时肌肉回声增强。评估肌肉轻微病变时，应关注于结缔组织间的肌肉实质表现，正常肌肉实质回声较低。衰减随病变加重而增加，可导致骨反射降低，深部组织显示较差 [3, 30]。超声评估肌肉异常程度可用 Heckmatt 标准定性分级（表 10.1）[3]。肌肉回声增强时，深方骨骼回声不再清晰和明亮，肌肉病变更严重时，骨骼可能根本不显示。肌肉回声增强可能是肌肉内脂肪 [18, 30-31] 及纤维 [32] 增加所致。因此，超声检查对确认以脂肪和纤维增加为特征的病变特别敏感，如肌营养不良症 [11, 16, 19]。肌肉回声减低并不常见，可见于肌肉水肿或血流增加的情况。

表 10.1	骨骼肌超声的 Heckmatt 视觉分级量表
级别	描述
I	正常
II	肌肉回声轻度增强，骨骼回声尚清晰
III	肌肉回声明显增强，骨骼回声减弱
IV	肌肉回声极度增强，骨骼回声消失

肌源性肌病的超声特征明显有别于神经源性肌病。肌源性肌病时肌肉实质呈颗粒样回声增强。此时肌肉的图像似乎被橡皮擦擦过，不再是清晰明亮的纤维脂肪组织穿行于正常的低回声肌纤维间。肌源性肌病最常见的表现是整个肌肉回声均匀增加（图

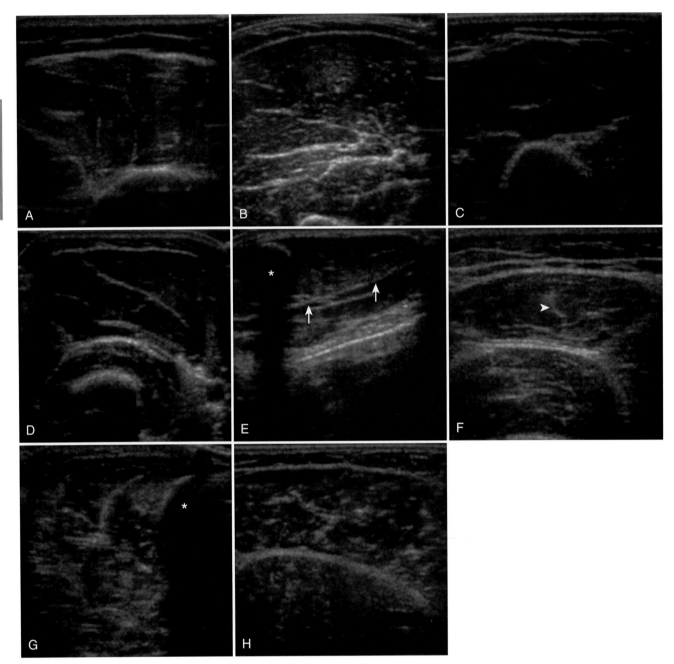

图 10.7 通常，三角肌（A）、肱二头肌（B）和肱三头肌（C）、桡侧腕伸肌（D）、第一背侧骨间肌（E, 箭头）、股直肌和股中间肌（F）、胫骨前肌（G）和内侧腓肠肌和比目鱼肌（H）在声像图上呈低回声。注意 E 和 G 图的骨骼声影（＊）和股直肌（F）的中央筋膜（箭头）

10.8）[11-12, 15]。相反，神经源性肌病表现为肌肉内非均质受累，受累区域分散（图 10.9）[12, 15, 33]。神经源性肌病导致正常低回声内出现条纹状及线状回声增强。与肌源性肌病出现毛玻璃样回声不同的是，神经源性肌病的回声增强看起来像玻璃窗上的条纹。

尽管有这些特征，但是以笔者的经验，仅凭肌肉的回声模式来鉴别肌源性肌病和神经源性肌病仍有难度，尤其是对于非常轻微或严重的病例。受累

的近端肌肉和远端肌肉回声模式有助于鉴别肌源性肌病和神经源性肌病。与肌源性肌病病变近端的肌肉无力表现模式相一致，肌源性肌病的超声表现常为对称性，且近端肌肉病变较严重（图 10.10），而神经源性肌病其远端肌肉回声更强、厚度减少更明显[14, 33]。远端型肌病（图 10.11）或非长度依赖性的神经源性肌病（图 10.12）患者回声模式有别于这些情况。神经源性肌病肌肉萎缩较常见，而肌源性肌

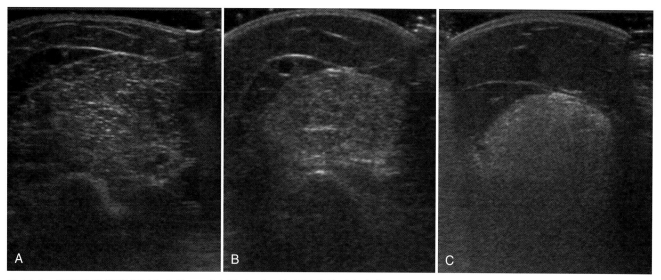

图 10.8　面肩肱型肌营养不良症的 55 岁女性（A），杜氏肌营养不良症的 10 岁男孩（B），和先天性肌病的 11 岁女孩（C）的肘屈肌声像图。肌肉回声比正常强，而骨骼回声减弱（A 和 B）或消失（C）。注意 C 图病变更严重，回声衰减极显著

病肌肉体积通常不变[34-35]。然而，就肌肉大小而言，并不能区别有无神经肌肉疾病。因此只有肌肉萎缩无合并其他异常超声表现，并不能作为神经肌肉病变的特征。

完整的肌肉超声检查除了评估肌肉组织外，还应该评估筋膜和血流异常情况。已有报道筋膜炎时筋膜增厚和血流增加[36]，筋膜附近的肌肉先受累。这种病变与胶原蛋白Ⅳ紊乱相关[37]。怀疑肌病时最好用能量多普勒显像评估血流，肌炎时血流增加（图 10.13）[18,33,38]。能量多普勒超声是评价缓慢血流及运动的敏感技术。解释能量多普勒图像时需谨慎，因为肌肉活动或多普勒敏感性校准错误都会使能量多普勒图像出现变化（图 10.14）。即使是肌肉最轻微运动，能量多普勒也会显示肌肉血流迅速显著增加。因此，检查时患者必须放松。如果多普勒超声灵敏度太高，容易发生溢出，整个图像被血流信号填充，不能把血流真正增加的区域与其他地方区别开来。超声造影可显示并量化肌肉血流量。超声造影可检测运动和血管病变[39-41]的骨骼肌微循环血流量，也可显示皮肌炎、多发性肌炎患者的肌肉灌注增加[42-43]。

三、动态成像评价肌肉病变

休息和主动收缩时超声观察肌肉自主和非自主运动，可为评估肌肉病变提供更多信息。超声对识别肌束颤动非常有用。超声检测肌束颤动比肌电图

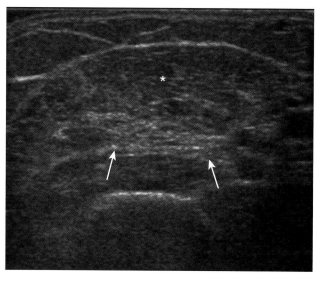

图 10.9　肌萎缩性侧索硬化症的 72 岁男子肘屈肌声像图可见条纹状回声增强（箭头），而正常肌肉回声相对不变（*）

（EMG）或临床检查更灵敏[44-46]。肌肉局部快速收缩（0.2～0.5 秒）使周边区域变形时可检测到肌束颤动。肌束颤动可在肌肉同一部位重复，但更常见的是不同时间不同部位随机发生（视频 10.1）。超声可在 8%～43% 的健康人身上检测到偶发的肌束颤动，老年人更多见[44,47]。然而，膝盖以上的肌束颤动比较少见，在一项研究中发现 58 名健康受试者有 3 名发生膝盖以上的肌束颤动[47]。神经肌肉疾病患者的肌束颤动更频繁、更广泛[44,48]。92 例脊肌萎缩症（SMA）、腓骨肌萎缩症（CMT）或电击腰神经根病患者，有

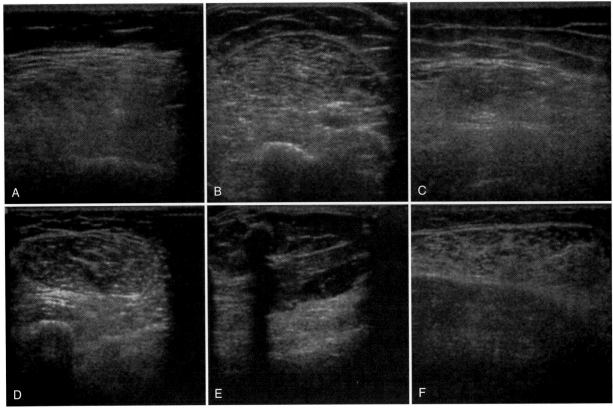

图 10.10　三角肌（A）、肱二头肌和肱肌（B）、股直肌（C）显示轻度至中度回声增强。与这些受累较轻的肌肉相比，患肌痛和中链酰基肉碱缺乏症的 52 岁女性的远端桡侧腕伸肌（D）、第一背侧骨间肌（E）和内侧腓肠肌（F）病变更明显

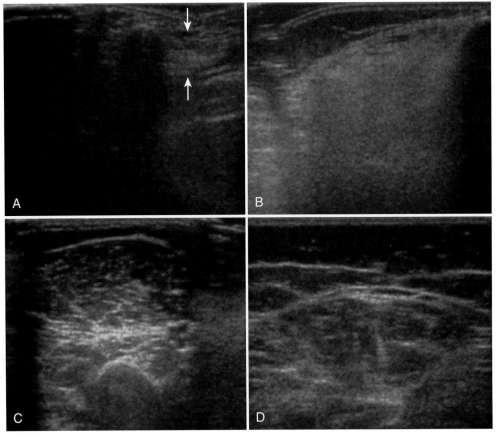

图 10.11　患结蛋白肌病合并明显远端肌无力的 42 岁女性，第一背侧骨间肌（A，箭头）和胫骨前肌（B）回声增强，但肱二头肌（C）和股直肌（D）不增强

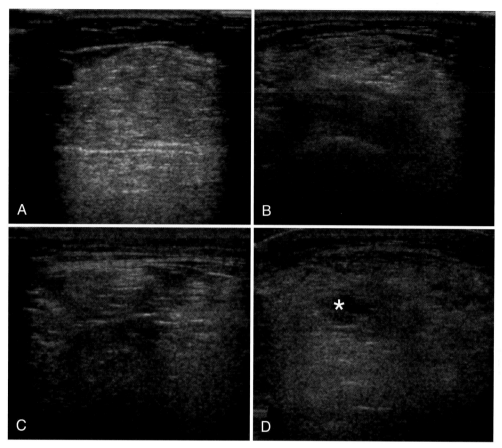

图 10.12　患脊肌萎缩症（SMA）Ⅲ型的 54 岁男性肱二头肌（A）、股四头肌（B）、桡侧腕伸肌（C）和胫骨前肌（D）非特异性回声增强。神经性病变唯一的特征是受累胫骨前肌回声不均匀增强，内见小片状正常回声区（*）

85 例（92%）发生肌束颤动[46]。25 例早期肌萎缩性侧索硬化症（ALS）患者，有 24 例发生肌束颤动[48]。在这项研究中，大多数 ALS 患者平均每 10 秒有 4 次以上的肌束颤动。据笔者的经验，兴奋过度综合征（神经性肌强直，抽筋颤动综合征）患者肌束颤动比健康受试者更加频繁和广泛。因此，操作者应对每块肌肉均检查 10 秒以上以观察其肌束颤动。

除了肌束颤动，骨骼肌的许多其他大幅度或小幅度的运动超声也可以检测。震颤表现为整个肌肉有节奏、协调、短暂的收缩。M 型超声可量化震颤的频率和规律[45, 49]。M 型超声是显示 B 模式中一维线条随时间变化的图像。因此，震颤的幅度、持续时间、频率和肌肉其他运动均可用 M 型超声测量。波纹肌病表现为沿着整块肌肉传播的、垂直于肌纤维方向的收缩波动（视频 10.2）。超声还可观察肌肉收缩运动。正常肌肉收缩平滑、有序，肌腹所有部分同时激活。神经损伤后可看到肌肉大幅度波动的不规则收缩运动。肌肉活动时可看到收缩震颤。这是肌肉不规则的高频震颤，超声检查可以看到也可

感觉到这种收缩震颤。收缩震颤最常见于轻微弯曲或缓慢扩展时疲劳的肌肉。除了仅累及肌肉局部外，痉挛表现类似于肌肉正常收缩。收缩频率的增加和减少常与痉挛强度一致（视频 10.3）。

两项研究报道了超声在检测肌肉小幅运动中的应用[50-51]。这些研究表明，可以利用超声检测肌纤维颤动。颤动表现为肌肉内小幅度不规则重复运动，而没有肌肉其他运动或周围组织运动[51]。检测纤颤需要高帧频，这通过使用缩放功能很容易实现。要注意避免几个极似肌纤维颤动的小振幅运动情况。如动脉附近的组织呈小幅度、规则、与脉率同频率的运动。伪像也可表现为小幅度运动。经常可在图像边缘或骨与其他组织界面见到抖动，不要把这些地方的小幅抖动看成肌纤维颤动。

测量肌肉运动的定量变化可检测出潜在的病变。9 例肌炎病例的研究发现，与年龄匹配的对照组相比，肌炎病例组股直肌厚度增加、收缩减少、肌力减弱[52]。手臂的健康肌肉屈曲时回声低于伸展时。肌病时肌肉屈曲和伸展回声变化较小[21]。肌病的变化会影响

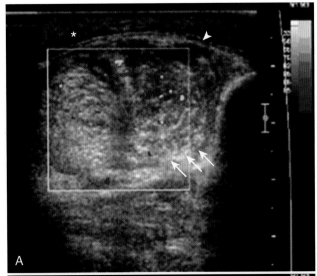

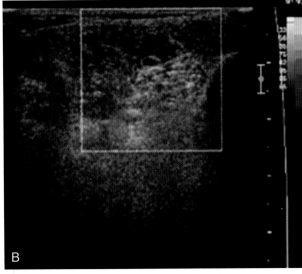

图 10.13　能量多普勒检查患单侧感染性肌炎和小腿蜂窝织炎的 37 岁女性，感染的胫骨前肌（A）血流增加而正常的胫骨前肌（B）却没有。A：肌肉明显肿胀，并呈弓状隆起（箭头），后方回声增强（箭头）。感染小腿的皮下脂肪回声增强（＊）

肌纤维收缩的方向和（或）形态，超声可以定量检测这些变化。

超声还可观察呼吸时膈肌位置及外观的变化。在第 8 — 10 肋间隙的腋中线到腋前线之间可以用横切面或纵切面来观察膈肌。膈肌是肋间肌深处胸膜和腹膜两条明亮平行线之间的隔膜（图 10.15）。吸气时可以看到膈肌向尾侧移动，而与肋间肌延续的那部分膈肌则不会。该技术已用于协助超声引导电极针肌电图检查，并有了实践结果 [53]。超声可定量检测膈肌的病变。M 型超声可测量膈肌运动。呼吸时膈肌的移动距离和厚度随病变不同而改变。正常人吸气时膈肌增厚，且厚度与最大吸气压力相关 [54]。与正常对照组相比，10 例杜氏肌营养不良男童的膈肌静息时较厚，但吸气时厚度增加减少 [55]。7 例杜氏肌营养不良症男孩，使用辅助通气装置后，其潮气量和膈肌移动度均增加 [56]。超声也可检测神经源性膈肌损伤。与健康对照组比较，3 例 ALS 和呼吸无力患者膈肌移动度减少，吸气时厚度增加减少 [57]。这些研究表明，超声对评估肌源性和神经源性的膈肌病变很有前途。

四、作为诊断工具的神经肌肉超声检查

超声诊断神经肌肉疾病的敏感性和特异性取决于疾病的类型和严重程度。对于成人肌病，以肱二头肌超声灰阶强度增加 [15] 或背向散射增加 [21] 来鉴别正常人与患者，敏感性为 82% ~ 94%，特异性为 76% ~ 93%。超声检查已广泛用于研究儿童疑似神经肌肉疾病（Pillen 及其同事有综述发表）。超声评估

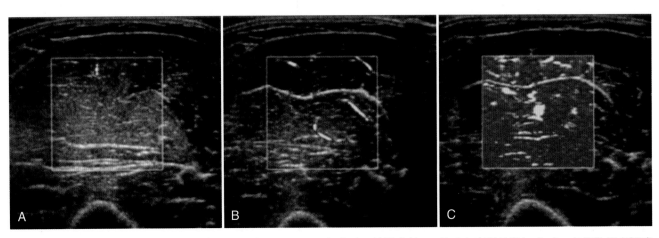

图 10.14　能量多普勒检查正常肱二头肌血流，休息时血流正常（A），持续收缩 10 秒后血流明显增加（B），多普勒超声敏感性设置太高导致信号增加，从而产生伪像（C）

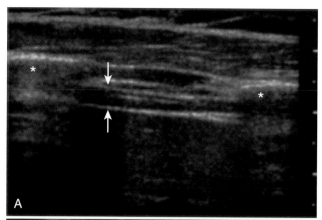

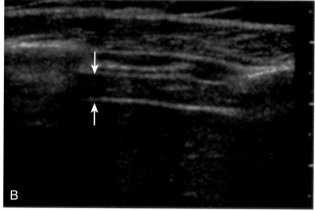

图 10.15　正常膈肌位于肋间（箭头）（*），呼气时膈肌向腹部及肋间肌深方移动（A），最大吸气时膈肌增厚（B）

婴儿神经肌肉疾病的敏感性和特异性与肌电图相似。一项对 41 例张力减弱的 2 ~ 24 个月婴儿的研究表明，在判断神经源性、肌源性和中枢性张力减弱方面，定量超声和肌电图的结果高度一致[12]。超声和肌电图均判断 16 例婴儿为神经源性肌张力低下，6 例为肌源性肌张力减退。17 例中枢性肌张力减退超声和肌电图均判断正常。仅有 2 例婴儿超声和肌电图结果不一致。这 2 例婴儿的神经和肌肉活检均无法确诊。

定性超声是神经肌肉疾病敏感且特异的检查方法，特别是对年龄较大的儿童。Zuberi 和他的同事研究 100 例疑似神经肌肉疾病的儿童，用超声 Heckmatt 视觉量化表定性判断神经肌肉疾病，敏感性为 78%、特异性为 91%[58]。超声判断 3 岁以上儿童的神经肌肉疾病较准确，而 1 岁以下儿童则较不准确。所有超声表现为中度或重度异常（Heckmatt Ⅲ 或Ⅳ级）的儿童均患有神经肌肉疾病，而 69 例超声表现正常（Heckmatt Ⅰ级）的儿童中有 62 例未患神经肌肉疾病。13 例超声检查轻度异常（Heckmatt Ⅱ级）的儿童只有 7 例患有神经肌肉疾病。因此，在

这项研究中，超声轻度异常对神经肌肉疾病的诊断既不敏感也不特异。Brockmann 和他的同事研究 134 例疑似神经肌肉疾病患者，用超声定性评价鉴别神经肌肉疾病，结果显示，敏感性（81%）和特异性（96%）和以往研究相似[16]。正如 Zuberi 和他的同事研究所提示的那样，超声鉴别 3 岁以下儿童神经肌肉疾病较不敏感（71%）。

定量超声检测神经肌肉疾病也有相似的敏感性。一项前瞻性研究用定量灰阶超声分析 150 例疑似神经肌肉疾病儿童，敏感性为 71%、特异性为 91%[14]。结果再次显示，超声诊断 3 岁以下儿童神经肌肉疾病的敏感性低于年龄较大的儿童。然而小龄儿童组的特异性达 100%，无假阳性。

联合定性与定量超声检查鉴别肌源性病变和神经源性病变的特异性均较敏感性高[14-16]。因此，超声作为鉴别两种病变的方法价值较大，但作为筛查手段则价值有限。Brockmann 等研究 134 例儿童，结果显示超声诊断肌源性肌病和神经源性肌病的特异性比敏感性高（分别为 92%∶67% 和 98%∶77%）。就超声而言，神经源性肌病更可能影响大腿远端肌肉。定量超声研究、比较了 77 例儿童，包括 31 例肌源性肌病和 27 例神经源性肌病，发现神经源性肌病腿部肌肉较手臂肌肉回声增强、萎缩更明显，若以此来鉴别神经源性肌病，其敏感性为 67%，特异性为 94%。但是 Pillen 等的类似研究并不支持上述的观点[14]。对于成人，超声图像定量分析肌肉的各向异性、回声强度和白色面积指数（测量亮像素邻近区域）可以鉴别神经源性肌病和肌源性肌病。一项对 145 例健康对照组、17 例肌源性肌病和 15 例神经源性肌病进行对比研究[15]的结果表明，肱二头肌回声增强（灰阶值增加）诊断肌源性肌病的敏感性为 94%，特异性为 93%；而回声不均匀诊断神经源性肌病的敏感性为 100%，特异性为 93%[15]。对于儿童，同样的定量方法却无法鉴别肌源性肌病和神经源性肌病[17]。

超声图像异常程度与肌力、肌功能的关系可能随潜在病变的不同而变化。有多个报道称，肌营养不良症患者的磁共振成像（MRI）和超声异常表现是亚临床异常的证据，结果提示这两种显像技术可用于评价疾病的严重程度和进展[30,59-63]。相反，儿童先天性肌营养不良症[3]或线粒体肌病[64]表现的严重程度可能与相关的功能或疾病的严重程度无关。比较神经肌肉疾病图像异常程度与患者肌力、肌功能和预后的关系尚需进一步研究。

五、遗传性肌病的超声表现

遗传性肌病是一组病理不同的疾病，有显性、隐性、X 连锁遗传或线粒体遗传方式。这些肌病一般表现为渐进性、对称性肌力减弱而不仅限于近端的手臂和腿萎缩。肌无力可能在出生时就出现，如先天性肌病，也可能到成年才出现。肌肉感觉仍正常。重度肌无力可出现腱反射消失。实验室检查中血清肌酸激酶（可增高，也可不高），肌电图表现为小而窄的运动单位电位伴早期补偿模式。如果无先天性肌病家族史，那就要行肌肉活检或进一步的基因测试以明确诊断。

根据遗传模式、临床表现、病理、基因异常分类，遗传性肌病可分为肌营养不良肌病、代谢性肌病、线粒体性肌病和先天性肌病。肌营养不良肌病是最常见的肌病类型，其特点是早期广泛的肌纤维变性和再生。疾病晚期结缔组织显著增加，脂肪取代肌纤维。肌营养不良

肌病包括杜氏和贝克尔肌营养不良症，还包括肢带型、面肩肱型、Emery-Dreifuss 型、先天性肌营养不良症。

（一）肌营养不良症的超声检查

首次描述超声异常表现的神经肌肉疾病是男性杜氏肌营养不良症 [2]，该病是抗肌萎缩蛋白基因突变引起的 X 连锁肌营养不良症。贝克尔肌营养不良症是肌营养不良病较轻的类型，它和有症状的杜氏肌营养不良症女性携带者、杜氏肌营养不良症组合成"肌营养不良疾病"。关于这些肌病的超声表现的研究在不断发展。肌营养不良症患者肌肉回声呈弥漫性显著增强（图 10.16），内部回声不均匀呈颗粒

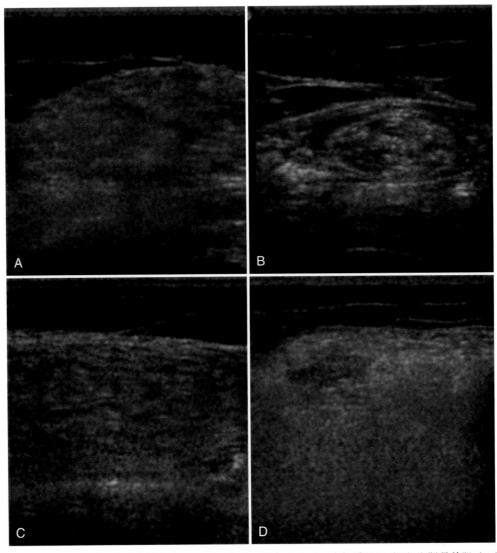

图 10.16　53 岁 2 Ⅰ型肢带型肌营养不良症女性患者的肘屈肌（A）、股直肌（B）、内侧腓肠肌（C）和胫骨前肌（D）回声显著增强

状、磨玻璃样表现,肌肉体积往往不变。病变严重时,肌肉回声非常强、衰减大大增加。衰减增加导致深部肌肉显像不清,骨骼回声减弱或消失。

超声检查对肌营养不良疾病相关肌肉病变的检测相当敏感,且敏感性似乎随着年龄的增长而增加。同是杜氏肌营养不良症患者,超声对蹒跚学步的幼儿常可检测出异常,但对更小的幼儿则往往检测不出。22例3~7岁杜氏肌营养不良症男性患儿,定性超声可检出21例,但对7例2~30个月杜氏肌营养不良症男性患儿则无一例检出[11]。在另一项研究中,38例1~11岁杜氏肌营养不良症男性患儿,定量超声检出32例[30]。其余6例超声检查无异常表现的儿童年龄均低于6岁。同样,111例3~9岁杜氏肌营养不良症男性患儿的超声灰阶值异常增高,但2例3周到7个月男性患儿只有1例增高[14]。

超声测量是确定杜氏和贝克尔肌营养不良症肌肉病变严重程度的敏感技术。股四头肌超声异常比肱二头肌更严重[11],符合杜氏肌营养不良症患者早期下肢受累更重的临床表现[65]。杜氏肌营养不良症患者超声背向散射强度及随年龄增加的程度是贝克尔肌营养不良症患者的两倍(图10.17)。杜氏肌营养不良症患者的肌肉回声随肌力和功能恶化而增加,但贝克尔肌营养不良症患者甚至可在肌力和功能正常时肌肉就出现回声异常(图10.18)[66]。确定超声检测肌营养不良症疗效的敏感性尚需要进一步的研究。

肌营养不良症和其他神经肌肉疾病往往可见小腿增粗。Reimers等[67]用定量超声仔细评估350例患者,结果显示小腿增粗是神经肌肉疾病常见的、非特异性的表现。小腿增粗回声可正常,也可增强。有趣的是,若存在重度脂肪浸润时,腓肠肌的回声却显得很低,类似于皮下脂肪。一般而言肌肉病变肌内脂肪增加时,回声通常增高。因此,对肌营养不良症腓肠肌严重病变这种超声表现认识不足可能会产生误诊。

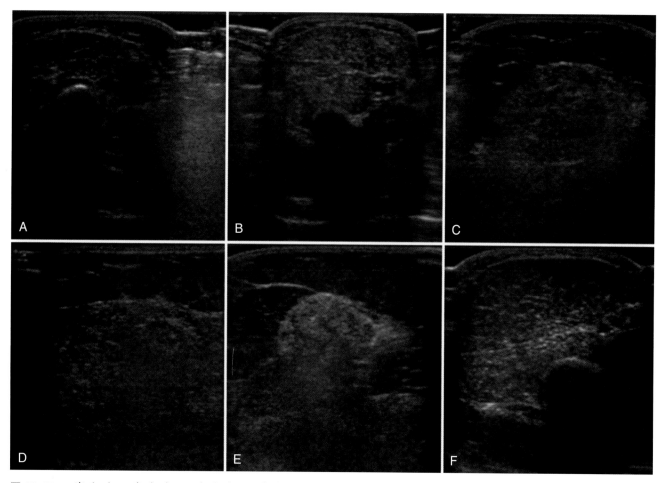

图 10.17　3岁(A),6岁(B),14岁(C),20岁(D),和28岁(E)杜氏肌营养不良症男性患者,随着年龄增加肘屈肌回声逐渐增加,骨骼回声逐渐减低。而13岁的贝克尔肌营养不良症男孩肌肉超声变化不太严重(F)

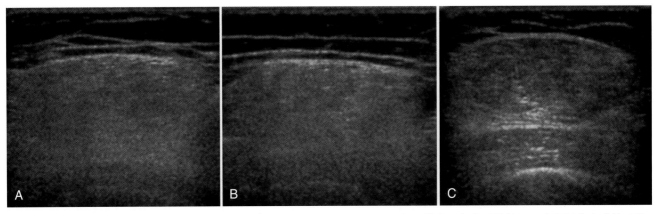

图 10.18　3 例分别为 21 岁（A）、17 岁（B）、和 14 岁（C）发热无症状贝克尔肌营养不良症兄弟的股四头肌肌力和功能正常，但股直肌回声增加。超声显示年龄大的患者（A）病变比年龄小的（C）更严重

（二）线粒体肌病的超声检查

线粒体肌病是线粒体功能异常引起的一组异质性的神经肌肉疾病，可影响多器官系统。症状与骨骼肌功能障碍相关，包括肌无力和运动不耐受。线粒体肌病的骨骼肌超声检测可有异常，但敏感性较其他肌病差。14 例线粒体肌病患儿中超声视觉量化评估仅 8 例与病理结果一致，包括 1 例肌源性患儿、2 例神经源性患儿和 4 例非特异性肌病患儿及 1 例正常儿童[16]。Pillen 和其同事前瞻性研究了 53 例疑似线粒体病的儿童，与年龄校正后的对照组进行量化回声（灰阶分析）比较[64]，结果表明 28 例中只有 7 例明确或怀疑有线粒体病的儿童有回声异常，这些儿童中年龄超过 5 岁的有 6 例。另有 6 例超声表现可疑异常。28 例线粒体病其回声特性与年龄相关，但与肌力或肌内脂肪和结缔组织百分比不相关。因此超声对线粒体病筛查不是特别有效，而病理检查则很有帮助。病理检查不受年龄影响，且功能和组织学结果互补。

（三）非肌营养不良性肌强直的超声检查

非肌营养不良性肌强直是一种罕见的遗传性肌病，与钠或氯离子通道异常有关。其特点是肌肉活动后肌肉延迟松弛和相对缺少肌营养不良病的组织病理学异常。Trip 和其同事报道了超声检查系列病例，其中包括 34 例氯离子通道异常和 29 例钠离子通道异常[68]，肌肉回声异常增强，尤其是男性的手指屈肌和胫骨前肌，而股直肌相对不变。这些患者中，有 15% 易累及指深屈肌和尺侧腕屈肌，而屈指浅肌和桡侧腕屈肌累及相对少。此外，超声回声增强与手臂和腿的运动范围减少及手指屈肌力减弱相

关。患者前臂肌肉和二头肌比对照组稍粗大，但腿部肌肉无明显变化。随着年龄增加，超声回声增强，肌层厚度减少。这些研究结果表明，非肌营养不良性肌强直患者的肌肉结构的变化可用超声检测。这项研究还强调一些肌病患者肌肉病变是选择性累及的，也强调超声检查在选择肌肉活检的潜在作用。

（四）其他先天性和遗传性肌病

先天性和遗传性肌病是一大组异质性疾病，表型多种多样。特定的先天性或遗传性肌病的放射学研究往往局限于小宗病例系列（表 10.2）。先天性和遗传性肌病患者的超声和 MRI 常有异常表现，但报道的病例相对较少（Pillen 和其同事及 Mercuri 和其助手均有综述发表）[33, 69]。肌肉累及模式和程度与许多神经肌肉型类似，随基因型及疾病严重程度不同而不同。多种变化连同报道的病例数量少，使得确定肌肉累及的具体模式有困难。然而，如同体格检查一样，某些肌肉受累模式通过基因检测或超声引导选择性肌肉活检可直接锁定（图 10.19）。

对遗传性肌病，仅报道了少数病例超声的独特表现和结果。Bethlem 肌病和更严重的 Ullrich 先天性肌营养不良症都是 Ⅵ 型胶原性疾病，其特点是近端肌无力和挛缩。这些疾病的影像显示了独特的"由外至内"的肌肉累及模式[37, 70-71]。即肌外围受累，而中心部分相对完好。Bethlem 肌病患者股直肌显示"中央阴影"的征象，这种中心的阴影不是指超声回声变低，而是指沿中央筋膜回声增强、增厚（通常显像为薄的亮带，股直肌肌腹被浅筋膜从中间垂直分开，浅方约是股直肌的一半）（图 10.7）。Ullrich 肌病的表现类似于 Bethlem 肌病，但更严重。有学者报道 9 例 Ullrich 肌病患者[71]，结果提示股外侧肌最

表 10.2　遗传性肌病肌肉病变类型

病变类型 （基因型）	异常表现模式	成像方法	病例数
还原体（FHL1）肌病	大腿后内侧肌肉、大收肌、股薄肌、比目鱼肌受累；臀肌完好	MRI	4[74]
Bethlem	肌肉累及呈"由外至内"模式，影响肌肉外周，大腿肌肉中心部分完好。强回声围绕股直肌中心筋膜（"中心阴影征"）	MRI 和 US	3[7]、4[37]、10[71]
Ullrich's	与 Bethlem 表现相似，但大腿累及更弥漫，缝匠肌、股薄肌、长收肌相对完好	MRI	9[71]
核纤层蛋白 A/C 相关病变（EDMD 2 型、LGMD 1B 型、心肌传导缺陷）	腓肠肌内侧明显受累，外侧相对完好；大腿受累弥漫，多变	MRI 和 CT	9[72]、22[75]
Minicore 肌病	股四头肌不同程度受累；股肌受影响，股直肌相对完好	US	6[76]
LGMD 2A 型	大腿后方肌肉群显著受累。大收肌、半膜肌、腓肠肌内侧及比目鱼肌受影响；缝匠肌、股薄肌、腓肠肌外侧和小腿前方肌肉相对完好	MRI	7[77]、5[78]
Welander 肌病	早期累及腿部远端前面及后面肌肉，大腿后方肌肉可能受累	MRI	11[79]、7[80]
胫骨肌营养不良病	早期累及胫骨前肌及伸趾长肌，大腿及小腿可能受累，腓骨肌常完好	MRI	22[79]
LGMD 2 I 型（FKRP）	大收肌及大腿、小腿后面肌肉受累较大腿前面肌肉多见。股直肌及股中间肌相对完好，缝匠肌和股薄肌肥大；腓肠肌内侧和外侧同样受累	MRI	6[78]
LGMD 2B 型（dysferlin 肌病）	大腿前面及后面肌肉不同程度受累；腓肠肌及比目鱼肌明显受累	MRI	5[78]、2[81]
Miyoshi 肌病	不定，小腿及大腿后面肌肉可能选择性受累	MRI	3[81]、6[82]、9[83]
LGMD 2C-F（肌聚糖病）	比目鱼肌和胫骨前肌受累较腓肠肌常见	MRI	2[78]、7[84]
中央核（发动蛋白 2）	早期小腿后方肌肉（腓肠肌内侧）显著受累、其次上肢，再次大腿	CT、MRI	10[85]、2[86]
脊柱强直（SEPN1）	大腿及肢体远端不同程度受累，股二头肌最常受累，股薄肌相对完好	MRI	4[87]、7[88]
杆状体肌病（NEB）	小腿较大腿常受累，缝匠肌、股薄肌和内收肌相对完好	MRI	6[89]
杆状体肌病（ACTA1）	大腿及小腿非选择性弥漫性受累，腓肠肌相对完好	MRI	4[89]
营养不良性肌强直 I 型（DM1）	大腿前面肌肉受累多于后面，小腿后面肌肉受累多于前面，早期累及腓肠肌内侧；股直肌和胫骨前肌相对完好	MRI	15[90]
营养不良性肌强直 II 型（DM2）	常正常（年轻、男性）；小腿后面肌肉受累多于前面，股直肌和股薄肌完好	MRI	14[90]
Ryanodine（RYR1）	大腿前面和后面不同程度肌肉受累，其次小腿，早期累及大收肌和半膜肌。比目鱼肌显著受累，股直肌、股薄肌、长收肌和胫骨前肌相对完好	MRI	11[91]
酸性麦芽糖酶缺乏症	大腿前面和后面肌肉多于肢体，早期大收肌和半膜肌受累	MRI	2[92]、11[93]

CT，计算机断层扫描；EDMD，Emery-Dreifuss 肌营养不良；LGMD，肢带型肌营养不良；MRI，磁共振成像；US，超声检查；基因型从网站 www.ncbi.nlm.nih.gov 获得

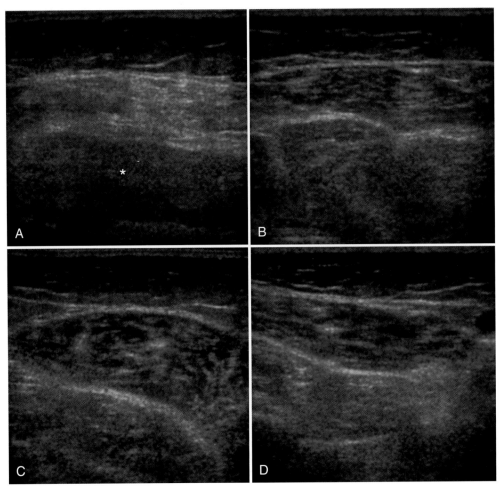

图 10.19　51 岁肢带 1B 型肌营养不良伴核纤层蛋白 A / C 突变的女性，腓肠肌右内侧回声增强（A）但外侧不增强（B）。腓肠肌左内侧（C）和外侧（D）回声都正常。注意右侧比目鱼肌回声衰减（＊）

易显示中央正常的同心环，股直肌也可显示中央阴影征，但不太明显。

　　Bethlem 和 Ullrich 肌病的比目鱼肌和腓肠肌间的结缔组织回声也增强，但是 Bethlem 肌病表现更为明显。Emery-Dreifuss 肌营养不良的一些临床特点与 Ⅵ 型胶原蛋白病变相似，与 Bethlem 肌病和 Ullrich 肌病相比，Emery-Dreifuss 肌营养不良的大腿病变更弥漫，腓肠肌内侧选择性累及[72]，但不显示"由外至内"的模式或中央阴影征。

　　已有研究报告了 6 例（UDP-N- 乙酰）- 异构酶 / N- 乙酰甘露糖胺激酶突变遗传性包涵体肌病的另一个独特病变模式的超声检查[73]。这些患者表现为股直肌选择性累及，病变严重，而股内侧、外侧及中间相对完好。此外，这些患者表现为腿部肌肉中央部分呈高回声区，而外周相对低回声，形成"靶环样"的外观。这项研究还表明，腘绳肌群萎缩比大腿前肌严重，上肢萎缩比小腿更严重。

六、总结

　　肌肉超声检查是神经肌肉疾病筛选的有效手段，并为体格检查补充了独特的信息。神经肌肉疾病相关的异常表现包括回声增强、肌肉萎缩、肌肉异常运动。临床还没发现时超声就可以检测到异常。超声检查可协助指导活检或指导特定的肌电图检查。定性和定量超声可检测神经肌肉病变，也可鉴别神经源性和肌源性肌病。定量超声简便易行，可以客观地量化肌肉病变的程度，并且不要求检查者具备大量专业知识。超声鉴别肌肉选择性累及的模式有助于确诊。随着研究深入，超声及其他影像学很可能进一步确定神经肌肉疾病的病理特征。

参考文献

1. Heckmatt JZ, Dubowitz V. Detecting the Duchenne carrier by ultrasound and computerized tomography. Lancet. 1983;2：1364.

2. Heckmatt JZ, Dubowitz V, Leeman S. Detection of pathological change in dystrophic muscle with B-scan ultrasound imaging. Lancet. 1980;1：1389-1390.

3. Heckmatt JZ, Leeman S, Dubowitz V. Ultrasound imaging in the diagnosis of muscle disease. J Pediatr. 1982;101：656-660.

4. Fischer AQ, Stephens S. Computerized real-time neuromuscular sonography：a new application, techniques and methods. J Child Neurol. 1988;3：69-74.

5. Scholten RR, Pillen S, Verrips A, Zwarts M.J. Quantitative ultrasonography of skeletal muscles in children：normal values. Muscle Nerve. 2003;27：693-698.

6. Reimers CD, Harder T, Saxe H. Age-related muscle atrophy does not affect all muscles and can partly be compensated by physical activity：an ultrasound study. J Neurol Sci. 1998;159：60-66.

7. Arts IM, Pillen S, Overeem S, et al. Rise and fall of skeletal muscle size over the entire life span. J Am Geriatr Soc. 2007;55：1150-1152.

8. Arts IM, Pillen S, Schelhaas HJ, et al. Normal values for quantitative muscle ultrasonography in adults. Muscle Nerve. 2010;41：32-41.

9. Heckmatt JZ, Pier N, Dubowitz V. Measurement of quadriceps muscle thickness and subcutaneous tissue thickness in normal children by real-time ultrasound imaging. J Clin Ultrasound. 1988;16：171-176.

10. Kanehisa H, Ikegawa S, Tsunoda N, Fukunaga T. Cross-sectional areas of fat and muscle in limbs during growth and middle age. Int J Sports Med. 1994;15：420-425.

11. Heckmatt JZ, Pier N, Dubowitz V. Real-time ultrasound imaging of muscles. Muscle Nerve. 1988;11：56-65.

12. Aydinli N, Baslo B, Caliskan M, et al. Muscle ultrasonography and electromyography correlation for evaluation of floppy infants. Brain Dev. 2003;25：22-24.

13. Schmidt R, Voit T. Ultrasound measurement of quadriceps muscle in the first year of life：normal values and application to spinal muscular atrophy. Neuropediatrics. 1993;24：36-42.

14. Pillen S, Verrips A, van Alfen N, et al. Quantitative skeletal muscle ultrasound：diagnostic value in childhood neuromuscular disease. Neuromuscul Disord. 2007;17：509-516.

15. Maurits NM, Bollen AE, Windhausen A, et al. Muscle ultrasound analysis：normal values and differentiation between myopathies and neuropathies. Ultrasound Med Biol. 2003;29：215-225.

16. Brockmann K, Becker P, Schreiber G, et al. Sensitivity and specificity of qualitative muscle ultrasound in assessment of suspected neuromuscular disease in childhood. Neuromuscul Disord. 2007;17：517-523.

17. Maurits NM, Beenakker EA, van Schaik DE, et al. Muscle ultrasound in children：normal values and application to neuromuscular disorders. Ultrasound Med Biol. 2004;30：1017-1027.

18. Reimers CD, Fleckenstein JL, Witt TN, et al. Muscular ultrasound in idiopathic inflammatory myopathies of adults. J Neurol Sci. 1993;116：82-92.

19. Pillen S, Scholten RR, Zwarts MJ, Verrips A. Quantitative skeletal muscle ultrasonography in children with suspected neuromuscular disease. Muscle Nerve. 2003;27：699-705.

20. Pillen S, van Keimpema M, Nievelstein RA, et al. Skeletal muscle ultrasonography：visual versus quantitative evaluation. Ultrasound Med Biol. 2006;32：1315-1321.

21. Zaidman CM, Holland MR, Anderson CC, Pestronk A. Calibrated quantitative ultrasound imaging of skeletal muscle using backscatter analysis. Muscle Nerve. 2008;38：893-898.

22. Knipp BS, Zagzebski JA, Wilson TA, et al. Attenuation and backscatter estimation using video signal analysis applied to B-mode images. Ultrason Imaging. 1997;19：221-233.

23. Holland MR, Gibson AA, Peterson LR, et al. Measurements of the cyclic variation of myocardial backscatter from two-dimensional echocardiographic images as an approach for characterizing diabetic cardiomyopathy. J Cardiometab Syndr. 2006;1：149-152.

24. Sosnovik DE, Baldwin SL, Lewis SH, et al. Transmural variation of myocardial attenuation measured with a clinical imager. Ultrasound Med Biol. 2001;27：1643-1650.

25. Hughes MS, Marsh JN, Wallace KD, et al. Sensitive ultrasonic detection of dystrophic skeletal muscle in patients with Duchenne muscular dystrophy using an entropy-based signal receiver. Ultrasound Med Biol. 2007;33：1236-1243.

26. Gdynia HJ, Muller HP, Ludolph AC, et al. Quantitative muscle ultrasound in neuromuscular disorders using the parameters "intensity," "entropy," and "fractal dimension,". Eur J Neurol. 2009;16：1151-1158.

27. Wallace KD, Marsh JN, Baldwin SL, et al. Sensitive ultrasonic delineation of steroid treatment in living dystrophic mice with energy-based and entropy-based radio frequency signal processing. IEEE Trans Ultrason Ferroelectr Freq Control. 2007;54：2291-2299.

28. Moreau NG, Teefey SA, Damiano DL. In vivo muscle architecture and size of the rectus femoris and vastus lateralis in children and adolescents with cerebral palsy. Dev Med Child Neurol. 2009;51：800-806.

29. Lieber RL, Friden J. Functional and clinical significance of skeletal muscle architecture. Muscle Nerve. 2000;23：1647-1666.

30. Heckmatt J, Rodillo E, Doherty M, et al. Quantitative

sonography of muscle. J Child Neurol. 1989;4（Suppl）：S101-S106.

31. Reimers K, Reimers CD, Wagner S, et al. Skeletal muscle sonography : a correlative study of echogenicity and morphology. J Ultrasound Med. 1993;12 : 73-77.

32. Pillen S, Tak RO, Zwarts MJ, et al. Skeletal muscle ultrasound : correlation between fibrous tissue and echo intensity. Ultrasound Med Biol. 2009;35 : 443-446.

33. Pillen S, Arts IM, Zwarts MJ. Muscle ultrasound in neuromuscular disorders. Muscle Nerve. 2008;37 : 679-693.

34. Bargfrede M, Schwennicke A, Tumani H, Reimers CD. Quantitative ultrasonography in focal neuropathies as compared to clinical and EMG findings. Eur J Ultrasound. 1999;10 : 21-29.

35. Heckmatt JZ, Pier N, Dubowitz V. Assessment of quadriceps femoris muscle atrophy and hypertrophy in neuromuscular disease in children. J Clin Ultrasound. 1988;16 : 177-181.

36. Pillen S, van Engelen B, van den Hoogen F, et al. Eosinophilic fasciitis in a child mimicking a myopathy. Neuromuscul Disord. 2006;16 : 144-148.

37. Bonnemann CG, Brockmann K, Hanefeld F. Muscle ultrasound in Bethlem myopathy. Neuropediatrics. 2003;34 : 335-336.

38. Visser LH. High-resolution power Doppler sonography in inflammatory myopathy. Muscle Nerve. 2009;39 : 553-554.

39. Duerschmied D, Maletzki P, Freund G, et al. Analysis of muscle microcirculation in advanced diabetes mellitus by contrast enhanced ultrasound. Diabetes Res Clin Pract. 2008;81 : 88-92.

40. Duerschmied D, Zhou Q, Rink E, et al. Simplified contrast ultrasound accurately reveals muscle perfusion deficits and reflects collateralization in PAD. Atherosclerosis. 2009;202 : 505-512.

41. Ross RM, Downey K, Newman JM, et al. Contrast-enhanced ultrasound measurement of microvascular perfusion relevant to nutrient and hormone delivery in skeletal muscle : a model study in vitro. Microvasc Res. 2008;75 : 323-329.

42. Weber MA, Krix M, Jappe U, et al. Pathologic skeletal muscle perfusion in patients with myositis : detection with quantitative contrast-enhanced US—initial results. Radiology. 2006;238 : 640-649.

43. Weber MA, Jappe U, Essig M, et al. Contrast-enhanced ultrasound in dermatomyositis and polymyositis. J Neurol. 2006;253 : 1625-1632.

44. Reimers CD, Ziemann U, Scheel A, et al. Fasciculations : clinical, electromyographic, and ultrasonographic assessment. J Neurol. 1996;243 : 579-584.

45. Walker FO, Donofrio PD, Harpold GJ, Ferrell W.G. Sonographic imaging of muscle contraction and fasciculations : a correlation with electromyography. Muscle Nerve. 1990;13 : 33-39.

46. Scheel AK, Toepfer M, Kunkel M, et al. Ultrasonographic assessment of the prevalence of fasciculations in lesions of the peripheral nervous system. J Neuroimaging. 1997;7 : 23-27.

47. Fermont J, Arts IM, Overeem S, et al. Prevalence and distribution of fasciculations in healthy adults : effect of age, caffeine consumption and exercise. Amyotroph Lateral Scler. 2010;11 : 181-186.

48. Arts IM, van Rooij FG, Overeem S, et al. Quantitative muscle ultrasonography in amyotrophic lateral sclerosis. Ultrasound Med Biol. 2008;34 : 354-361.

49. Walker FO, Cartwright MS, Wiesler E R, Caress J. Ultrasound of nerve and muscle. Clin Neurophysiol. 2004;115 : 495-507.

50. van Baalen A, Stephani U. Fibration, fibrillation, and fasciculation : say what you see. Clin Neurophysiol. 2007;118 : 1418-1420.

51. Pillen S, Nienhuis M, van Dijk JP, et al. Muscles alive : ultrasound detects fibrillations. Clin Neurophysiol. 2009;120 : 932-936.

52. Chi-Fishman G, Hicks JE, Cintas HM, et al. Ultrasound imaging distinguishes between normal and weak muscle. Arch Phys Med Rehabil. 2004;85 : 980-986.

53. Boon AJ, Alsharif KI, Harper CM, Smith J. Ultrasound-guided needle EMG of the diaphragm : technique description and case report. Muscle Nerve. 2008;38 : 1623-1626.

54. Ueki J, De Bruin PF, Pride NB. In vivo assessment of diaphragm contraction by ultrasound in normal subjects. Thorax. 1995;50 : 1157-1161.

55. De Bruin PF, Ueki J, Bush A, et al. Diaphragm thickness and inspiratory strength in patients with Duchenne muscular dystrophy. Thorax. 1997;52 : 472-475.

56. Ayoub J, Milane J, Targhetta R, et al. Diaphragm kinetics during pneumatic belt respiratory assistance : a sonographic study in Duchenne muscular dystrophy. Neuromuscul Disord. 2002;12 : 569-575.

57. Yoshioka Y, Ohwada A, Sekiya M, et al. Ultrasonographic evaluation of the diaphragm in patients with amyotrophic lateral sclerosis. Respirology. 2007;12 : 304-307.

58. Zuberi SM, Matta N, Nawaz S, et al. Muscle ultrasound in the assessment of suspected neuromuscular disease in childhood. Neuromuscul Disord. 1999;9 : 203-207.

59. Schreiber A, Smith WL, Ionasescu V, et al. Magnetic resonance imaging of children with Duchenne muscular dystrophy. Pediatr Radiol. 1987;17 : 495-497.

60. Olsen DB, Gideon P, Jeppesen TD, Vissing J. Leg muscle involvement in facioscapulohumeral muscular dystrophy assessed by MRI. J Neurol. 2006;253 : 1437-1441.

61. Liu GC, Jong YJ, Chiang CH, Jaw TS. Duchenne muscular dystrophy : MR grading system with functional correlation. Radiology. 1993;186 : 475-480.

62. Sookhoo S, Mackinnon I, Bushby K, et al. MRI for

the demonstration of subclinical muscle involvement in muscular dystrophy. Clin Radiol. 2007;62：160-165.

63. Kan HE, Scheenen TW, Wohlgemuth M, et al. Quantitative MR imaging of individual muscle involvement in facioscapulohumeral muscular dystrophy. Neuromuscul Disord. 2009;19：357-362.

64. Pillen S, Morava E, Van Keimpema M, et al. Skeletal muscle ultrasonography in children with a dysfunction in the oxidative phosphorylation system. Neuropediatrics. 2006;37：142-147.

65. Brooke MH, Fenichel GM, Griggs RC, et al. Duchenne muscular dystrophy：patterns of clinical progression and effects of supportive therapy. Neurology. 1989;39：475-481.

66. Zaidman CM, Connolly AM, Malkus EC, et al. Quantitative ultrasound using backscatter analysis in Duchenne and Becker muscular dystrophy. Neuromuscul Disord. 2010;20：805-809.

67. Reimers CD, Schlotter B, Eicke BM, Witt T N. Calf enlargement in neuromuscular diseases：a quantitative ultrasound study in 350 patients and review of the literature. J Neurol Sci. 1996;143：46-56.

68. Trip J, Pillen S, Faber CG, et al. Muscle ultrasound measurements and functional muscle parameters in non-dystrophic myotonias suggest structural muscle changes. Neuromuscul Disord. 2009;19：462-467.

69. Mercuri E, Jungbluth H, Muntoni F. Muscle imaging in clinical practice：diagnostic value of muscle magnetic resonance imaging in inherited neuromuscular disorders. Curr Opin Neurol. 2005;18：526-537.

70. Mercuri E, Cini C, Counsell S, et al. Muscle MRI findings in a three-generation family affected by Bethlem myopathy. Eur J Paediatr Neurol. 2002;6：309-314.

71. Mercuri E, Lampe A, Allsop J, et al. Muscle MRI in Ullrich congenital muscular dystrophy and Bethlem myopathy. Neuromuscul Disord. 2005;15：303-310.

72. Mercuri E, Counsell S, Allsop J, et al. Selective muscle involvement on magnetic resonance imaging in autosomal dominant Emery-Dreifuss muscular dystrophy. Neuropediatrics. 2002;33：10-14.

73. Adler RS, Garolfalo G, Paget S, Kagen L. Muscle sonography in six patients with hereditary inclusion body myopathy. Skeletal Radiol. 2008;37：43-48.

74. Astrea G, Schessl J, Clement E, et al. Muscle MRI in FHL1-linked reducing body myopathy. Neuromuscul Disord. 2009;19：689-691.

75. Carboni N, Mura M, Marrosu G, et al. Muscle imaging analogies in a cohort of patients with different clinical phenotypes caused by LMNA gene mutations. Muscle Nerve. 2010;41：458-463.

76. Jungbluth H, Sewry C, Brown S C, et al. Minicore myopathy in children：a clinical and histopathological study of 19 cases. Neuromuscul Disord. 2000;10：264-273.

77. Mercuri E, Bushby K, Ricci E, et al. Muscle MRI findings in patients with limb girdle muscular dystrophy with calpain 3 deficiency（LGMD2A）and early contractures. Neuromuscul Disord. 2005;15：164-171.

78. Fischer D, Walter MC, Kesper K, et al. Diagnostic value of muscle MRI in differentiating LGMD2I from other LGMDs. J Neurol. 2005;252：538-547.

79. Mahjneh I, Lamminen AE, Udd B, et al. Muscle magnetic resonance imaging shows distinct diagnostic patterns in Welander and tibial muscular dystrophy. Acta Neurol Scand. 2004;110：87-93.

80. Ahlberg G, Jakobsson F, Fransson A, et al. Distribution of muscle degeneration in Welander distal myopathy：a magnetic resonance imaging and muscle biopsy study. Neuromuscul Disord. 1994;4：55-62.

81. Kesper K, Kornblum C, Reimann J, et al. Pattern of skeletal muscle involvement in primary dysferlinopathies：a whole-body 3.0-T magnetic resonance imaging study. Acta Neurol Scand. 2009;120：111-118.

82. Cupler EJ, Bohlega S, Hessler R, et al. Miyoshi myopathy in Saudi Arabia：clinical, electrophysiological, histopathological and radiological features. Neuromuscul Disord. 1998;8：321-326.

83. Brummer D, Walter MC, Palmbach M, et al. Long-term MRI and clinical follow-up of symptomatic and presymptomatic carriers of dysferlin gene mutations. Acta Myol. 2005;24：6-16.

84. Lodi R, Muntoni F, Taylor J, et al. Correlative MR imaging and 31P-MR spectroscopy study in sarcoglycan deficient limb girdle muscular dystrophy. Neuromuscul Disord. 1997;7：505-511.

85. Fischer D, Herasse M, Bitoun M, et al. Characterization of the muscle involvement in dynamin 2-related centronuclear myopathy. Brain. 2006;129：1463-1469.

86. Schessl J, Medne L, Hu Y, et al. MRI in DNM2-related centronuclear myopathy：evidence for highly selective muscle involvement. Neuromuscul Disord. 2007;17：28-32.

87. Flanigan KM, Kerr L, Bromberg MB, et al. Congenital muscular dystrophy with rigid spine syndrome：a clinical, pathological, radiological, and genetic study. Ann Neurol. 2000;47：152-161.

88. Mercuri E, Talim B, Moghadaszadeh B, et al. Clinical and imaging findings in six cases of congenital muscular dystrophy with rigid spine syndrome linked to chromosome 1p（RSMD1）. Neuromuscul Disord. 2002;12：631-638.

89. Jungbluth H, Sewry CA, Counsell S, et al. Magnetic resonance imaging of muscle in nemaline myopathy. Neuromuscul Disord. 2004;14：779-784.

90. Kornblum C, Lutterbey G, Bogdanow M, et al. Distinct neuromuscular phenotypes in myotonic dystrophy types 1 and 2：a whole body highfield MRI study. J Neurol. 2006;253：753-761.

91. Jungbluth H, Davis MR, Muller C, et al. Magnetic resonance imaging of muscle in congenital myopathies associated with RYR1 mutations. Neuromuscul Disord. 2004;14：785-790.

92. Dlamini N，Jan W，Norwood F，et al. Muscle MRI findings in siblings with juvenile-onset acid maltase deficiency（Pompe disease）. Neuromuscul Disord. 2008;18：408-409.

93. Pichiecchio A，Uggetti C，Ravaglia S，et al. Muscle MRI in adult-onset acid maltase deficiency. Neuromuscul Disord. 2004;14：51-55.

介入性超声

Francis O. Walker

译者：林惠通　苏珊珊

第十一章　视频

📹 **视频 11.1：**
图 11.1D 示 18G 穿刺针进入猪肉模型的矢状断面

📹 **视频 11.2：**
横断面显示穿刺针进入猪肉模型（同视频 11.1 一样的针和模型）

📹 **视频 11.3：**
同心肌电图针穿刺趾短伸肌

📹 **视频 11.4：**
腕关节处穿刺近端腕管的矢状断面

📹 **视频 11.5：**
肌电图针在患者胸锁乳突肌移动的矢状断面
本章的视频资料可在线观看，网址：www.expertconsult.com。

本章要点

- 介入穿刺针定位可以采用平面内定位，即穿刺针路径与超声探头发出的声束在同一平面上（可显示整个穿刺针和穿刺过程，但要一直显示穿刺针有相当的难度），也可采用垂直切面定位，即穿刺针路径垂直于超声探头所发出的声束平面（容易显示穿刺针，但探头需要不断移动以追踪推进的针尖）。

- 超声引导类固醇注射治疗腕管综合征，可采用平面内定位和垂直切面定位引导穿刺针到达正中神经旁。

- 超声引导肉毒杆菌毒素注入肌肉用于治疗肌肉痉挛和肌张力障碍，或注入唾液腺用于治疗流涎。在这些情况下，超声可以用来设计进针路径（实际穿刺时可以不用超声引导）或直接在超声监视下观察整个穿刺和注射过程。

- 介入性神经肌肉超声检查最常用的技术是超声引导局部麻醉，已有大量文献阐述超声监测手臂和腿部众多神经阻滞术。

- 其他神经肌肉介入性超声还包括引导神经、肌肉活检，术前神经定位，优化腰椎穿刺定位，甚至通过声孔效应和微泡局部给药。

本书大部分章节将超声作为诊断工具作了介绍，而本章则重点介绍介入性超声在神经肌肉诊疗中的应用。掌握本章的知识并不足以指导进行介入性超声治疗。相反地，学习本章目的只是让读者掌握详细的解剖学知识，理解治疗药物的理论和实践，并为临床实践做必要的准备。

超声引导局部神经阻滞术是使用最广泛的神经肌肉介入性超声技术。该技术在治疗邻近肺、血管和神经等其他重要结构的神经时如臂丛神经有特别应用价值。虽然神经内科医师不能像麻醉医师那样将介入性超声广泛应用于临床，但介入性超声在某些临床实践中可立即得到开展，未来许多领域也可发展这种技术。本章仅初步介绍介入性超声在神经肌肉领域的应用，其应用前景需要医师将介入性超声与临床实践完美融合起来，也需要优秀的培训师资和条件良好的培训场所。

一、超声引导介入治疗的基本原则

人体的真实解剖比大多数非手术医生印象中的解剖要复杂得多。在皮肤和靶神经或肌肉的结构之间，不但存在着声像图特征不同的多种组织类型，而且还存在着各种血管、神经、淋巴管结构，有些超声可以显像，有些则不行。此外，各种组织或器官的解剖关系常因患者的体型、姿势和骨结构的不同而不同，解剖变异也很常见。因此，超声引导介入治疗的第一步是对感兴趣区行术前超声检查。临床医生可用三维超声进行靶组织的显像并分析其与周围结构的关系。术前检查要为介入穿刺解决三个关键问题：①定位好目标；②观察有无解剖变异或病理改变，若有解剖变异介入穿刺可能变得复杂；③最佳穿刺途径是什么？为了最大限度地降低并发症的风险和减少患者的不适，这些问题都需要在行介入治疗前进行详尽规划。

超声可以显示目标，意味着检查者可以充分显像穿刺针的最终位置及其到达靶位置的路径；也意味着可看到针道，如果不能显示整个针道，至少也能显示针尖靠近重要结构的位置。如果探头横切面获取穿刺针的截面图像，则穿刺针显示为一个点，此时不能区分针尖和针干，除非进针时针尖首次出现在探头扫查的切面（或穿刺针退回时针尖刚好从这个切面缩回消失）。穿刺针来回提插，同时观察局部组织的运动，或注射小剂量超声可显示的材料，可以弥补这种定位方法的缺陷。穿刺针与探头发射的声束在同一平面或者显示其矢状面可更好地显示针尖，可以观察穿刺针在超声探头长轴切面内前进的整个过程（图 11.1，视频 11.1、视频 11.2 和视频 11.3）。

影响超声显示穿刺针的因素很多。通常，穿刺针是由光滑的具有各向异性的金属物质做成的，因此，穿刺针对超声波的散射就很有限。如果探头发射的声束不垂直于针干，在图像中穿刺针可能会出现阴影，而不是点或线状的回声。若使用低分辨力探头，反射声波的穿刺针与探头所发射的声束不在

一个平面时甚至不能显像穿刺针。现有的经特殊处理的商业用穿刺针，对声波散射较多。消毒前用砂纸磨针也可实现这种效果，方法简单但比较不雅。现已设计出可使针尖发出合适频率的声脉冲、更容易显示的穿刺针。有些设备具有穿刺引导功能，可以帮助引导穿刺针与探头所发射的声束在同一平面。然而，大多数有经验的介入超声医师不用这些特殊工具。穿刺引导设备在培训中偶有应用，但对于有经验的医师来说使用这种装置会降低操作效率，也未必能提高穿刺的准确性。现正在研发新的设备以便能更好地显示针干及针尖的三维（3D）位置，这将可能简化介入超声操作。

影响穿刺针显示的另一个因素是穿刺针所经过组织的性质。组织回声越强、越均质，穿刺针越难显示。呈低回声的组织，如脂肪和肌肉，可很好显示针道。而呈强回声的组织，如瘢痕组织和唾液腺，则较难显示针道。因此，穿刺过程中评估穿刺针能见度是超声引导的基础，它取决于探头与穿刺针进针的角度、穿刺针的特性和规格及所穿刺靶组织的回声。能观察到靶组织与穿刺针相互运动往往预示着针尖已经很邻近目标，这一现象类似于蜘蛛通过感知受困于蜘蛛网上的昆虫挣扎所产生的振动来发现昆虫。

扫查时应该注意显示解剖变异和病变部位。当然，医师应该以患者术前临床评估为基础来提高对病变部位的判断，并应充分掌握可能的解剖变异以便能够处理大多数意外情况。这要求介入医师对目标区域及其周围组织结构应特别熟悉。例如，注射腕部正中神经时应注意常见的解剖变异，如分叉正中神经和永存正中动脉（见第五章）。使用超声引导肌肉穿刺活检时，医师还应注意有些肌病伴有特殊

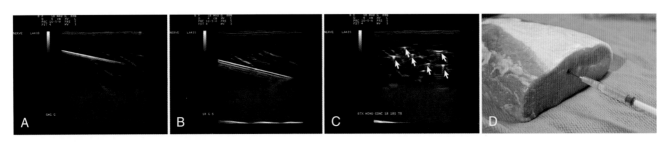

图 11.1 肌电图（EMG）电针在生猪肉模型的声像图。A 和 B 是穿刺针的声像图，电针与探头所发射的声束平行。A，聚四氟乙烯涂层的 EMG 电针，斜面尖端裸露。因为有涂层这个特性，它的显像要比图 11.2 中无涂层穿刺针效果好。B，图示 18G 穿刺针后伴振铃伪像（声波在穿刺针与探头间来回反射，之后再经探头进行信号转换从而产生的伪像）。C，6 个不同针型穿刺针的横截面声像图，穿刺针与声束平面垂直。这些针分别是肌电图电针、单极肌电图电针、同轴肌电图针、18G 穿刺针、砂纸磨光的 18G 穿刺针、胰岛素注射针。图像中针回声的大小与针的规格型号无显著相关性。D，同样的 18G 针显示不同的振铃伪像是因为穿刺针以略微不同的角度从模型表面插入

的组织回声变化（如包涵体肌病），这些变化可能会造成活检针难以精确定位。

评估穿刺针到达目标的最佳路径时，多评估几条感兴趣穿刺路径对临床医生有好处。异常血管、解剖变异或瘢痕组织可能造成穿刺困难，此时可选择适当的替代路径。临床医生应该意识到超声不适合引导时，其他影像学方法（CT或X线透视和MRI）也可用于引导，并在适当的时候准备用这些方法引导穿刺或考虑转诊等预案措施。肌电图引导可与超声引导同时进行使用。肌电图引导针为单极注射针，裸露的针尖有薄的电绝缘体（如聚四氟乙烯）覆盖，针尖作为记录电极（图11.2）。针尖穿过肌肉时肌肉就产生了损伤的动作电位，肌电图相应地激发信号。这种类型的肌电图针引导是一个有效的肌内注射治疗的辅助手段，因为穿刺针插入肌肉产生的激活电位是肌肉所特有的。穿刺针进入肌肉时出现这种现象，离开肌肉时便消失，从而为针尖位置提供有用的信息。

观察穿刺针到靶组织的安全穿刺路径很重要。临床医生要避免穿刺位置错误所致的后果。少量（例如1单位）肉毒杆菌注入静脉，可能不会有严重的并发症，但大剂量的局部麻醉药注入静脉则可导致心律失常或死亡。小规格的针（21G或更细）穿刺动脉一般不会出现大问题。然而，重复穿刺同一血管，会有潜在的危险，如血管破裂或假性动脉瘤形成。胸壁深部的穿刺有导致气胸的危险。接受抗凝治疗的患者穿刺有发生血肿的风险。早期压迫血肿可以降低危险性，较深部组织或邻近重要组织（例如颈上神经节）的血肿后果则较严重。更重要的是，停用抗凝治疗的后果往往也很严重。神经穿刺导致的神经损伤的概率不小，局部麻醉使神经对穿刺疼痛的反应减弱，因而损伤神经的概率增加。此外，注射的药物快速进入神经内可压迫轴突，这是因为注入药物被坚硬的神经鞘包围而不能向外弥散。

用于介入穿刺的技术因穿刺类型、进针深度、患者健康状况、穿刺部位和各地临床实践的不同而不同。例如，在某些国家肌电图电针插入之前很少用乙醇溶液擦拭皮肤，但在美国这是常规。理想的做法是，任何介入穿刺均应使用无菌术和铺无菌巾，特别是对那些较深组织、血供不良组织、院内穿刺及免疫力低下的患者。超声引导穿刺时应该使用无菌耦合剂。

超声引导穿刺时，应先在表浅位置显示针尖，然后显示进针全程。沿穿刺路径插入穿刺针后超声扫查证实穿刺针的位置。这一简单的步骤可于模型上练习，以帮助眼和手的协调性。插入针或放置探头之前在皮肤上画一条线，有助于确保穿刺路线与表面画线在同一平面。

二、超声引导类固醇注射治疗腕管综合征

类固醇注入腕管有助于缓解症状。在一系列病例研究中，有相当比例的患者达到显著的疗效，缓解时间长达7年或更长[1]。然而，像大多数介入操作一样，很难获得证据支持，因为穿刺技术、药物剂量和浓度及局麻药组合变化不定，而且在许多已发表的研究报道里尚缺乏一个保证适当注射位置的标准。制药公司对资助此类研究不感兴趣也使这一过程更为艰巨，因为介入所用药物的费用远少于临床试验。高分辨力超声的广泛应用有助于解决人们关心的精确定位的问题，使得精通解剖和熟悉超声

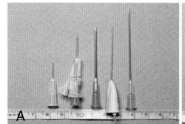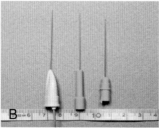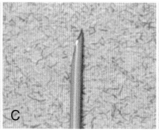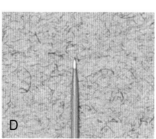

图11.2　图11.1中使用的皮下穿刺针。A，从左到右：30G针，长10mm；胰岛素注射针，长15mm；18G针，长35mm；聚四氟乙烯涂层肌电图（EMG）电针，长35mm；21G针，长45mm。B，肌电图电针（myoject）与氯化四乙铵单极肌电图电针（有涂满氯化四乙铵的针套和针尖露出的针芯）。三根针的长度均为35mm。C和D，B图所示聚四氟乙烯涂层肌电图电针和单极肌电图针针尖局部放大图像

的医师更能接受这一技术。

　　神经科医师很可能遇到并诊断腕管综合征（CTS），所以有必要详细讨论 CTS 介入治疗技术。盲穿腕管技术的标准是，在腕关节处识别桡侧腕屈肌腱或掌长肌腱，并将针插入肌腱旁，然后以与皮肤 30°～45°将针推进至正中神经。穿刺部位为近远侧腕横纹处，应先预判屈肌支持带深方正中神经位置再决定进针角度。有些学者主张从远侧腕横纹近端 1cm 处进针，另一些学者主张在更接近正中神经的位置进针并相应调整角度[2-4]。盲穿类固醇可发生神经损伤，但罕见[1]，大概 0.1%，这一比例与手术造成的损伤相比要低得多[1,5]，而且大多数患者几天内就能缓解[2]。

　　超声引导可以用来监视穿刺，确保穿刺位置正确，避免神经内注射。虽然所用方法会有差异，但常用穿刺方法主要有两种。一种穿刺方法与上述盲穿方法相似。将探头长轴的最边缘置于腕横纹的神经处获得矢状断面。以肌腱作为表面标志，注意显示肌肉与正中神经的位置关系，选择远侧腕横纹近端 1cm 处掌长肌腱的尺侧穿刺，再朝正中神经以一定的角度进针（图 11.3 和视频 11.4）[6]。超声引导穿刺时，进针角度不可随意调整，但可稍微侧动探头以显像插入的针。当穿刺针到神经旁或神经浅方时才可以注药。

　　利用超声引导的另一种穿刺方法描述如下[7]。这种方法是将探头置于腕部略向远端，并在这一水平获取正中神经标准横断面图像。穿刺针在腕横纹远端尺侧插入，在探头正下方的浅层推进。然后引导穿刺针越过尺神经和尺动脉，进入腕管，并接近正中神经尺侧。有作者建议先在浅方注药，将神经与腕横韧带形成的腕管顶部稍作分离[7]。然后穿刺针可以稍微退回再往更深方插入到正中神经尺侧，在神经深方注射药物至神经周围。该技术的优势是可一直显示正中神经、肌腱、尺神经、尺动脉及针尖。

　　有多种注射用类固醇激素制剂和局部麻醉药可用于 CTS 局部治疗。作者推荐使用 1 ml 1% 的利多卡因混合 1 ml 40mg/mL 的醋酸曲安奈德。也有人用 1 ml 1% 利多卡因混合 1 ml 甲波尼龙（40mg）[7]。因为 CTS 的作用机制尚不清楚，所以很难确定最佳剂量、浓度和类固醇化合物或局部麻醉剂的比例。超声引导使得医生操作起来更方便，也可能促进该领域的进一步发展。超声不仅在诊断而且在治疗腕管综合征上均是有用的工具。类固醇注射治疗其他神经病变的效果仍未知。

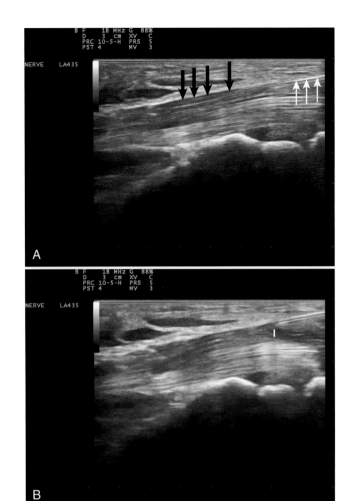

图 11.3　注射治疗腕管综合征（CTS）的标准方法。A，最接近腕部正中神经（黑色箭头）的矢状图像。手掌向左，针在图像的右上方（白色箭头）。B，开始注射时，穿刺针的周围可见少量的低回声注射液积聚（Ⅰ）

三、超声引导注射肉毒杆菌毒素

（一）肉毒杆菌毒素的生理学和药理学

　　肉毒毒素有多个血清型，其中有两个在临床使用：A 型肉毒杆菌毒素和 B 型肉毒杆菌毒素。还有其他毒素在进行临床试验，但目前上述两种毒素临床疗效最佳、药效持续时间最长。有几家公司参与 A 型肉毒杆菌毒素的制作，各个厂家及药品纯度不同，毒素的剂量当量也不同。毒素的最佳剂量和用药者抗体形成这两个因素决定了临床疗效。一旦患者对毒素形成抗体将降低毒素的临床疗效。在美国，A 型肉毒杆菌毒素有 Botox（肉毒杆菌毒素 A）和

Dysport（肉毒毒素 A）两种。B 型肉毒杆菌毒素有 Myobloc（rimabotulinumtoxin B）。本章以下部分将使用商品名。要注意的是，治疗同一疾病，Botox、Dysport 和 Myobloc 的剂量决然不同。通常情况下，100 单位 Botox 大致相当于 250 单位 Dysport 和 5000 单位 Myobloc。应当指出的是，这些数字只是大致的，不应该看作为简单的转换数。另一种 A 型肉毒毒素产品 Xeomin（肉毒杆菌毒素 A），已在欧洲进行临床试验，美国直到最近才被食品和药物管理局（FDA）批准用于临床试验。正确使用并将毒素注射到靶组织要求了解这些毒素的功效。

肉毒杆菌毒素的作用机制是：肉毒杆菌毒素结合到神经肌肉接头处的神经末梢细胞膜内蛋白并使之失去功能，神经递质便不能释放[8-10]。但其长期效应的机制仍然没有得到很好解释，即使使用相当于毫微克的小剂量毒素也会产生显著的效果。这可能与毒素积聚的神经末梢缺乏降解活性毒素的酶促过程有关。

人类的趾短伸肌是研究 A 型肉毒杆菌毒素临床效果的理想肌肉[11]。对该肌肉注射 5 单位肉毒杆菌毒素 Botox，肌功能测定会出现明显的反应，但有轻微的延迟效应，通过测量腓神经遭受超强刺激诱发的运动反应（复合肌肉动作电位）或趾短伸肌最大随意收缩时表面肌电图记录的平均整流电压（图 11.4 到图 11.6）可以得到证实。许多肌张力失常患者接受重复注射的时间是上次注射后第 100 天，此时肌肉功能远未充分恢复。这并不应当感到意外，例如术后疼痛患者止痛并不是等前一剂量吗啡逐渐失效再来打下一剂。同样，要保持肉毒杆菌毒素疗效就要求在某些时候重复治疗。随访那些从意外肉毒杆菌毒素中毒康复的患者得知，他们经历 1 至 2 年也未完全康复[12]。

笔者的实验室结果显示：趾短伸肌注射 1 单位、5 单位、10 单位或 20 单位的肉毒杆菌毒素后，10 个月后所有注射的肌肉平均只有 70% 恢复功能；即使 14 个月后，那些注射 5 单位、10 单位或 20 单位 A 型肉毒杆菌毒素的肌肉恢复功能也仍只有基线的 70%。只有那些注射 1 单位的肌肉在 14 个月后完全恢复功能（图 11.4）。

除测量肌电活动外，还可通过肌肉变化来评估肉毒杆菌毒素的疗效。Hamjian 和 Walker[11] 的研究表明，肉毒杆菌毒素（Botox）注射到趾短伸肌引起了显著的、超声可测得的肌肉厚度减小，在注药后

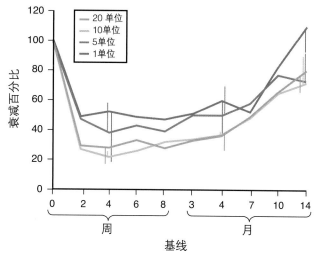

图 11.4 一个为期 14 个月的 9 名健康受试者接受在两侧趾短伸肌注射 A 型肉毒杆菌毒素的研究结果。9 人均在优势足注射 20 单位的 A 型肉毒杆菌毒素（Botox），3 名受试者还在对侧趾短伸肌分别注射 1 单位、5 单位和 10 单位 A 型肉毒杆菌毒素（Botox）。数据用平均值 + / - 标准差表示。研究中使用的技术之前有过描述[11]。每个受试者典型复合肌肉动作电位振幅是基线 3.5mV、2 周时 1.5 mV、4 周时 1.6 mV。值得注意的是，即使是注射后 14 个月也没有人全面恢复，1 个单位剂量的除外。这似乎是剂量反应效应，但病例数太少，不能下明确的结论。这些结果也因 10 单位和 20 单位间可能的极量效应而复杂化。

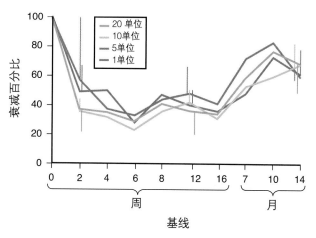

图 11.5 该图受试者与图 11.4 的受试者为同一组病例，图中显示所有受试者趾短伸肌活动时平均整流电压 200ms 记录的数据。所有受试者在 14 个月均没完全恢复。复合肌肉动作电位数据和平均整流电压数据的差异提示存在着 A 型肉毒杆菌毒素对自愿受试者中枢作用的可能性；然而，病例数太少，不能下明确结论。肉毒杆菌毒素产品所宣称的持续时效比临床上的主观感知估计的持续时效更长，需依据更确凿的肌肉定量研究证据来调整

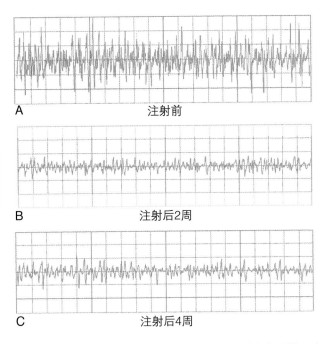

图 11.6 一名受试者趾短伸肌抵抗最大随意收缩自动描记未校正的肌电图轨迹。A，注药前，平均整流电压为 502μV。B，注药两周后，平均整流电压为 169μV。C，注药 4 周后，平均整流电压为 211μV。多年来对复合肌肉动作电位和平均整流电压记录的研究显示，这两种测定与肌力呈强相关性

42 天达到高峰。这一研究结果有两个实质性含义。第一，表明肌肉肥大导致肌张力失常患者产生严重症状。有几年病史的患者在未经 A 型肉毒杆菌毒素治疗前常发现，胸锁乳突肌肥大（该肌肉轮廓太大而明显异于常人），而且颈部也增粗。女士注意到项链要加长，而男士则要加大衣领尺寸。不断牵拉颈部肌肉的后果是，肌肉不自主收缩使颈部变得越来越强壮，病情进一步加重。A 型肉毒杆菌毒素可逆转肌肉肥厚，而且重复注药可使肌肉出现明显的萎缩[13]。有趣的是，有人认为并不是所有的肉毒杆菌毒素注射后均产生相同程度萎缩，这些推测还有待临床资料验证。如果需要临床观察，超声可以很容易地解决这个问题。研究结果的另一含义是，超声检查可能是判断药物逆转肌肉萎缩疗效的有效手段。在相关性疾病如神经病变或运动神经元疾病中，其基本临床表现是肌肉萎缩，可用超声检查评估。因此，对肌肉肥大的逆转治疗的有效性也可用超声观察。

（二）超声引导注射肉毒杆菌毒素

在 20 世纪 80 年代美国率先用肉毒杆菌毒素治疗神经病变，当时依靠触诊及体表标记行毒素注射。随后，采用肌电图引导，并使用聚四氟乙烯涂层皮下记录电针。该电针只有针尖裸露，其他部分均绝缘。盲穿注射通常是有效的，特别是经验丰富的临床医生操作更是如此，之后的研究表明，肌电图针引导可提高疗效并且不良反应较少[14]。疗效提高并不奇怪，因为盲穿常用针长 10mm 或 15mm 长的注射器，其长度不足以达到关键的靶肌肉。而肌电图针较长，足以到达许多远距离的靶肌内。表浅肌肉如胸锁乳突肌和斜方肌距表面在 15mm 内，但像肩胛提肌和头半棘肌这类肌肉，距体表超出 15mm 范围，更深部肌肉，如头夹肌和斜角肌就远远超过这个范围，这些肌肉用一般的穿刺针往往不能到达靶组织。颈部的后三角肌需要 25mm 长针才能到达（图11.7）。Speelman 和 Brans 所进行的简单而巧妙的研究更能说明问题[15]。他们对因颈部肌张力障碍患者的常规注药进行研究，比较盲穿和肌电图引导穿刺的精确定位。研究发现即便是最浅表、易触及的颈部肌肉，如胸锁乳突肌盲穿时，即使穿刺针有足够长度也有 15% 失败率。更深的肌肉如肩胛提肌和头半棘肌的失败率为 50% 或更高。鉴于这些研究结果，只有谨慎地为学员提供更多的帮助才能保证准确引导 A 型肉毒杆菌毒素注射，否则，可能由于技术因素导致疗效不佳将给患者带来终身隐患。

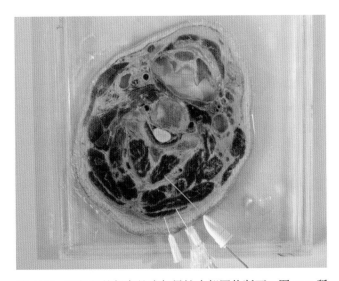

图 11.7 福尔马林保存的成年男性头部冠状断面。图 11.2 所示穿刺针叠加于该图像上。注：10mm 针勉强够能穿入至斜方肌，15mm 针勉强够到头夹肌，穿入更深的肌肉如头半棘肌（针有穿透）或头斜肌（在针尖深方），则需要 35mm 的穿刺针

（三）肌内注射肉毒杆菌毒素治疗斜颈症

超声可容易地显示斜颈症病变肌肉的位置，但有时肌肉之间的筋膜面不像其他部位的肌肉显示得那么清晰。颈部最浅层的肌肉是胸锁乳突肌和斜方肌，第二层包括头夹肌、斜角肌、肩胛提肌；再深一层为头半棘肌，然后为深部颈后三角肌。肌肉更详细的定位及分层可参考其他资料[13-19]。应当指出的是，尽管患者颈部的骨性标志的相对关系稳定，但颈部的长度和厚度却有很大的不同，因而穿刺针进入颈部肌肉的深度和角度很少一致。令人特别感兴趣的是颈后三角区深部肌肉和相应部位颈椎水平以下较小肌肉，它们对颈椎和头部运动产生相当大的横向、旋转和拉伸力量。因此，仅限于注射表浅层肌肉的风险是患者反应不佳，也浪费毒素。

1. 斜颈症盲穿注射的风险

正如上述所讨论的那样，盲穿注射治疗的风险是未能将肉毒杆菌毒素注入靶肌肉。因而常需要通过使用更高剂量的肉毒杆菌毒素来补偿，才能使药物扩散到靶肌肉旁。在这种情况下，患者的风险主要是产生额外的不良反应。肉毒杆菌毒素注射到其他肌肉的风险是吞咽无力或维持颈部姿势的肌肉无力，后者表现为颈部不适加重。然而，还存在其他更重要的风险。首先是注入非肌肉组织。虽然注射前深吸气可显著降低肉毒杆菌毒素注入血管的危险，但还是有可能注入神经，特别是在臂丛神经区（这一区域位于斜角肌前缘、胸锁乳突肌后缘）；也可能无意中将穿刺针穿入胸腔，特别是穿刺针较长或患者体格瘦小时。当然，肉毒毒素剂量的额外费用主要是由患者承担，注射后临床疗效降低也得由患者承受。因此，注射疗效低于本应有的最佳效果可能导致患者不容易接受该项技术。

2. 超声引导斜颈症注射的优点

有两种超声检查方式有助于注射治疗斜颈症。第一种方式是超声定位法。先用超声勾勒出颈部肌肉的解剖轮廓，发现局灶性萎缩或肥大，并确定骨性标志和目标肌肉的深度。这样可以避免盲穿的失误，因为超声可清楚地确定需要穿刺的颈部肌肉深度。第二种方式是超声引导法。超声可以识别靶肌肉因而对初次注射治疗很有用。未经治疗的斜颈症患者其颈部肌肉肥大往往不对称，仔细观察不同层次肌肉，并详细对比左、右侧颈部相应肌肉，可提

供数据以帮助确定肉毒毒素剂量，也可对相对肥厚的严重受累的肌肉加强治疗。即使是颈前屈或颈后倾的患者，颈部常仅有轻度不对称，但在这种情况下，肌肉绝对肥厚可能会提供更多信息。遗憾的是，虽然一些规范的正常值的数据可用于判断四肢和躯干肌肉厚度，但目前几乎没有可用于判断颈部肌肉肥厚程度（胸锁乳突肌除外）的标准[20]，也没有可用于确定斜颈症患者肉毒毒素治疗剂量选择的数据。

对于经验有限的操作者来说，超声引导注射特别有用。因为它不仅能准确定位关键结构和标志，如前斜角肌、中斜角肌、臂丛神经、脊柱横突、椎动脉、乳突内上角、肩胛骨、锁骨和颈后三角区深部肌肉，而且还可以识别那些应该避开的注射部位，如大血管、紧邻胸锁乳突肌上部的腮腺和甲状腺。虽然骨性结构很容易触及，但是超声可准确评估其深度，这种评估对肌肉起止的 3D 显像起关键决定作用。虽然没有确切的研究证据证实多点注射是有益的，但在较大肌肉内多点注射以确保 A 型肉毒杆菌毒素传递到终板是合理的。终板一般以复合模式遍布整个肌肉组织。肉毒杆菌毒素注射后肌肉显示局灶性萎缩并非少见，所以肌肉的不同部位连续注药治疗可以改善药物的临床疗效，同时保持较低的累积剂量。

超声引导可显示穿刺全程进而确保注射针正确插入靶肌肉（图 11.8 和视频 11.5）。这种引导方法的优点是可以监控和记录注射的实际位置。但就肌张力障碍多肌肉常规注射而言，与肌电图引导相比，这种方法所需时间可能增加。多数患者喜欢快速注射，而超声引导下完成多部位和多肌肉一系列注射需要更长时间。然而，对于那些使用肌电图引导因穿刺针粗而感到不舒服的人来说，超声是正确定位注射可供选择的一种方法。

对有肌电图引导穿刺经验的人来说，超声引导的价值就不甚清楚。超声不能直接反馈哪块肌肉电活动最明显，而肌电图的电活动信息有两个作用。第一，它能确定肌张力障碍累及的肌肉。第二，肌电图上主动收缩信号的存在可估计哪块肌肉多大程度参与肌张力障碍，从而为决定用药量提供有价值的信息。平均整流电压的肌电信号与肌肉产生的力相关。因此，在肌电图指导下，可以评估各肌肉的相对力量。肌电信号过多的肌肉可用高于常规量，而那些肌电信号较少的肌肉可用相对较低的剂量。对发现没有肌电信号的肌肉，特别是患者在检查时呈现典型肌张力障碍姿势，可能要注射低剂量肉毒杆菌毒素或不注射。例如，对于斜肩肌张力障碍患者，

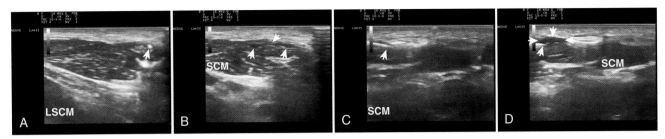

图 11.8　肌电图（EMG）引导肉毒杆菌毒素注射胸锁乳突肌（SCM）的图像。A，横切面声像图上穿刺针出现在胸锁乳突肌浅方边缘，呈小的强回声反射（箭头）。B，注射时，可以看到低回声注射液（向上箭头），由针尖射出（向下箭头），向不同方向扩散。C 和 D，矢状面（长轴），C 声像图为注射前可见穿刺针（箭头），D 为注射液在肌肉的下缘聚集（箭头）

新手往往过分关注注射斜方肌，然而，大多数斜方肌不显示肌电活化，而是在深一层即肩胛提肌发现肌电信号。超声不能提示这些区别，特别是对那些需要多点注射的患者。从理论上讲，某一具体肌肉受累会产生相对肥厚，但一旦患者已注过药物会使这一判断变得困难。

值得注意的是，医生往往忽略运动机能学，他们仅以颈部姿势和不适位置为依据来注药。偶尔患者患有颈伸肌乏力，来就诊时头弯曲趋向胸前。肌乏力可由颈伸肌肌病[21]、帕金森病躯干前曲症[22]、运动神经元疾病或重症肌无力所致[23-24]。在这些情况下，肌电图显示的疾病若不是由颈屈肌过度收缩引起的，则可以诊断颈伸肌异常。也有些情况颈部弯曲是由于结构异常所致，如脊柱畸形或胸锁乳突肌内纤维带形成[25-26]，对于这些疾病超声有助于诊断，而肌电图则可以分辨出有无存在持续进展的肌张力障碍所见的肌肉病理性收缩。

对非肌张力障碍性疾病如偏头痛，引导注射肉毒毒素可以缓解局部疼痛。但是在颈部肌张力障碍患者疼痛往往是假性局部征象，出现假性疼痛可能与临床过度使用抗肥厚药有关。几乎所有的非肌张力障碍疾病导致头颈部强迫姿势的患者，颈后部均有疼痛。没有经验的医师有时会不适当地注射治疗颈伸肌，这将导致病情加重，而且会使疾病的诊断更加复杂化，特别是病情涉及运动神经元或神经肌肉接头时更是如此。

肌电图引导穿刺治疗颈部肌张力障碍有几种情况并不理想。有些颈部肌张力障碍患者特别容易出现血管迷走反应，给这些患者注药时，往往需要他们躺着，对于这种体位超声可以保证正确定位，而通过使用肌电图指导患者做特殊动作也可以提供定位信息，但相对较麻烦。还有些患者注药时所有颈部肌肉都紧张，掩盖了 EMG 识别收缩最明显肌肉

的能力。这些患者通常存在对穿刺注药异常敏感或有心理性问题。对于这些颈部肌肉过度收缩的患者，要求他们进行特定的动作进行 EMG 也无助于定位穿刺的肌肉。此时，超声引导穿刺就有帮助。

当然，超声也有助于确定特别危险的部位，如血管、神经丛和肺组织。如果希望给颈项前屈患者注射一侧颈长肌，超声可帮助识别肌肉并选择最佳穿刺路径。有报道称，给颈项前屈患者一侧肌肉注射适量肉毒杆菌毒素，可能对一些难治性颈项前屈患者有益。然而双侧注射常出现吞咽困难。使用氟脱氧葡萄糖正电子发射断层扫描可识别颈部肌张力障碍患者颈部过度紧张的肌肉，包括颈长肌，也可在 CT 引导下行肌内注射[16]。超声联合肌电图引导进行复杂患者的穿刺治疗，可综合视觉（超声）和听觉（肌电图）优势。

（四）超声引导注射肉毒杆菌毒素治疗痉挛

痉挛患者不同于肌张力障碍，患者往往对肌肉收缩自主控制差。这使肌电图引导穿刺针定位变得复杂，因为患者无法选择激活的靶肌肉。再者，痉挛患者与姿势异常相关的肌肉激活程度往往不像肌张力障碍患者那样明显。通常，痉挛患者与姿势异常相关的肌电图电位激活慢且强度低，因此用活化程度指导剂量相对无效。此外，一旦注射肉毒杆菌毒素，肌电图电活动往往更少，使定位更加困难。幸运的是，肢体的运动功能学比颈部更简单。在颈部，每一个动作都有多块肌肉参与。对于颈部肌张力障碍患者同样的姿势不同患者由不同的肌肉激活引起的并非少见。然而，在肢体运动方面，大多数的动作是由一个单一的肌肉或肌肉群执行，所以在不同肌肉分配肉毒毒素也就不成问题，总剂量成为首要关注重点。然而，准确定位是注射的关键。痉挛患

者通常需要高剂量的肉毒杆菌毒素，因为他们的治疗效果往往比肌张力障碍患者不明显。尽可能高效地使用昂贵的毒素至关重要。

痉挛患者肌肉定位有几种可供选择技术。第一种方法是通过手指（足趾）或关节的被动运动来进行肌肉定位。如果穿刺针插入目标肌肉，那它就应随相关的关节屈伸而运动。辨认靶肌肉远端的肌腱往往有帮助，顺着肌腱可找到靶肌肉。另一个方法是肌电图针刺激法定位[27-28]。将肌电图引导针与刺激器相连，表面电极放置于肌肉上，当引导针在肌腹时，施加刺激可以确定针是否在合适位置。然而，这两种定位技术并非完全准确无误。关节的被动运动提供了针干的位置信息，而不一定是针尖，所以它不能保证穿刺针插入靶肌肉内。肌电图针刺激定位法也会有问题，因为电流在表面电极和针尖之间存在广泛分布。如果支配肌肉的运动神经分支在两个结构之间，即使针尖不在靶肌肉内，它也可能引起收缩。因为痉挛的肌肉引起慢性姿势改变和肌肉萎缩，所以适合于相对健康患者的肌电图诊断的最佳穿刺放置位置可能并不适合于痉挛患者。

超声可直接显示穿刺过程，或穿刺前识别肌肉的真正解剖深度，从而有助于准确定位。超声联合肌电图针引导穿刺或刺激技术，可以显著提高穿刺精确度，特别是仅有一个或两个肌肉受影响。例如，胫骨后肌注射可能特别困难[29]。标准教科书经常推荐从大腿后面路径穿刺胫骨后肌。然而，超声可从大腿的外侧显示该肌肉深度。胫骨后肌位于骨间膜深方、胫骨前肌深面。有时有神经血管束正好于骨间膜深方走行，用彩色多普勒这可以很容易识别并避开。骨间膜深度从胫骨中上段移行到远端而逐渐变浅。有医生提议用超声测量其深度，然后隔一定距离插一根针，以保证有足够的药渗入肌肉。操作时必须考虑探头或穿刺引起的皮肤压陷程度，确保针插入到所想要到达的位置。根据肌肉的深度，有时针需要以较陡的角度才能插到肌肉内（图 11.9）。

即使用高分辨力超声，并不是所有肌肉周围都可见到清晰可辨的筋膜。有时可用其他参照物来帮助定位。例如，前臂正中神经有助于确定浅深屈肌之间的平面。寻找指深屈肌的首选方法是将针穿到尺骨前方，约肘远端 4cm 处，深达正中神经的位置。通过前臂前方肌肉和指浅屈肌盲穿指深屈肌的风险可能是刺中正中神经。如果发生这种情况，患者会有疼痛和正中神经分布区域感觉异常，但若通过超声引导并识别正中神经的走行穿刺会相对安全。前

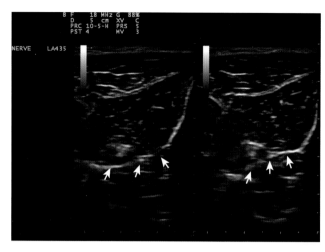

图 11.9 腿部休息状态（左）和左右翻转状态（右）膝和踝间远端 2/3 水平处横切面声像图。两张图像中，胫骨骨边缘均在右侧，箭头指向相连胫骨和腓骨的骨间膜。运动激活胫骨后肌导致骨间膜膨出。穿刺胫骨后肌相当简单，针可以穿过胫骨前肌并通过骨间膜到达胫骨后肌

臂四个浅屈肌肌腱解剖结构比较复杂[30]。腕关节远端屈肌肌腱从桡侧到尺侧排成一行，分别以手指 2、3、4、5 标序。然而，在前臂近端这些肌腱有些重叠，指浅屈肌 2 和 5 的肌腹更集中，指浅屈肌 3 和 4 的肌腹比 2 和 5 更近些和更深些。有些简便使用手册更详细描述了如何穿刺治疗肌痉挛[31]。包括这些肌肉终板如何分布，这可能有助于获得注药峰值效应，并配有超声图像的说明。

FDA 最近批准 Botox 用于影响肘、腕和手指的上肢痉挛的治疗，并推荐经过适当培训的医师和专家使用这种技术。

（五）超声引导注射苯酚治疗肌痉挛

过去的二十年，使用苯酚治疗肌痉挛仅次于使用肉毒杆菌毒素。如果使用得当，肉毒杆菌毒素注射治疗肌痉挛相对安全、有效，且不良反应少。然而，已有报道注射肉毒杆菌毒素发生危及患者生命的全身并发症，这也许是操作者忽视药物的潜在风险而过于自信的结果，特别是大剂量用药时。苯酚有效治疗痉挛也有着悠久历史，但其证据并不是建立在目前普遍接受的双盲对照研究基础上。这部分反映了 20 世纪中叶证据标准和疗效标准较低，但它也反映了工业或国家卫生研究院（NIH）对廉价注射药物生产及其剂量、浓度标准化缺乏兴趣。难以验证注射部位正确与否也是个障碍。此外，苯酚的并发症包括注入神经后残余药物引起神经支配区域神经源性疼痛，尤其是神经混合感觉异常。这种风险虽然

很小，但仍要引起充分关注。

Lee 等[32] 于 2008 年评价了超声引导注射苯酚治疗肌痉挛的疗效。采用超声引导神经内注射苯酚，苯酚预计用量取决于神经的大小，或为所观察神经横截面积的两倍。采用这些标准，29 例患者几乎都注射成功，起效的平均时间是 165 天，药费明显少于注射肉毒杆菌毒素。注射平均所需时间为 15 分钟，这比注射肉毒杆菌毒素常规时间长。穿刺前超声定位神经还需要额外的时间。有证据表明，肌痉挛患者肌皮神经的解剖有时不典型，肱二头肌回声也可能增强，这些变化使穿刺更为困难。

最近获批的用于治疗痉挛的肉毒杆菌毒素，可和苯酚治疗痉挛进一步行对照研究，以便了解这两种药物哪一种可能更为有效。超声引导注射苯酚亦可用于治疗其他疾患，包括神经瘤疼痛和足部假神经瘤（莫尔顿神经瘤）[33-35]。目前卫生保健资源相对有限，有必要使用易得、廉价、有效的药物以合理分配研究资金，超声引导可以确保优化使用这些药物。

四、超声引导注射肉毒杆菌毒素治疗流涎

穿刺唾液腺比穿刺肌肉更具挑战性[36-38]。腮腺和下颌下腺不是可兴奋的组织，因此肌电图几乎不用于引导穿刺针或刺激这些组织结构。然而，肌电图引导可确保针尖不在附近的肌肉如舌或带状肌。超声引导腺体穿刺同样也有两种方式。第一是超声定位组织。超声有助于确定唾液腺组织范围。唾液腺组织大小不一，与其他外分泌 / 内分泌腺如甲状腺一样有独特的超声表现。腺组织呈毛玻璃样的均匀高回声，很容易与附近的胸锁乳突肌和咬肌区分，而肌肉有典型的各向异性，肌肉横切面主要表现为低回声，矢状面呈明显不同的条纹图案。此外，肌肉自主收缩时增厚。第二是超声引导穿刺。超声可显示涎腺组织穿刺时针尖的位置和注射液。

大量研究阐明了如何在超声引导下穿刺唾液腺注射肉毒杆菌毒素[39-44]。将探头置于外耳道稍前方，长轴平行于耳郭，此时最容易显示腮腺（图 11.10）。探头可以向前移动显示咬肌，或向足侧移动以显示腮腺下界。探头向前下移动，置于下颌角下方可显示下颌下腺横切面（图 11.10）。穿刺腮腺时，通常将穿刺针沿探头长轴切面插入腮腺。穿刺下颌下腺时，放置探头平行于下颌骨长轴，然后穿刺针先刺

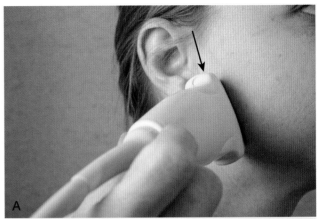

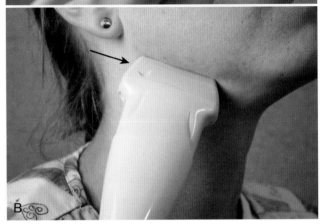

图 11.10　超声探头检查涎腺的位置。A，超声探头放置于耳朵下部正前方，可显示腮腺。穿刺时，针从探头侧缘刺入（箭头），此时探头与针在同一平面，可以显示针进入腮腺。B，图中探头放置的位置，可显示下颌下腺。穿刺时，可在探头左侧缘进针（箭头），探头与针在同一平面，可以显示针进入下颌下腺。有时还可用肌电图（EMG）引导针以确保针尖不穿入任何吞咽肌肉内

入皮下，再进入腺体内。笔者更喜欢用肌电图导引穿刺针，如果针刺入肌肉，会有明显的可识别音频信号。在呈高回声的唾液腺内要保持全程显示针尖较难，配合使用肌电图引导这种额外安全措施可避免肉毒杆菌毒素注射到肌肉而导致吞咽困难。通常情况下，一侧腮腺可用 30 单位 Botox，一侧颌下腺可用 20 单位。因此一位症状典型的患者双侧可注射 100 单位（图 11.11）。B 型肉毒杆菌毒素（Myobloc）也已成功用于治疗流涎。在理论上，甚至是比 A 型肉毒杆菌毒素更有效，因为接受 Myobloc 治疗颈部肌张力障碍患者口干的程度往往比那些接受 A 型肉毒杆菌毒素治疗者更严重。然而，由于 Myobloc 的 pH 呈酸性，所以注射 Myobloc 可能比 A 型肉毒毒素更痛苦。如果被注射者是疼痛敏感者，特别是儿童，可能会增加注射难度。根据笔者的经验，由于脑瘫

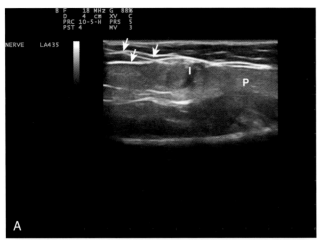

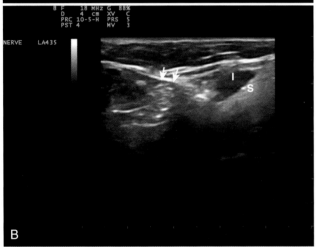

图 11.11　唾液腺内注射肉毒杆菌毒素。A：用图 11.10 中所示的方法注射肉毒杆菌毒素到腮腺。针在图中的左上方进入腺体（箭头），注射液呈低回声（I）；腮腺呈高回声（P）。B：高回声的颌下腺（S）内聚积清晰的注射液（I）；注射针不太清楚，不过可显示一部分穿刺针（箭头）

患者疼痛阈值升高，偶有使用 Myobloc 治疗流涎，此时疼痛也就不明显。

舌下腺常常更难定位[45]。治疗流涎时一般不主张穿刺这一腺体组织。超声可从下颌下或口腔内于舌头卷起在舌根前方显示舌下腺，所以超声引导下注射是可行的。然而，如果只是为了控制流涎的症状，建议首先治疗较突出和较大的腺体观察是否足以控制症状。流涎也与吞咽困难和龋病有关，因此应避免过度注药。

五、超声引导局部麻醉

过去二十年，超声引导对局部麻醉产生了深远的影响[46-52]。大约 25 年前麻醉医师开始意识到超声有助于识别作为局麻注药标志的血管结构，13 年前

随着高分辨力超声的发展和应用[53-54]，超声显然可以显示靶神经并辅助局麻注药。从那时起，大量的执业麻醉师经过培训，现在他们已用超声引导进行大部分局部麻醉了，这些医师中有许多以前只用体表标志或针刺激来引导局部麻醉。超声引导局麻现在成了常规培训课程。

超声引导局麻的概念一经提出便迅速发展，因为其原理适应任何神经阻滞术。即便是超声不易显示神经的区域，也可通过筋膜平面辨认神经，血管也可用来帮助发现神经，这些都可协助引导局麻穿刺。局部麻醉并发症罕见，但也应予重视。超声有助于避免血管内注射，在许多情况下，也可避免神经内注射。此外，在手术室繁忙的情况下，超声引导可以明显缩短操作时间，提高局麻的准确性[53, 55]。它不仅可保证针尖位于目标旁，还可以观察局麻药是否在目标神经周边扩散，以使药效最大化。超声引导局麻可以显著减少局麻药总量[56-57]，从而减少罕见但危及生命的局部麻醉药的全身毒性并发症发生。需要注意的是，这种并发症可由患者代谢或排泄这些化合物缺陷而加剧。

本章不讨论如何进行超声引导局麻注射，这些内容可参考其他资料。本文重点关注神经肌肉的超声成像。再者，这领域的技术可以在工作室内通过培训来掌握，工作室的培训不仅强调穿刺针定位的准确性，而且在教学中介绍该技术的风险、并发症和局部麻醉药的药理学、适应证、局限性等相关知识并给予指导。

超声引导局麻在麻醉界迅速得到接受，已大大超过了在电生理界的接受程度。超声和 EMG 引导这两种技术都是在过去的十年出现的（超声对腕管综合征的诊断的主要论文比超声在麻醉中应用要早好几年）。出现这种情形可以从文献复习、该领域领头人之间的讨论和与麻醉师间协同合作关系中去寻找。首先，是大多数麻醉师更加需要熟悉详细解剖定位，特别是局部麻醉师。而那些临床神经生理学专家往往侧重于功能其次才是定位，而且是较大区域的定位。麻醉学家一直以来都比临床神经生理学专家更加关注神经阻滞的精确定位，因为麻醉师需要将针插到一个具体部位，有时这些部位靠近肺或血管等重要结构。此外，麻醉师工作与外科相关，他们更加关注外科解剖，担心把药注入血管或胸腔内。这使得麻醉师应有更明晰的三维空间想象能力。其次，是局部麻醉注射和常见解剖变异的风险因素。一年行 1000 例台或更多局部麻醉的医师，即使以最少的

并发症发生率 0.1% 来算，那也意味着每年麻醉师必须处理一次局麻的不良反应，而绝大多数肌电生理学家可能一生都没碰到一次。第三，是培训的需求。学院医疗中心的临床实践标准一般高于非大学附属医院，因此他们在技术安全方面较领先，考虑也较周全。指导学员进行侵入性操作责任较大，尤其是指导学员盲穿时风险更大，责任也更大。超声引导可使医师更好地穿刺并指导学员安全有效地进行局麻。第四，神经阻滞操作的时间比电生理诊断宝贵。因为麻醉失败可能使整个手术团队拖延 15～20 分钟，余下的手术也相应推迟时间。因此，麻醉医师积极采用新技术以提高时间效率。第五，引导穿刺针技术的竞争。电刺激在引导穿刺的有效性和准确性相当有限，而在临床神经生理学、肌电图和神经传导研究可为临床提供许多很有价值的信息，所以其改变的动力不足。第六，麻醉训练鼓励多种方法和新技术兼容并蓄，使超声很自然地融入临床实践。

六、超声引导活检

（一）肌肉活检

人们对超声引导肌肉活检的认识已经有一段时间，但活检时并不常规使用这一技术[58-61]。关于这方面的病例报道很少，再加上缺乏足够证据来证实其效用，因此人们认识它更多的是因为作为一种新技术而被提及，而不是因为它有常规提高诊断准确性的价值而被介绍。然而，要显示指定的穿刺活检部位，特别是肿瘤[59]，这一技术显然是有帮助的。即使在开放活检的情况下，超声标记体表或引导插入导丝均可在皮肤切开后引导外科医生进行活检。对于其他类型的原发性肌肉疾病，尚未证实能提高活检的诊断效率，或许将来的研究将有助于确定如何进行引导穿刺才是最有帮助。超声引导肌肉活检最令人兴奋的例子也许是用该技术诊断宫内胎儿杜氏肌营养不良症[60]，这为将来产前诊断和治疗干预提供独特的技术。

（二）神经活检

超声也很少用于引导神经活检，而且活检部位几乎都是腓肠神经和特定的位置。皮肤活检是近年来发展起来的一种替代方法，解决了一些典型的

神经活检的困难，但研究运动神经纤维的问题仍没解决。

超声能够识别微小的神经[62]，这使支配肌肉的神经束，或支配远端较小肌肉如第三腓骨肌、趾短伸肌的远端小运动神经分支的活检成为可能（图11.12 和视频 11.3）[63]。如果怀疑有神经肿瘤或局灶性神经肿胀，超声也可以找出适合手术前探查的区域。可采用导丝标记这些区域为以后手术或诊断提供参考，甚至可以置入强回声夹，为活检确定理想的位置，也方便随访是否复发。对于麻风病引起的局灶性神经肿胀，超声可以显示适合于神经束活检的区域，对准确诊断该病特别有帮助[64]。

七、术前超声筛查

超声另一个尚未开发的潜力是在手术或经皮穿刺前显示浅表神经行程，以减少医源性损伤。解决这些问题的传统方法是解剖小样本的尸体来确定浅表神经最常见的位置，并设计方案帮助外科医生在手术过程中识别解剖结构或经皮穿刺时避开危险区域。然而，这种方法对于有解剖变异的患者就会产生问题。超声可在手术等操作前对具体患者的神经走行进行识别。因此，使用这种方法可减少神经意外损伤的概率。

然而，现在还没有采用术前神经超声定位作为手术安全措施的研究结果。因为现有操作的神经损

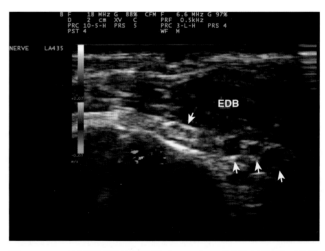

图 11.12　足部近端趾短伸肌（EDB）横切面声像图。该肌肉位于神经血管束浅方，支配肌肉的神经分支（向下箭头）在彩色多普勒证实的血管内侧，很容易识别（向上箭头）。运动神经分支活检可为主要运动神经病变提供有用信息

伤可能性很低，一般小于 1%。证明一个安全干预措施显著有效，要求有大量受试者，也许需要 1000 个或更多。证明这一原则的研究已经进行[65-66]。寻找收集数据方法和确定这一类型研究成果的问题，与确定外科手术监控以防止罕见外科并发症的价值所面临的问题一样。神经走行千差万别，也许这样的研究即将获得结果。术前神经超声定位比术中监测研究更容易进行，因为术前神经定位不必安排在紧凑、繁忙的手术室里及术中进行。

术前定位适用于多种神经。几乎所有有经验的肌电生理学家都遇到小的活检操作使患者脊髓副神经损伤致残的情形，特别是颈后三角淋巴结活检。Gruber 等[67-69]的研究显示如何轻松识别副神经并在正常受试者身上定位（图 11.13）。常规操作也可能损伤浅表的一些其他神经。这些神经如果受伤，也很少引起明显的运动障碍，因此肌电生理学家很少遇到这种患者。然而，这些神经损伤可能产生疼痛并对患者带来问题。正中神经掌支在腕管综合征手术治疗易受损伤，很适合于超声成像定位[66]。手腕手术时有损伤桡、尺神经浅支的风险，腹壁疝修补手术有损伤腹股沟和髂腹下神经的风险，还有多种浅表神经在手术时有受损的风险，但它们常可用超声显示定位[67,70-71]。即使有些神经不能直接显示，超声能显示它们的深度和所在的层次，而这些术前准备可以提高手术的安全和效率。

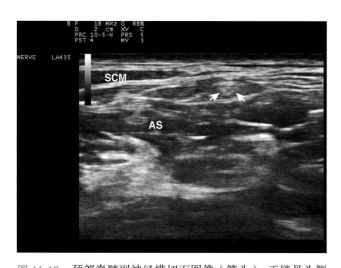

图 11.13　颈部脊髓副神经横切面图像（箭头），于锁骨头侧约 2cm 处显示胸锁乳突肌（SCM）的锁骨头后缘和前斜角肌（AS）横切面。神经位于浅方，淋巴结活检时容易伤及。超声检查可以在侵入性操作前帮助定位神经

八、术中超声

超声已用于选择性颅脑手术，对于区分肿瘤与正常的脑组织有很好的特异性和敏感性[72-73]。经颅超声已应用于引导颅脑深部刺激电极植入苍白球以治疗帕金森病[74]。超声也用于神经手术中协助鉴别并修复外周神经瘤和其他局灶性神经病变[69]。术中超声还处于起步阶段，但随着超声水平的不断提高和外科医生对技术的熟悉，术中超声已具有协助探查、修复神经的潜力。超高分辨力超声常用来探查眼科病变，这种超声技术称为超声生物显微镜[75-76]，这种技术为手术中放大神经并加以研究提供了独特的方法。

九、介入性超声的其他应用

（一）腰椎穿刺及硬膜外穿刺针定位

超声可用于帮助腰椎穿刺或硬膜外针留置做定位标记。采用超声引导做定位标记可提高神经阻滞成功率，也使给药更加容易[77]。其他的研究已经显示出相似结果[78]。值得注意的是，用标准的髂嵴间线标志来确定 $L_3 \sim L_4$ 间隙，准确率低于 50%，而常规操作要求高于这一水平[79]。对年幼的儿童，过度屈曲位行硬膜外麻醉，硬膜囊远端往往抬高约半个椎间隙，这一发现对避免穿刺到硬脊膜很重要[80]。这是超声提高腰穿准确性的另一例子。随着经验的积累，超声在腰椎穿刺和硬膜外阻滞应用会更加广泛。该技术比较简便易行，有望提高腰椎穿刺和硬膜外阻滞效率，减少患者痛苦。腰椎穿刺的风险非常低，因此超声引导能否降低并发症还需设计研究以进一步观察。

（二）声孔效应、微泡和局部给药

超声可增加细胞膜的通透性（声孔效应）从而提高药物的吸收。在动物模型上超声可用于改变血脑屏障的通透性，这种现象可通过同时使用微泡而增强[81-82]。该技术可以提高全身给药治疗的药物吸收率。更令人感兴趣的是，可用微泡包裹治疗剂如药物或基因递送材料，并通过静脉注射使这些微泡包裹治疗剂的药物随血流遍布全身，然后巧妙选择大脑或肌肉作为超声聚焦点，选择性局部释放治疗剂，

从而增强目标材料吸收。这些技术虽然尚未在临床实践使用，但很有希望解决治疗神经两个关键的挑战：①避开血 - 脑屏障和血 - 神经屏障影响。②治疗时减少不必要的全身性不良反应。此外超声高能量的释放可用来消融人类小的肾肿瘤[83]，还表现出对心脏的兴奋性异常病灶和神经痛治疗的潜力[84-85]。

十、总结

超声在常规介入治疗方面仍处于初始阶段。该技术对局麻来说是革命性的，它在神经肌肉医学诊断和治疗的作用越来越重要。对神经科医师和理疗师来说这是一个特别令人兴奋的研究领域，因为它不仅提供了神经肌肉疾病诊断新方法，也提供了新的治疗方法。

参考文献

1. Bland JD. Treatment of carpal tunnel syndrome. Muscle Nerve. 2007;36：167-171.

2. White DL，DeMar S，Wiesler E，et al：Median nerve changes following steroid injection for carpal tunnel syndrome，Muscle Nerve. In press

3. Ozturk K，Esenyel CZ，Sonmez M，et al. Comparison of carpal tunnel injection techniques：a cadaver study. Scand J Plast Reconstr Surg Hand Surg. 2008;42：300-304.

4. MacLennan A，Schimizzi A，Meier KM，et al. Comparison of needle position proximity to the median nerve in 2 carpal tunnel injection methods：a cadaveric study. J Hand Surg Am. 2009;34：875-879.

5. Peters-Veluthamaningal C，Winters JC，Groenier K.H. Randomised controlled trial of local corticosteroid injections for carpal tunnel syndrome in general practice. BMC Fam Pract11. 54，2010.

6. Grassi W，Farina A，Filippucci E，Cervini C. Intralesional therapy in carpal tunnel syndrome：a sonographic-guided approach. Clin Exp Rheumatol. 2002;20：73-76.

7. Smith J，Wisniewski SJ，Finnoff JT，Payne J.M. Sonographically guided carpal tunnel injections：the ulnar approach. J Ultrasound Med. 2008;27：1485-1490.

8. Dressler D，Benecke R. Pharmacology of therapeutic botulinum toxin preparations. Disabil Rehabil. 2007;29：1761-1768.

9. Grumelli C，Verderio C，Pozzi D，et al. Internalization and mechanism of action of clostridial toxins in neurons. Neurotoxicology. 2005;26：761-767.

10. Dolly O. Synaptic transmission：inhibition of neurotransmitter release by botulinum toxins. Headache. 2003;43（Suppl 1）：S16-S24.

11. Hamjian JA，Walker FO. Serial neurophysiological studies of intramuscular botulinum：a toxin in humans. Muscle Nerve. 1994;17：1385-1392.

12. Simpson L. Botulinum neurotoxin and tetanus toxin. San Diego：Academic Press Inc; 1989.

13. Walker FO. Botulinum toxin therapy for cervical dystonia. Phys Med Rehabil Clin North Am. 2003;14：749-766.

14. Comella CL，Buchman AS，Tanner CM，et al. Botulinum toxin injection for spasmodic torticollis：increased magnitude of benefit with electromyographic assistance. Neurology. 1992;42：878-882.

15. Speelman JD，Brans JW. Cervical dystonia and botulinum treatment：is electromyographic guidance necessary? Mov Disord. 1995;10：802.

16. Lee IH，Yoon YC，Sung DH，et al. Initial experience with imaging-guided intramuscular botulinum toxin injection in patients with idiopathic cervical dystonia. AJR Am J Roentgenol. 2009;192：996-1001.

17. Sung DH，Choi JY，Kim DH，et al. Localization of dystonic muscles with 18F-FDG PET/CT in idiopathic cervical dystonia. J Nucl Med. 2007;48：1790-1795.

18. Lee LH，Chang WN，Chang CS. The finding and evaluation of EMG-guided BOTOX injection in cervical dystonia. Acta Neurol Taiwan. 2004;13：71-76.

19. Comella CL，Jankovic J，Brin MF. Use of botulinum toxin type A in the treatment of cervical dystonia. Neurology. 2000;55：S15-S21.

20. Arts IM，Pillen S，Schelhaas HJ，et al. Normal values for quantitative muscle ultrasonography in adults. Muscle Nerve. 2010;41：32-41.

21. Gaeta M，Mazziotti S，Toscano A，et al. "Dropped-head" syndrome due to isolated myositis of neck extensor muscles：MRI findings. Skeletal Radiol. 2006;35：110-112.

22. Spuler S，Krug H，Klein C，et al. Myopathy causing camptocormia in idiopathic Parkinson's disease：a multidisciplinary approach. Mov Disord. 2009;15：552-559.

23. Casasnovas C，Povedano M，Jauma S，et al. Musk-antibody positive myasthenia gravis presenting with isolated neck extensor weakness. Neuromuscul Disord. 2007;17：544-546.

24. Spengos K，Vassilopoulou S，Papadimas G，et al. Dropped head syndrome as prominent clinical feature in Musk-positive myasthenia gravis with thymus hyperplasia. Neuromuscul Disord. 2008;18：175-177.

25. Tang SF，Hsu KH，Wong AM，et al. Longitudinal followup study of ultrasonography in congenital muscular torticollis. Clin Orthop Relat Res. 2002：179-185.

26. Swain B. Transaxillary endoscopic release of restricting bands in congenital muscular torticollis：a novel technique. J Plast Reconstr Aesthet Surg. 2007;60：95-98.

27. Kinnett D. Botulinum toxin A injections in children：technique and dosing issues. Am J Phys Med Rehabil. 2004;83：S59-S64.

28. Chin TY，Nattrass GR，Selber P，Graham H K. Accuracy

of intramuscular injection of botulinum toxin A in juvenile cerebral palsy : a comparison between manual needle placement and placement guided by electrical stimulation. J Pediatr Orthop. 2005;25 : 286-291.

29. Rah DW, Im SH, Lee SC, et al. Needle insertion into the tibiailis posterior : ultrasonographic evaluation of an anterior approach. Arch Phys Med Rehabil. 2010;91 : 283-287.

30. Bickerton LE, Agur AM, Ashby P. Flexor digitorum superficialis : locations of individual muscle bellies for botulinum toxin injections. Muscle Nerve. 1997;20 : 1041-1043.

31. Koman LA, Smith B, Papadonikolakis A. Ultrasound injection techniques for upper and lower extremities. Winston-Salem, NC : Wake Forest University School of Medicine; 2010.

32. Lee J, Lee YS. Percutaneous chemical nerve block with ultrasound-guided intraneural injection. Eur Radiol. 2008;18 : 1506-1512.

33. Gruber H, Glodny B, Kopf H, et al. Practical experience with sonographically guided phenol instillation of stump neuroma : predictors of effects, success, and outcome. AJR Am J Roentgenol. 2008;190 : 1263-1269.

34. Gruber H, Kovacs P, Peer S, et al. Sonographically guided phenol injection in painful stump neuroma. AJR Am J Roentgenol. 2004;182 : 952-954.

35. Magnan B, Marangon A, Frigo A, Bartolozzi P. Local phenol injection in the treatment of interdigital neuritis of the foot (Morton's neuroma). Chir Organi Mov. 2005;90 : 371-377.

36. Thoeny HC. Imaging of salivary gland tumours. Cancer Imaging. 2007;7 : 52-62.

37. Boyd ZT, Goud AR, Lowe LH, Shao L. Pediatric salivary gland imaging. Pediatr Radiol. 2009;39 : 710-722.

38. Wernicke D, Hess H, Gromnica-Ihle E, et al. Ultrasonography of salivary glands : a highly specific imaging procedure for diagnosis of Sjögren's syndrome. J Rheumatol. 2008;35 : 285-293.

39. Pena AH, Cahill AM, Gonzalez L, et al. Botulinum toxin A injection of salivary glands in children with drooling and chronic aspiration. J Vasc Interv Radiol. 2009;20 : 368-373.

40. Adav SS, Lee DJ. Extraction of extracellular polymeric substances from aerobic granule with compact interior structure. J Hazard Mater. 2008;154 : 1120-1126.

41. Ellies M, Laskawi R, Rohrbach-Volland S, Arglebe C. Up-to-date report of botulinum toxin therapy in patients with drooling caused by different etiologies. J Oral Maxillofac Surg. 2003;61 : 454-457.

42. Ellies M, Laskawi R, Rohrbach-Volland S, et al. Botulinum toxin to reduce saliva flow : selected indications for ultrasound-guided toxin application into salivary glands. Laryngoscope. 2002;112 : 82-86.

43. Capaccio P, Torretta S, Osio M, et al. Botulinum toxin therapy : a tempting tool in the management of salivary secretory disorders. Am J Otolaryngol. 2008;29 : 333-338.

44. Marina MB, Sani A, Hamzaini AH, Hamidon B B. Ultrasound-guided botulinum toxin A injection : an alternative treatment for dribbling. J Laryngol Otol. 2008;122 : 609-614.

45. Gritzmann N, Rettenbacher T, Hollerweger A, et al. Sonography of the salivary glands. Eur Radiol. 2003;13 : 964-975.

46. Tsui B, Suresh S. Ultrasound imaging for regional anesthesia in infants, children, and adolescents : a review of current literature and its application in the practice of extremity and trunk blocks.Anesthesiology. 2010;112 : 473-492.

47. Tsui BC, Pillay JJ. Evidence-based medicine : assessment of ultrasound imaging for regional anesthesia in infants, children, and adolescents. Reg Anesth Pain Med. 2010;35 : S47-S54.

48. Wang AZ, Gu L, Zhou QH, et al. Ultrasound-guided continuous femoral nerve block for analgesia after total knee arthroplasty : catheter perpendicular to the nerve versus catheter parallel to the nerve. Reg Anesth Pain Med. 2010;35 : 127-131.

49. Kirkpatrick JD, Sites BD, Antonakakis J G. Preliminary experience with a new approach to performing an ultrasound-guided saphenous nerve block in the mid to proximal femur. Reg Anesth Pain Med. 2010;35 : 222-223.

50. Sites BD, Chan VW, Neal JM, et al. The American Society of Regional Anesthesia and Pain Medicine and the European Society of Regional Anaesthesia and Pain Therapy Joint Committee recommendations for education and training in ultrasound-guided regional anesthesia. Reg Anesth Pain Med. 2010;35 : S74-S80.

51. Mariano ER, Loland VJ, Sandhu NS, et al. A trainee-based randomized comparison of stimulating interscalene perineural catheters with a new technique using ultrasound guidance alone. J Ultrasound Med. 2010;29 : 329-336.

52. Salinas FV. Ultrasound and review of evidence for lower extremity peripheral nerve blocks. Reg Anesth Pain Med. 2010;35 : S16-S25.

53. Marhofer P, Schrogendorfer K, Koinig H, et al. Ultrasonographic guidance improves sensory block and onset time of three-in-one blocks. Anesth Analg. 1997;85 : 854-857.

54. Yang WT, Chui PT, Metreweli C. Anatomy of the normal brachial plexus revealed by sonography and the role of sonographic guidance in anesthesia of the brachial plexus. AJR Am J Roentgenol. 1998;171 : 1631-1636.

55. Williams SR, Chouinard P, Arcand G, et al. Ultrasound guidance speeds execution and improves the quality of supraclavicular block. Anesth Analg. 2003;97 : 1518-1523.

56. O'Donnell BD, Iohom G. An estimation of the minimum effective anesthetic volume of 2% lidocaine in ultrasound-guided axillary brachial plexus block. Anesthesiology. 2009;111 : 25-29.

57. Sandhu NS, Bahniwal CS, Capan LM. Feasibility of an infraclavicular block with a reduced volume of lidocaine

with sonographic guidance. J Ultrasound Med. 2006;25：51-56.

58. O'Sullivan PJ, Gorman GM, Hardiman O M, et al. Sonographically guided percutaneous muscle biopsy in diagnosis of neuromuscular disease：a useful alternative to open surgical biopsy. J Ultrasound Med. 2006;25：1-6.

59. Lopez JI, Del Cura JL, Zabala R, Bilbao F J. Usefulness and limitations of ultrasound-guided core biopsy in the diagnosis of musculoskeletal tumours. APMIS. 2005;113：353-360.

60. Kuller JA, Hoffman EP, Fries MH, Golbus MS. Prenatal diagnosis of Duchenne muscular dystrophy by fetal muscle biopsy. Hum Genet. 1992;90：34-40.

61. Lindequist S, Larsen C, Daa SH. Ultrasound guided needle biopsy of skeletal muscle in neuromuscular disease. Acta Radiol. 1990;31：411-413.

62. Umans H, Kessler J, de la Lama M, et al. Sonographic assessment of volar digital nerve injury in the context of penetrating trauma. AJR Am J Roentgenol. 2010;194：1310-1313.

63. Antonakakis JG, Scalzo DC, Jorgenson AS, et al. Ultrasound does not improve the success rate of a deep peroneal nerve block at the ankle. Reg Anesth Pain Med. 2010;35：217-221.

64. Lolge SJ, Morani AC, Chaubal NG, Khopkar U S. Sonographically guided nerve biopsy. J Ultrasound Med. 2005;24：1427-1430.

65. Flavin R, Gibney RG, O'Rourke SK. A clinical test to avoid sural nerve injuries in percutaneous Achilles tendon repairs. Injury. 2007;38：845-847.

66. Tagliafico A, Pugliese F, Bianchi S, et al. High-resolution sonography of the palmar cutaneous branch of the median nerve. AJR Am J Roentgenol. 2008;191：107-114.

67. Gruber H, Kovacs P. Sonographic anatomy of the peripheral nervous system. In：Peer G., Bodner S, editors. High resolution sonography of the peripheral nervous system. Berlin：Springer; 2003：13-36.

68. Kessler J, Gray AT. Course of the spinal accessory nerve relative to the brachial plexus. Reg Anesth Pain Med. 2007;32：174-176.

69. Bodner G, Harpf C, Gardetto A, et al. Ultrasonography of the accessory nerve：normal and pathologic findings in cadavers and patients with iatrogenic accessory nerve palsy. J Ultrasound Med. 2002;21：1159-1163.

70. Lange JF, Wijsmuller AR, van GD, et al. Feasibility study of three-nerve-recognizing Lichtenstein procedure for inguinal hernia. Br J Surg. 2009;96：1210-1214.

71. van Ramshorst GH, Kleinrensink GJ, Hermans JJ, et al. Abdominal wall paresis as a complication of laparoscopic surgery. Hernia. 2009;13：539-543.

72. Lee FC, Singh H, Nazarian LN, Ratliff J K. High-resolution ultrasonography in the diagnosis and intraoperative management of peripheral nerve lesions. J Neurosurg. 2011;114：206-211.

73. Chacko AG, Kumar NK, Chacko G, et al. Intraoperative ultrasound in determining the extent of resection of parenchymal brain tumours：a comparative study with computed tomography and histopathology. Acta Neurochir（Wien）. 2003;145：743-748.

74. Walter U, Wolters A, Wittstock M, et al. Deep brain stimulation in dystonia：sonographic monitoring of electrode placement into the globus pallidus internus. Mov Disord. 2009;24：1538-1541.

75. Weisbrod DJ, Pavlin CJ, Xu W., Simpson E R. Long-term follow-up of 42 patients with small ciliary body tumors with ultrasound biomicroscopy. Am J Ophthalmol. 2010;149：616-622.

76. Johansson M, Myredal A, Friberg P, Gan L M. High-resolution ultrasound showing increased intima and media thickness of the radial artery in patients with end-stage renal disease. Atherosclerosis. 2010;211：159-163.

77. Schlotterbeck H, Schaeffer R, Dow W A, et al. Ultrasonographic control of the puncture level for lumbar neuraxial block in obstetric anaesthesia. Br J Anaesth. 2008;100：230-234.

78. Nomura JT, Leech SJ, Shenbagamurthi S, et al. A randomized controlled trial of ultrasoundassisted lumbar puncture. J Ultrasound Med. 2007;26：1341-1348.

79. Locks GF, Almeida MC, Pereira AA. Use of the ultrasound to determine the level of lumbar puncture in pregnant women. Rev Bras Anestesiol. 2010;60：13-19.

80. Koch BL, Moosbrugger EA, Egelhoff J C. Symptomatic spinal epidural collections after lumbar puncture in children. AJNR Am J Neuroradiol. 2007;28：1811-1816.

81. Liang HD, Tang J, Halliwell M. Sonoporation, drug delivery, and gene therapy. Proc Inst Mech Eng H. 2010;224：343-361.

82. McDannold N. Temporary modulation of vascular barriers with focused ultrasound and microbubbles. J Acoust Soc Am 127. 1939：2010.

83. Ritchie RW, Leslie T, Phillips R, et al. Extracorporeal high intensity focused ultrasound for renal tumours：a 3-year follow-up. BJU Int. 2010;106：1004-1009.

84. Schopka S, Schmid C, Keyser A, et al. Ablation of atrial fibrillation with the Epicor system：a prospective observational trial to evaluate safety and efficacy and predictors of success. J Cardiothorac Surg. 2010;5：34.

85. Haider N, Mekasha D, Chiravuri S, Wasserman R. Pulsed radiofrequencyof the median nerve under ultrasound guidance. Pain Physician. 2007;10：765-770.

第十二章

超声作为电诊断研究的补充

Andrea J. Boon, MBChB 和 **C. Michael Harper**
译者：王凌星　李拾林

本章要点：

- 超声检查能通过显示与表面刺激和记录相关的神经通路，以及指导在神经周围放置刺激和记录电针，来提高神经传导研究技术。这对因体型影响无法触及体表标志或曾因做过手术，如尺神经移位术而改变正常解剖结构的患者特别有帮助。

- 在尸体，超声引导可使诊断性肌电图电针放置的准确率达96%，而无超声引导的准确率只有50%~83%（仅依靠操作者经验）。

- 超声检查，包括对血管结构的彩色多普勒检测，可以提高诊断性肌电图（EMG）检测在抗凝治疗患者的使用安全性，并能够在出现血肿的情况下持续监测。

- 膈肌肌电图是一个相对安全的操作，但存在气胸的风险。超声检查通过直观显示呼吸时膈肌和肺的活动，能够准确预测最佳的插入点和所需的进针深度，或实时引导EMG针进入膈肌，使这一操作过程更加安全。

由于超声仪器越来越小巧、轻便和便宜，且能配备更高分辨力的探头，使得超声显像迅速发展成临床神经生理实验室的辅助检查形式。超声检查具有无痛、无放射性、允许临床医生实时检查的特点，在提高诊断准确性和降低检查风险的同时提供具有诊断意义的解剖信息。超声设备相对于磁共振成像（MRI）有几个值得注意的优点，包括费用低、操作简便、检查便捷、能够在单项检查中采集完整神经轴，并能够采集静态和动态图像。不像MRI，超声检查没有与金属相关的伪影，也没有已知的禁忌证。

现代超声仪器已具有很高空间分辨力，包括能够分辨神经内神经束。

超声检查是电诊断的补充，后者能提供一般的功能信息，而超声检查则能提供结构信息，当然，在某些病例也能提供额外的功能信息。超声的实时性能可以在神经传导研究和电针EMG检测中引导穿刺针的放置。高分辨力超声有助于定位正常结构并确认肌肉、神经和邻近的神经血管及重要结构的病理改变。不仅如此，它还有助于评价收缩或姿势改变时神经和肌肉正常和功能失调的运动。

使用超声显像时应考虑到以下局限性。超声穿透力不足，会导致以下情况检查困难。所显图像结构位于骨性结构深方，或检查深部结构如脑神经、交感神经链和神经根，或肥胖患者。超声的视野相对有限，使得这一技术仅可提供一个相对小区域的高分辨图像。超声还有技术上的缺陷，其中最重要的是操作者的经验依赖性。超声检查者必须拥有超声波物理特性方面的知识，并且能熟练地操作机器以避免伪影，使图像质量达到最优化。这需要相当多的时间、努力和经历，才能熟练识别正常和异常神经及肌肉。使用这种超声成像设备获得最佳图像时，详细的解剖知识是最重要的。电诊断临床医师为了进行标准电诊断技术，需要深入了解周围神经系统，因此最适合这一角色。

图像分辨力的高低取决于特定的超声设备，不同制造商的设备有着相当大的差别。通常，更大、更昂贵的设备可提供很高分辨力的图像，但并不一定适合EMG实验室，而便携式设备则有利于在不同检查室以及各种不同场合使用，如重症监护病房、手术室和教室。因此，EMG实验室在购买超声仪器之前详细评价图像分辨力和易使用性很重要。

随着技术的持续提高和该领域文献资料的积累，

超声检查在电诊断中的作用将日益凸显。本章教学目标是回顾超声检查在神经和肌肉检查的适应证，强调超声检查在神经肌肉疾病电生理诊断中所能提供的额外信息，评估这一显像模式在电诊断中未来研究和发展的方向。

一、超声在神经传导研究中的作用

在神经传导研究中使用超声检查可对刺激或记录区域可疑的神经病变进行更好定位[1-2]。超声显示神经和周围结构，并在其引导下放置电针，可提高神经周围电针刺激或记录的准确性。超声引导的电针放置是相对容易掌握的技术。正式的培训提供了可以亲自动手的示范课程，通过使用新鲜冰冻尸体或具有模拟电针穿刺位点的凝胶人体模型来提高技术能力（框 12.1）。一旦掌握这一技能，将促使超声成为电诊断的一种补充，因为超声可增加神经传导研究和电针 EMG 侵入性检测的准确性和安全性。

框 12.1　诊断和介入性超声教育资源
美国神经肌肉和电诊断医学协会（AANEM）：http：//www.aanem.org/
美国超声医学会（AIUM）：www.aium.org
欧洲抗风湿病联盟（EULAR）：www.eular.org
欧洲骨骼放射学会（ESSR）：www.essr.org
密歇根大学医学院·超声科：www.med.umich.edu/rad/muscskel/mskus
肌肉骨骼超声学会（MUSOC）：http：//tdirad1.googlepages.com
维克森林大学医学超声中心：http：//www.wfubmc.edu/ultrasound/

超声引导放置电针在 EMG 实验室的某些情况下会非常有用。当运动神经传导研究出现明显的传导阻滞而又不能明确是否由于技术因素（如次极量刺激）所致的时候，可在超声引导下将单极电针放置于邻近神经处并给予超大量刺激（远低于表面刺激所需要的电流）。这一方法对表面电极难以进行刺激的深部神经有着广阔的应用前景，例如螺旋沟或肘部的桡神经（图 12.1）、大腿的坐骨神经、膝部的胫神经、大腿近端的股神经，甚至臂丛神经或颈神经根（图 12.2）[3]。糖尿病腰骶神经根神经丛神经病（糖尿病性肌萎缩）患者和部分 Lambert-Eaton 肌无力综

合征患者，可能需要行股神经刺激并且在等长收缩运动前后还需给予重复刺激。在这些患者，超声检查可以很好地显示神经血管束，电针可直接放置在邻近神经处，从而允许使用更小的电流，使患者更舒适，以及获得更优越的技术反应（图 12.3）。这样的操作在抗凝治疗的患者将更安全，因为电针可直接在超声引导下放置，还可以通过使用彩色多普勒显示邻近血管结构，并且可以同时监测电针移除后血肿的形成情况。

在一些疑难病例，如解剖结构改变或因为体型或畸形使常用的体表标志无法触及，超声可以改善神经传导研究。在这些病例，感兴趣的神经可以在进行标准的体表刺激前行超声检查定位，比如，在尺神经移位手术后改变的神经位置可以在肘前窝显示并沿着神经的实际路径认真研究。

以前因技术或解剖原因而难以研究的神经，例如大腿近端的股外侧皮神经和小腿的隐神经，使用超声引导神经传导技术可以更精确且可靠地进行评价。Bailey 等报道了由 50 例正常个体组成的队列研究，大部分体重指数在肥胖范围内。经超声定位，这些患者的股外侧皮神经位于腹股沟皱褶电极放置部位的远端大约 11cm 处（图 12.4）。如将 G1 电极直接放置在神经表面，50 例患者中有 49 例引出平均波幅为 9.3μV 和变异性为 34% 的反应[4]。与此相似，隐神经在小腿近端易于被超声识别并向远侧追踪，可在神经表面直接放置记录或刺激电极[5]。因此，如果在标准传导研究中无法获得反应，并怀疑是否

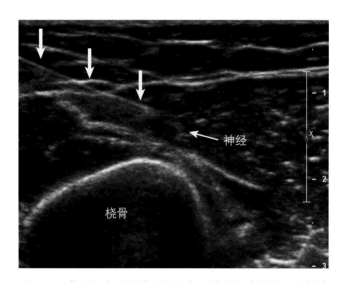

图 12.1　使用超声引导将电针（向下箭头）直接放置在螺旋沟邻近桡神经处（箭头），进行近神经刺激。近神经刺激可用于排除继发于次极量表面刺激的假性传导阻滞。

为技术因素所致，这时候可用超声检测肢体以确定感兴趣神经的位置，从而确保电极放置于最佳位置。若有必要也可在危重患者的近神经处放置电针用于刺激或记录。

临床要点

进行超声引导电针穿刺时，为了显示针轴，电针必须始终位于超声探头所发射的声束平面上。即使很小的平面偏移也会使电针无法显示，倾斜和（或）旋转探头会使电针重新回到视野。实践之初应在较浅表部位进行穿刺，这样可使电针与超声束更垂直，获得更多回声且易于显示。也可采用较大直径的针，便于观察。在开始尝试穿刺患者前可在具有模拟穿刺位点的商业化凝胶人体模型进行练习。

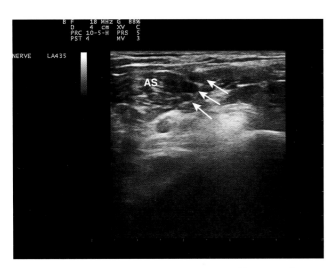

图 12.2　锁骨上窝臂丛神经三个主干的短轴扫描（箭头）。AS，前斜角肌

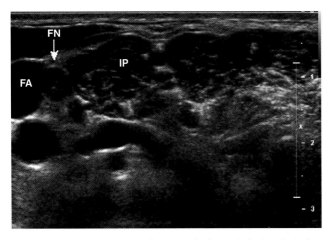

图 12.3　股神经（FN）声像图，左侧与股动脉（FA）相邻，右侧与髂腰肌（IP）相邻

二、神经超声检查

神经超声检查正迅速成为一种有用的诊断技术。在卡压性神经病，电诊断法有助于确定卡压的存在和严重性，并能区分脱髓鞘和轴突缺失，但无法提供与潜在病因相关的信息。超声检查能识别隐藏的占位性病变或压迫性病灶，如脂肪瘤、纤维瘤、血管瘤、血肿、淀粉样蛋白沉积、滑膜炎、腱鞘炎、腱鞘囊肿、神经内腱鞘囊肿、假性动脉瘤、异常肌束和原发性神经肿瘤包括神经纤维瘤、神经鞘瘤、恶性神经鞘膜瘤和上皮细胞瘤[6-8]。能使用超声检查进行评估的常见嵌压部位列在表 12.1。

表 12.1　可用超声评估的常见神经卡压部位

神经	卡压部位
肩胛上神经	冈盂切迹，棘突上切迹
腋神经	四边孔
桡神经	螺旋沟
骨间背侧神经	旋后肌
桡神经浅支	腕关节
尺神经	凹槽，肘管，腕关节
前骨间神经	前臂中段
正中神经	腕关节
坐骨神经	大腿，髋后部*
腓神经	腓骨头
腓浅神经	踝关节，小腿远端
胫神经	踝关节

*在不使用凸阵探头的情况下坐骨神经在臀部和（或）髋后部难以显现，特别是在肥胖患者

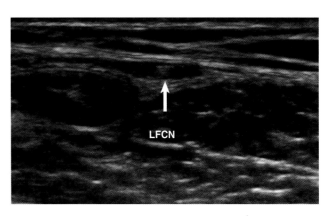

图 12.4　大腿近端的股外侧皮神经（LFCN）图，高回声的神经被低回声脂肪层包围，显示出典型的"眼"外观

Padua 等对 77 例因各种单神经病变到 EMG 实验室就诊的患者进行超声检查，包括腓骨头腓神经病、肘部尺神经病和腕部不典型正中神经病例。在 26% 病例中，超声检查确定了神经病变的潜在原因，从而改变了这些患者的治疗方法 [8]。Visser 发现，电生理诊断为腓骨头腓总神经病变的患者有 18% 经超声检查发现神经内腱鞘囊肿 [9]。与此类似，在肩胛上神经病患者，肩关节后方超声检查可以确定肩胛冈关节盂囊肿 [10]。在 77 例（96 个手腕）临床和电生理诊断为腕管综合征但无常见危险因素如类风湿关节炎、糖尿病或妊娠的患者，超声检查发现 17% 患有指屈肌腱鞘炎，这提示与特发性腕管综合征患者相比需要有相应的处理 [7]。Nakamichi 和 Tachibana 的研究结果表明，单侧腕管综合征患者中有 35% 具有潜在的结构异常，这一发现改变了这些病例的处理方法 [11]。解剖变异，例如分叉的正中神经或永存正中动脉，在超声下容易识别并具有手术指征，特别是使用内窥镜手术的指征。但是否常规术前行超声检查仍有争议。

超声检查还可用于检测完全性神经切断，这在电诊断研究不能鉴别传导阻滞和轴索损伤时特别有帮助 [12]。超声检查能很容易地鉴别神经瘤。此外，超声触诊（将探头放置于感兴趣区域施加直接压力）有助于确定神经瘤是否有症状 [13]。动态显像也可用来诊断各种神经疾病。例如，对诊断为尺神经半脱位的患者，很重要的一点是评价肱三头肌内侧头是否撕裂，因为这种情况通常与症状性尺神经脱位相伴随，如果未被识别，会导致手术效果不佳 [14-15]。

诊断神经卡压不同于诊断卡压的潜在原因，需要更多的研究来评价正常对照、疾病对照和相应的卡压病例，以更准确地获得正常横截面积、最佳测量位置、疾病对照组测量的实用价值 [16-17] 以及各项身体指标对正常值的影响。已经发表了许多神经大小的正常值 [18]。值得一提的是，大量研究集中于腕部正中神经病变和肘部尺神经病变，发现正常对照者与患者之间的正常值有相当大的重叠 [7, 14, 18-22]。

临床应用 —— 病例 1

53 岁男性，有 6 个月进行性疼痛病史。疼痛开始时出现于足球赛中和赛后，渐进发展为在长时间步行后疼痛及轻度踝部无力，应用抗炎药治疗无效。检查发现患者有轻到中度患侧踝背曲肌和趾伸肌肌力减退。神经传导研究和电针检查提示腓总神经病变，无局灶性传导阻滞或减慢（表 12.2 和表 12.3）。腓神经超声检查显示大的神经内腱鞘囊肿，通过手术进行了减压（图 12.5）。

与腓神经相关的神经内腱鞘囊肿来源于近端胫腓骨关节，由腓神经的关节内分支延伸而来。典型

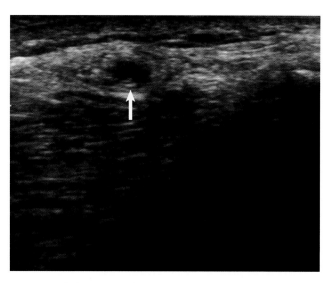

图 12.5 腓神经内腱鞘囊肿（箭头），引起腓总神经病变

表 12.2 病例 1 的结果：神经传导检查					
神经	记录部位	振幅	远端潜伏期	传导速度	F 波
右侧腓总神经运动神经	趾短伸肌	0.5mV	5.1ms	45m/s	无记录
右侧腓总神经运动神经	胫骨前肌	2.3mV	5.6ms	47m/s	
右腓浅神经感觉神经	踝	14μV	4.5ms		
右胫神经运动神经	拇展肌	9.1mV	4.5ms	44m/s	35.1
右腓神经	腿	12μV	4.1ms	45m/s	
左腓神经运动神经	趾短伸肌	5.4mV	4.9ms	46m/s	

表 12.3　病例 1 的结果：肌电图

肌肉	插入活动	纤颤	MUP* 时限	MUP* 募集
胫骨前肌	增加	++	++长 / 高	++减少
胫骨后肌	正常	无	正常	正常
腓骨长肌	增加	+	++长 / 高	+减少
内侧腓肠肌	正常	无	正常	正常
股二头肌短头	正常	无	正常	正常
阔筋膜张肌	正常	无	正常	正常
腰椎脊旁肌	正常	无	正常	正常

*MUP：运动单位电位

病例具有疼痛和波动性肌力下降（持续负重时加重），与典型的腓神经病变不同。典型的腓神经病变与体重下降、习惯性盘腿和频繁下蹲相关，常无疼痛但神经传导检查常表现为传导阻滞[23]。对病因进行鉴别很重要，因为神经内腱鞘囊肿需要手术干预，而其他原因的腓神经病变有自发好转的自然病程。

三、超声在电针 EMG 中的作用

在进行电针 EMG 检测的过程中，超声检查有许多与精确识别肌肉相关的潜在应用。在某些情况下，超声检查增强了电针 EMG 的准确性和安全性。有几个研究使用尸体来评价有经验的肌电图师在无超声图像引导时电针穿刺的准确性，根据所检测的肌肉不同，准确率从 0％ 到 83％ 不等[24-26]。该作者在新鲜冰冻尸体下肢 14 块不同肌肉中评价无引导或超声引导下 EMG 电针穿刺的准确性，发现经过全面训练的肌电图住院医师无引导准确率为 50％，而在大的高校肌电图实验室工作的有经验肌电图医师准确率为 83％。使用超声引导，准确率明显增强，提高到 96％。

虽然尸体研究由于缺乏常有的反射，例如肌肉插入电位、运动单位活化且不能触诊肌肉收缩，而有一定局限性，但临床上也有类似无法出现这些反射的患者。例如昏迷或不合作的患者、肥胖患者，或那些因严重去神经或处于强直状态而使所检测的肌肉无法随意运动的患者。此外，当所检测的肌肉不易被单独激活或当主动肌由不同神经支配时，超声检查特别有用。例如指深屈肌的正中和尺神经支

配部分、易与浅方的斜方肌相混淆的菱形肌，以及电针穿刺髂腰肌时可能误入其他髋部屈肌（股直肌或缝匠肌）。当外伤或手术使正常解剖结构发生改变，或是常用的解剖标志消失（肥胖患者）时，肌肉定位也会具有一定的难度，超声检查同样亦可发挥作用。作者曾遇到过这样一些患者，一例是尺神经移位手术中改变了尺侧腕屈肌的位置，另一例则是因为多次肌腱手术使拇长屈肌无法通过触诊辨别，还有因臂丛或其他神经重建手术而使肌肉移位的例子。

经验不足的肌电图医师常需要超声引导以获得精确的肌肉定位。然而，即使是经验丰富的医师，在检测深部肌肉、非常规检测的肌肉（如腘肌），或是邻近重要结构的肌肉如膈肌或胸壁肌时，超声检查也是非常有帮助的。超声引导的电针检测也适用于其他高危情况，如需要检测髂腰肌、拇长屈肌或胫骨后肌的抗凝患者。大部分机器都配备能量多普勒，能帮助识别需要避开的相邻血管。超声可用于监测穿刺高危肌肉后的情况，或当电针检查出现出血征象时，超声可以检测血肿发展的情况。

EMG 引导用于化学去神经药物的精确注射已经有许多年的历史了，但超声可能有补充作用或在某些病例可以取代 EMG 的引导作用。当注射的小肌肉位于痉挛或肌张力障碍的肢体上时，患者不能选择性地活动这一肌肉，超声能提供极好的解剖定位。在治疗与胸廓出口综合征相关的肌筋膜疼痛时，注射的肌肉如斜角肌、锁骨下肌和胸小肌与关键结构相邻，能量多普勒的使用和臂丛神经的显像大大提高了安全性（图 12.6）[27]（超声引导注射的更多讨论见 11 章）。

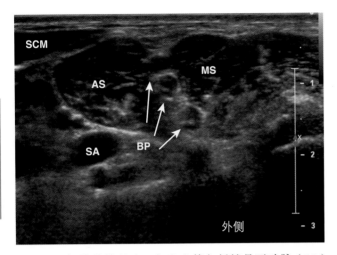

图 12.6 与臂丛神经（BP）和血管包括锁骨下动脉（SA）相邻的前斜角肌（AS）和中斜角肌（MS）声像图。当向斜角肌注射化学去神经药物时，超声引导电针穿刺可避免损伤邻近的神经血管结构。SCM，胸锁乳突肌

（一）临床应用——病例 2

女性，51 岁，乳腺癌改良根治术及生理盐水植入乳腺重建手术后，出现进行性肩关节活动障碍，伴疼痛 12 个月。检查时有明显的肩关节外展和前屈受限，伴有明显胸肌挛缩。治疗医师建议向胸大肌注射肉毒杆菌毒素以恢复肩关节活动并减少疼痛。但她的手术医生不同意在 EMG 引导下行化学去神经药物注射，因为存在生理盐水植入物破裂的风险。然而，超声检查的辅助使用使生理盐水植入物的范围很容易确认，并能在皮肤上做出标记，这样在 EMG 引导下就可将肉毒杆菌毒素注射入植入物浅方和侧面。

（二）临床应用——病例 3

男性，68 岁，因下肢痉挛和双手力弱及麻木诊断为进行性脊髓病，并行颈椎减压手术。既往曾行主动脉瓣置换术并因此终身服用华法林。术后 3 天，出现突发的上升性麻痹，快速进展为完全的 C4 以下四肢瘫痪。术后 MRI 提示 C3 - 5 后部软组织大量积液，并延伸到硬膜外腔的背侧，且该水平的脊髓呈 T2 高信号。

该患者在四肢瘫痪后 2 个月转至地段医院康复单元，并需要呼吸机辅助呼吸。颈椎 MRI 显示术后积液消失，但 C3 - 4 水平脊髓明显变细伴 T2 高信号。荧光视频的结果提示完全性左侧和部分右侧膈肌麻痹。四肢瘫痪后 2 个月及 4 个月的电生理检测均提

示小的膈肌复合动作电位，第二次检查中伴有轻度增加的振幅。因国际标准化比率（INR）升高到 4.0，两次均无法行膈肌电针 EMG 检查。神经传导和肢体肌肉的局部电针检查提示危重症性肌病。因为临床症状未改善和持续的呼吸衰竭，患者被转到神经外科拟行膈神经起搏术。神经外科医师认为没有充分证据表明膈神经是完整的且没有充足的起搏适应证，要求重新行电诊断检查，经过讨论后决定在超声引导下进行 EMG 检测。

膈神经传导检测显示对锁骨上刺激无反应。实时超声观察膈肌活动发现表面刺激未引起明显收缩，暂时关闭呼吸机也无明显自发收缩。考虑到患者在进行抗凝治疗且 INR 为 4.0，将风险告知患者并获得其同意后，在超声引导下行电针 EMG 检查。左侧膈肌有明显的纤颤电位但无运动单位电位活化，右侧膈肌有纤颤电位但出现募集的复合运动单位电位明显减少。结合临床和影像学结果，提示严重局部神经病变部分影响了右侧膈肌但完全影响了左侧膈肌，病灶可能位于颈髓中部的前角细胞。

本病例中超声检查弥补了电诊断检测某些方面的不足，使临床医师排除了使用膈神经起搏术。先前检查中所记录到的膈肌复合动作电位很可能由邻近胸壁肌肉传导而来，这种技术问题通常是由于在锁骨上进行刺激时臂丛神经紧邻膈神经导致的[28]。超声引导电针检查能够降低出血风险，因为电针的直接显像可以避开重要结构如肋间血管、肺和肝，并能在电针检查结束后监测是否有血肿形成，一旦发现可立即进行干预。

（三）超声监测下膈肌电针检查

使用高频（8～13MHz）线阵探头，膈肌在大多数患者易于显示，作者发现即便是在体型较大的患者，心脏凸阵探头也能较好地显示膈肌。线阵探头在腋前线上，垂直放置于低位肋骨处并跨越两个肋骨。肋骨呈强回声而易于识别，肋间肌在肋骨间显示，皮下组织位于肋间肌浅方，膈肌位于深方（图12.7）。膈肌深部的肝因为回声更均匀，呈非纤维状，有散在的小血管而易于识别。根据位置、活动方式（吸气时收缩 / 增厚）可以识别膈肌，在一些患者它呈弧形外观，并在吸气末被进入视野的胸膜和（或）肺组织取代（图 12.8）。

识别膈肌后，将探头转 90°，与肋骨平行，放置在最低肋间隙上（通常为第 7 或第 8 肋间隙）。电针从长轴方向插入（即电针平行于探头并插入其深方，

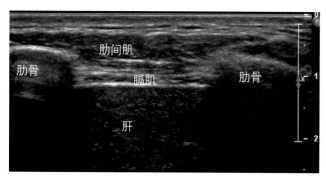

图 12.7　超声引导下膈肌电针检测。探头垂直放置于肋骨处，并识别不同层次的组织：皮下组织，跨于两肋骨间的两层肋间肌和膈肌

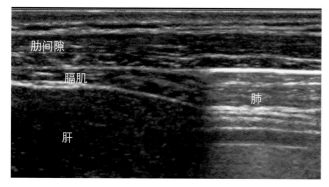

图 12.8　识别出垂直于肋骨长轴的解剖结构后，将探头转至与肋骨平行的肋间隙处。嘱患者做一次深吸气，可见肺的强回声伴声影从上外侧方向进入视野，取代膈肌和肝

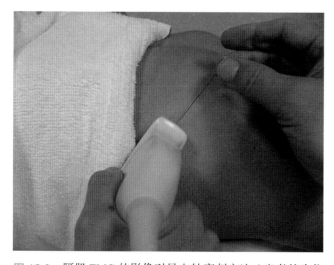

图 12.9　膈肌 EMG 的影像引导电针穿刺方法（患者的头位于图的左边）。电针平行于探头长轴，自内侧向外侧插入。通常先尝试可以穿刺的最低肋间隙。超声能确认膈肌最厚且肺损伤最小的最佳肋间隙

图 12.9），进入点位于探头内侧，这样肺的位置离探头最远。作者发现在体型较大的患者，膈肌位置较深，使用斜向进针会使电针易于显示。这一操作需要在探头一端（电针进入的位置）下方使用凝胶，当电针通过凝胶斜行插入胸壁时，探头与电针是平行的。膈肌运动单位在吸气时激活，与肋间肌或四肢肌的运动单位相比持续时间更短且恢复更快。在电针检测时，当针穿透肋骨膜、胸膜或腹膜时常有尖锐的疼痛，而当电针进入膈肌时偶尔会有钝痛不适感。

膈肌电针 EMG 的适应证包括撤机失败、不明原因的呼吸困难、鉴别肌肉、神经和神经肌肉接头疾病所致的呼吸衰竭，以及为膈神经病变患者提供诊断信息。传统的电针 EMG 无影像引导，因而有气胸、穿透腹腔脏器和出血（特别是有出血倾向的患者）的风险。由于存在这些风险，电针检查并不是首选的。而且，电针可能无法真正进入膈肌，特别是在有难度的病例，如肥胖患者、解剖结构改变或晚期慢性阻塞性肺病（COPD）患者。COPD 患者肺过度膨胀膈肌位置可能更低，增加穿刺的难度和风险。此外，严重失神经或肌萎缩患者因几乎没有可以穿刺的肌肉和（或）缺乏常有的反馈（运动单位发放），很难进行电针穿刺。

超声引导能增加膈肌电针检测的安全性和准确性。即使在相对简单的病例，也应注意确认进针的最佳肋间隙位置（膈肌最厚且吸气时几乎不损伤肺）以及膈肌的深度。如果使用 Bolton 等的标准非引导技术[29]，电针垂直于皮肤／胸壁进针（图 12.10），知道膈肌的预期深度对穿刺也很有帮助。在更难操作的患者，穿刺过程中超声直接显示电针可以将风险最小化并最大限度地提高电针进入膈肌的机会。超声检测膈肌的另一个优势是能评价其功能。吸气时膈肌是否收缩？是否在膈神经受刺激时收缩？是什么性质的运动？目前尚无吸气和呼气末膈肌厚度的正常值，但随着数据的完善，超声将在未来提供更多的无创性诊断信息。

膈肌电针 EMG 的最大顾虑是气胸。但在实践中，这一风险相对很低，事实上电针检查胸壁肌肉如前锯肌、菱形肌和胸部椎旁肌时更可能出现气胸。超声检查同样可用于定位这些肌肉，特别是肋骨和其他解剖标志物无法触及的肥胖患者，以保证精确性（因为大部分胸壁肌肉无法单独活动）。在电针检查有技术困难或禁忌证的患者，超声检查可定性评价肌萎缩或去神经征象（图 12.11）。在单侧病变的患者，可以与正常对侧进行比较。

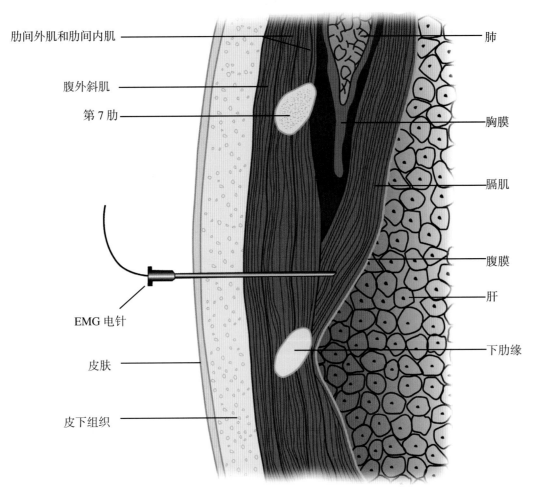

肋间外肌和肋间内肌

腹外斜肌

第 7 肋

EMG 电针

皮肤

皮下组织

肺

胸膜

膈肌

腹膜

肝

下肋缘

图 12.10　常用的标准或无引导膈肌电针检测方法图解。电针在穿刺的最低肋间隙前部垂直于胸壁插入，穿过两层胸壁肌到达膈肌，只有膈肌随着呼吸活动。EMG，肌电图

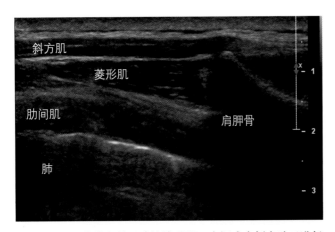

斜方肌

菱形肌

肋间肌

肩胛骨

肺

图 12.11　超声检查易于确认胸壁肌，在疑难病例有助于进行准确的电针穿刺并使风险最小化。菱形肌和斜方肌易于区分

（四）临床要点

超声引导电针检查时，如果从短轴方向进针（图

12.12），针端和针的中段几乎无法区分（在屏幕上均是高回声的点）。因此，一旦识别了针尖就必须停止进针，并重新调整探头的位置，才能在进针更深时重新确定针尖。

四、抗凝患者电针 EMG 的风险

在作者实验室，便携式高分辨力超声检查可以修正与抗凝相关的临床实践。迄今为止，与这一问题相关的文献很少，只有筋膜室综合征和血肿的散在报道，且大部分是非抗凝患者[30-35]。Caress 等的一项研究回顾了 17 例患者的 MRI 图像，这些患者在椎旁肌 EMG 后均行 MRI 检查，结果发现 45 块椎旁肌中有 5 块出现小的亚临床血肿[36]。这一研究产生了普遍的共识，抗凝患者不应该行椎旁肌 EMG 检查。另一项对 47 个电诊断实验室的回顾性调查，其中有 4 个实验室报道至少一例抗凝患者出血并需要

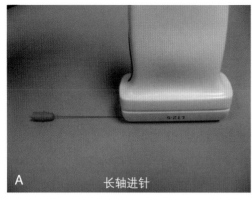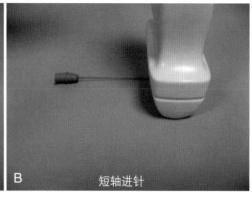

图 12.12　电针穿刺的长轴（A）和短轴图（B）。如果在短轴方向进针，当针尖直接位于探头下时，在图像中将表现为一个亮点，如果继续进针而不移动探头，将出现与针尖几乎一样的电针中段图像，并被误认为是针尖

内科或手术处理。基于现有文献，许多 EMG 实验室要求患者在 EMG 检查前停用华法林，但这做法是有争议，因为中断抗凝治疗存在与卒中相关的风险[37]。

有作者评估了超过 200 例行胫前肌 EMG 检查的患者，其中有一半使用华法林抗凝[38]。在胫前肌电针 EMG 检查后不久行超声检查血肿情况。发现 3 位患者有很小的血肿，其中两位为服用华法林的患者，另一位为服用阿司匹林和非甾体类消炎药（NSAID）的患者。血肿均无明显临床表现，作者总结并认为抗凝患者行胫骨前肌电针 EMG 检测并未显著增加出血风险。基于这一研究结果，以及现在正收集的大量数据，这些作者改变了他们的做法，不再要求患者在行电针 EMG 前中止抗凝治疗，但由肌电图医师自行决定 INR 上限和允许检测的肌肉。基于这项研究结果，美国的其他实验室已经不要求患者行电针 EMG 前暂时中断抗凝药使用。这是一个高分辨力超声设备在 EMG 实验室应用并提高质量和安全性的例子。

五、肌肉显像

超声影像是肌肉电诊断评价的辅助手段。除了对特定肌肉进行定位，它还可以得出关于肌肉大小、有无萎缩或肥大（假定正常值已知）、回声强度改变、肌肉纹理的诊断信息，并通过随意运动和电刺激反应评价肌肉功能。如果肌电图医师同时通过诊断性肌肉骨骼超声培训，肌痛患者在排除神经肌肉原因后，可同时对肌肉骨骼病变如肱骨外上髁炎或肩袖肌腱炎进行评价。

超声筛查神经肌肉疾病具有很高的敏感性[39-41]，

研究证实为 87%～92%。就其本身而言，很适合于检测那些进行普通电诊断有难度的小儿患者。超声灰度信号的主观视觉评价具有显著的评分者间和评分者内的变异性，因此，肌肉回声灰阶定量检测技术已成为识别均质性和整体回声强度变化的更可靠方法[42]。有研究表明，肌肉超声能鉴别 92% 肌张力降低婴儿的神经源性和肌源性疾病[43]。

本书其他章节对灰阶定量检测技术有更详细的讨论（第三章和第十章），包括目前需要考虑的局限性和不同超声机所需的正常值（使用同样的解剖标志和标准的肌肉位置），以及随访时必须保持机器参数一致。以后，通过调整机器的系统设置并校正模式就可以将正常值置换到不同设备，但这样的软件现在尚未投放市场。如果超声检查能识别肌肉异质性或萎缩，将会在肌肉活检的定位中起作用。这就解决了活检时因未选择严重病变肌肉而获得非特异结果的问题，并且避免了无病变肌肉被活检的情况。

（一）临床应用——病例 4

53 岁男性，于臂丛神经重建术后出现左腿肿胀、疼痛和红斑，诊断为蜂窝织炎，但静脉滴注抗生素和 NSAID（非甾体类抗炎药）治疗无效。活动时会出现明显的踝关节背屈肌和趾伸肌力弱，并引起足下垂。随访 2 个月后，因持续足下垂行电诊断检查。

神经传导和电针检查结果见表 12.4 和表 12.5。住院医师根据临床表现和神经传导检查结果，作出腓神经病的诊断。但让他吃惊的是，电针 EMG 发现胫骨前肌插入电位减少且没有运动单位活化，特别是腓神经支配区存在小的复合肌肉动作电位。主治医师重复了该肌肉的电针检查，并在胫骨前肌发现

表 12.4　病例 4 的结果：神经传导检查

神经	记录部位	振幅	远端潜伏期	传导速度	F 波
右侧腓总神经运动神经	趾短伸肌	1.9mV	5.1ms	45m/s	无记录
右侧腓总神经运动神经	胫骨前肌	2.1mV	5.6ms	47m/s	
右腓浅神经感觉神经	踝	5μV	4.5ms		
右胫神经运动神经	拇展肌	9.1mV	4.5ms	44m/s	35.1
左腓总神经运动神经	趾短伸肌	5.4mV	4.9ms	46m/s	
左腓总神经运动神经	胫骨前肌	6.8mV	4.6ms	44m/s	
左腓浅神经感觉神经	踝	6μV	4.1ms		

表 12.5　病例 4 的结果：肌电图

肌肉	插入活动	纤颤	MUP* 时限	MUP* 募集
胫骨前肌	减少	无	无活动	
胫骨后肌	正常	无	正常	正常
内侧腓肠肌	正常	无	正常	正常
股二头肌短头	正常	无	正常	正常
阔筋膜张肌	正常	无	正常	正常
腰椎脊旁肌	正常	无	正常	正常

*MUP：运动单位电位

类似结果，但同时发现该肌肉旁边及腓骨长肌和拇长伸肌存在纤颤电位和小的运动单位电位。

触诊胫骨前肌有纤维变性感。对该肌肉行超声检查，发现肌肉结构明显改变，丧失正常的纤维状声像图特点并且回声增强。这种改变呈片状分布而不是均匀一致地分布于整块肌肉（图 12.13）。患者于臂丛神经手术后 11 小时出现腿部疼痛肿胀，抗生素治疗无效，结合超声和电诊断结果，诊断为直接肌肉挤压伤，排除了腓神经病变。

（二）动态肌肉超声

与其他显像模式相比，使用超声检查评价神经肌肉疾病的显著优势是能够进行静态及动态成像。与电针 EMG[39] 相比，超声检查可以识别异常自发电位包括束颤和纤颤电位，并可以对更大区域进行检测（进一步讨论见第三章）[39]。例如，超声可以观察到波纹肌肉病的异常自发电位。如果无法确定肌肉收缩是真正的复合肌肉动作电位或只是来自邻近

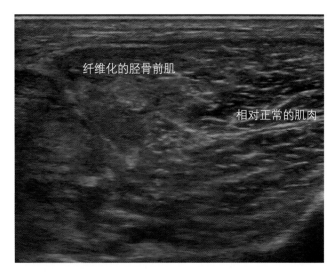

图 12.13　胫骨前肌（AT）超声图像。患者在 11 小时的臂丛神经手术后苏醒，出现足下垂。声像图示肌肉失去正常纤维条状结构，而呈繁星状外观并出现纤维化（Fibrotic）。临床和电生理均支持肌肉挤压伤诊断

肌肉的容积传导，实时图像可帮助肌电图医师识别电刺激引起的肌肉收缩。例如，锁骨上区刺激膈神经会出现膈肌收缩，而当肩胛上神经病变时，刺激肩胛上神经会出现冈上肌收缩，并可与浅方的斜方肌相鉴别。超声显像易于观察肌肉收缩时的缩短和增厚。超声也能通过观察肌肉的被动弯曲和伸展以准确识别目标肌肉，这在解剖变异或严重肌无力的患者特别有用。

超声检查能识别动态卡压。比如，手指屈伸时异常肌腹进入腕管导致继发性腕管综合征，或曲肘时，肥大的肱三头肌内侧头与内上髁摩擦，撞击半脱位的尺神经引起继发性尺神经卡压（后一情况下，曲肘动作可同时识别肌肉和半脱位的尺神经）[13, 18]。

六、超声在教学中的作用

超声设备具有便携性，这种显像模式可在许多不同的场合使用，包括 EMG 实验室、手术室、重症监护室和教室。在教学方面，超声可进行功能解剖的观察，包括肌肉深度、肌纤维方向、肌肉肌腱连接的位置、收缩模式以及易于被错误识别的相邻肌肉和神经血管结构，所有这些知识和技能具有潜在提高电针 EMG 准确性的作用。

七、总结

超声检查提供高分辨力软组织图像，方便、快速、经济且安全。它在提供结构和功能诊断信息的同时，也增强了临床神经电生理检查的准确性和安全性。因此，超声影像是电诊断的理想补充，且随着该领域的发展，越来越多的文献支持高分辨力超声检查在神经和肌肉疾病诊断中的作用，作者预测高分辨力超声将成为电诊断检查不可缺少的部分。

参考文献

1. Oh SJ. Clinical electromyography and nerve conduction studies, ed 3. New York : Lippincott Williams and Wilkins; 2003. 365–374

2. Kamm CP, Scheidegger O, Rosler K M. Ultrasound-guided needle positioning in sensory nerve conduction study of the sural nerve. Clin Neurophysiol. 2009;120 : 1342-1345.

3. Demondion X, Herbinet P, Boutry N, et al. Sonographic mapping of the normal brachial plexus. AJNR Am J Neuroradiol. 2003;24 : 1303-1309.

4. Bailey PW, Boon AJ, Smith J, et al. Ultrasound assisted electrophysiologic technique for evaluation of the lateral femoral cutaneous nerve. Muscle Nerve（Suppl）. 2009.

5. Watson JC, Pingree MJ, Boon AJ, et al. A novel ultrasound-guided proximal saphenous nerve conduction study. Muscle Nerve.（Suppl）: 2009.

6. Cartwright MS, Donofrio PD, Ybema KD, Walker F O. Detection of a brachial artery pseudoaneurysm using ultrasonography and EMG. Neurology. 2005;65 : 649.

7. El Miedany YM, Aty SA, Ashour S. Ultrasonography versus nerve conduction study in patients with carpal tunnel syndrome : substantive or complementary tests? Rheumatology. 2004;43 : 887-895.

8. Padua L, Aprile I, Pazzaglia C, et al. Contribution of ultrasound in a neurophysiological lab in diagnosing nerve impairment : a one-year systematic assessment. Clin Neurophysiol . 2007;118 : 1410-1416.

9. Visser LH. High-resolution sonography of the common peroneal nerve : detection of intraneural ganglia. Neurology. 2006;67 : 1473-1475.

10. Weiss C, Imhoff AB. Sonographic imaging of a spinoglenoid cyst. Ultraschall in der Medizin.2000;21 : 287-289.

11. Nakamichi K, Tachibana S. Unilateral carpal tunnel syndrome and space-occupying lesions. J Hand Surg Br. 1993;18 : 748-749.

12. Cartwright MS, Chloros GD, Walker FO, et al. Diagnostic ultrasound for nerve transection.Muscle Nerve. 2007;35 : 796-799.

13. Chipman JN, Mott RT, Stanton CA, Cartwright M S. Ultrasonographic tinel sign. Muscle Nerve. 2009;40 : 1033-1035.

14. Spinner RJ, Goldner RD. Snapping of the medial head of the triceps and recurrent dislocation of the ulnar nerve : anatomical and dynamic factors. J Bone Joint Surg. 1998;80 : 239-247.

15. Spinner RJ, Hayden FR Jr, Hipps CT, Goldner RD. Imaging the snapping triceps. Am J Roentgenol. 1996;167 : 1550-1551.

16. Hobson-Webb LD, Massey JM, Juel VC, Sanders DB. The ultrasonographic wrist-to-forearm median nerve area ratio in carpal tunnel syndrome. Clin Neurophysiol. 2008;119 : 1353-1357.

17. Visser LH, Smidt MH, Lee ML. Diagnostic value of wrist median nerve cross sectional area versus wrist-to-forearm ratio in carpal tunnel syndrome. Clin Neurophysiol. 2008;119 : 2898-2899.

18. Cartwright MS, Passmore LV, Yoon JS, et al. Cross-sectional area reference values for nerve ultrasonography. Muscle Nerve. 2008;37 : 566-571.

19. Beekman R, Schoemaker MC, Van Der Plas JP, et al. Diagnostic value of high-resolution sonography in ulnar neuropathy at the elbow. Neurology. 2004;62 : 767-773.

20. Kamolz LP, Schrogendorfer KF, Rab M, et al.The

precision of ultrasound imaging and its relevance for carpal tunnel syndrome. Surg Radiol Anat. 2001;23：117-121.

21. Mondelli M，Filippou G，Frediani B，Aretini A. Ultrasonography in ulnar neuropathy at the elbow：relationships to clinical and electrophysiological findings. Neurophysiol Clin. 2008;38：217-226.

22. Visser LH，Smidt MH，Lee ML. High-resolution sonography versus EMG in the diagnosis of carpal tunnel syndrome. J Neurol Neurosurg Psychiatry. 2008;79：63-67.

23. Young NP，Sorenson EJ，Spinner RJ，Daube JR. Clinical and electrodiagnostic correlates of peroneal intraneural ganglia. Neurology. 2009;72：447-452.

24. Chiodo A，Goodmurphy C，Haig A. Cadaveric study of methods for subscapularis muscle needle insertion. Am J Phys Med Rehabil. 2005;84：662-665.

25. Chiodo A，Goodmurphy C，Haig A. Cadaver evaluation of EMG needle insertion techniques used to target muscles of the thorax. Spine. 2006;31：E241-E243.

26. Haig AJ，Goodmurphy CW，Harris AR，et al. The accuracy of needle placement in lower-limb muscles：a blinded study. Arch Phys Med Rehabil. 2003;84：877-882.

27. Jordan SE，Ahn SS，Gelabert HA. Combining ultrasonography and electromyography for botulinum chemodenervation treatment of thoracic outlet syndrome：comparison with fluoroscopy and electromyography guidance. Pain Physician. 2007;10：541-546.

28. Chen R，Collins S，Remtulla H，et al. Phrenic nerve conduction study in normal subjects. Muscle Nerve. 1995;18：330-335.

29. Bolton CF，Grand'Maison F，Parkes A，Shkrum M. Needle electromyography of the diaphragm.Muscle Nerve. 1992;15：678-681.

30. Al-Shekhlee A，Shapiro BE，Preston DC. Iatrogenic complications and risks of nerve conduction studies and needle electromyography. Muscle Nerve. 2003;27：517-526.

31. Baba Y，Hentschel K，Freeman WD，et al. Large paraspinal and iliopsoas muscle hematomas.Arch Neurol. 2005;62：1306.

32. Butler ML，Dewan RW. Subcutaneous hemorrhage in a patient receiving anticoagulant therapy：an unusual EMG complication. Arch Phys Med Rehabil. 1984;65：733-734.

33. Hough DM，Wittenberg KH，Pawlina W，et al. Chronic perineal pain caused by pudendal nerve entrapment：anatomy and CT-guided perineural injection technique. AJR Am J Roentgenol. 2003;181：561-567.

34. Rosioreanu A，Dickson A，Lypen S，Katz D S. Pseudoaneurysm of the calf after electromyography：sonographic and CT angiographic diagnosis. AJR Am J Roentgenol. 2005;185：282-283.

35. Vaienti L，Vourtsis S，Urzola V. Compartment syndrome of the forearm following an electromyographic assessment. J Hand Surg Br. 2005;30：656-657.

36. Caress JB，Rutkove SB，Carlin M，et al. Paraspinal muscle hematoma after electromyography.Neurology. 1996;47：269-272.

37. Gruis KL，Little AA，Zebarah VA，Albers JW. Survey of electrodiagnostic laboratories regarding hemorrhagic complications from needle electromyography. Muscle Nerve. 2006;34：356-358.

38. Lynch S，Boon AJ，Smith J，et al. Complications of needle electromyography：hematoma risk and correlation with anticoagulation and antiplatelet therapy. Muscle Nerve. 2008;38：1225-1230.

39. Pillen S，Arts IM，Zwarts MJ. Muscle ultrasound in neuromuscular disorders. Muscle Nerve.2008;37：679-693.

40. Pillen S，Scholten RR，Zwarts MJ，Verrips A. Quantitative skeletal muscle ultrasonography in children with suspected neuromuscular disease. Muscle Nerve. 2003;27：699-705.

41. Pillen S，Verrips A，van Alfen N，et al. Quantitative skeletal muscle ultrasound：diagnostic value in childhood neuromuscular disease. Neuromuscul Disord. 2007;17：509-516.

42. Pillen S，van Keimpema M，Nievelstein RA，et al. Skeletal muscle ultrasonography：visual versus quantitative evaluation. Ultrasound Med Biol. 2006;32：1315-1321.

43. Aydinli N，Baslo B，Caliskan M，et al. Muscle ultrasonography and electromyography correlation for evaluation of floppy infants. Brain Dev. 2003;25：22-24.

神经肌肉超声的未来发展方向

Francis O. Walker

译者：王凌星　李拾林

第 13 章视频

📹 **视频 13.1：**
超声检查特发性头部震颤

📹 **视频 13.2：**
遗传性脱髓鞘性神经病患者正中神经的束状异常

📹 **视频 13.3：**
腕管综合征患者正中神经运动异常

📹 **视频 13.4：**
神经切断术

📹 **视频 13.5：**
永存正中动脉

📹 **视频 13.6：**
腕管综合征患者正中神经血流增加

📹 **视频 13.7：**
做 valsalva 动作时的肱动脉

本章的视频资料可在线观看，网址：www. expertconsult.com

本章要点

- 超声检查很可能成为评价肌肉厚度、面积、容积和回声的定量工具。
- 动态肌肉超声包括检测血流、肌束颤动和肌纤维颤动并进行定量分析，它的发展将会提高神经肌肉疾病诊断的准确性。
- 超声分辨力的持续提高可以更详细地显示神经图像以及神经束等小结构的改变，神经图像将更接近标本活检时所看到的改变。造影剂可能有助于提高分辨力。
- 新兴的超声技术，如弹性成像（测量组织硬度）和四维成像，具有更大的疾病诊断能力。
- 神经肌肉超声的培训和认证，将使神经肌肉超声进一步发展并使其正规化。

本章将详述神经肌肉超声的未来发展潜力，包括某些在前面章节简短提及的内容（表 13.1）。在过去的几十年里，电诊断技术的发展是有限的，而高分辨力超声的出现为临床医师提供了检查甚至可能是治疗神经肌肉疾病的新方法。在神经肌肉疾病的新诊断方法中，有许多是血清学、基因检测和组织病理学领域的，这对大部分临床医师而言太专业。新的电生理技术，包括磁刺激、诱发电位、单纤维肌电图（EMG）[1] 和自主神经检测 [2]，便于临床医师使用，但在神经肌肉疾病的应用有限，且仅能用于小部分的少见病。因此，这些技术主要在学术机构使用，专门用于研究特殊的神经疾病。与此相反，神经肌肉超声技术有可能在几乎所有 EMG 实验室中使用，因为它弥补了 EMG 诊断在神经卡压、周围神经病变和肌肉疾病研究的不足，并可用于指导介入治疗，如化学去神经法和腕管综合征的激素注射。本章将通过阐述神经肌肉超声的长期发展趋势，使内科医师明白购买超声仪器和学习如何使用的意义。本章也将为有兴趣者指出现在及未来十年内该领域的重要研究方向。

医学写作的一般规则是绝不能偏离保守的陈述，回避这一原则去预测神经肌肉超声的未来发展是有风险的。尽管如此，仍可根据一些有前景的初步研究来推测神经肌肉超声的应用潜能（图 13.1）。此外，随着该技术的进展和更多医师和研究者的探索，可

表 13.1	神经肌肉超声的未来发展领域

解剖测量

位置：

解剖变异

术前神经路线图

以诊断为目标的应用（近神经记录、膈肌肌电图，根刺激、活检）

以治疗为目标的应用（肉毒杆菌毒素、苯酚、局部麻醉剂、类固醇等）

活检或放射治疗的间隙进行引导定位

细节：

神经分枝模式

神经束模式

纤维组织膜分析

肌肉病理改变模式

识别不易检测的神经：喉返神经、膈神经、面神经、三叉神经等

大小：

神经通路上横截面积的参考值

体型、体重、年龄和性别对神经横截面积的影响

神经形态和常见病理性扭曲的描述性参数

肌肉厚度，参考值

肌肉体积、参考值和测量技术

自主神经终末器官的萎缩（平滑肌，腺体等）

回声强度和各向异性：

回声的参考值

各向异性的参考值

年龄、体重、体型和性别的影响

生理测量

血流：

神经血流：休息、活动和病理状态的参考值

肌肉血流：休息、活动和病理状态的参考值

年龄、体型、体重、健身和性别对肌肉血流的影响

神经或肌肉的血管病变时超声造影剂的滞留

药物、生理行为、损伤和康复对神经和肌肉血流的影响

测量生理行为时肌肉、肢体末端和内脏的血流变化，用于评价自主神经的活动

测量与静脉紧张性相关的血流变化，用于评价自主神经功能

自主活动时动脉血流的局部改变

运动：

复杂运动的动力学调查

神经活动的力学测量：正常个体的参考值

神经活动的力学测量用于预测卡压倾向和严重性

神经活动的力学测量作为物理治疗或其他干预的治疗终点（如腕管综合征患者的神经滑动练习）

随意收缩和超大刺激时肌肉厚度的参考值（峰收缩的潜伏期，肌肉收缩的持续时间）以及药物、内分泌和神经肌肉疾病对这些参数的影响

肌肉运动超声检查和平滑肌收缩电记录的关系（如胃电图检查）

记录不自主运动障碍性疾病：震颤、舞蹈病、肌阵挛、抽搐等

记录肌肉自发收缩：肌纤维颤动、肌束颤动、痉挛和肌强直等

弹性成像：

建立弹性成像测量肌肉僵硬性的参考值以及在神经肌肉病理状态下的变化

建立弹性成像测量神经僵硬性的参考值以及随体位和病理状态的改变

弹性成像测量静脉顺应性以评价静脉张力

弹性成像评价肌肉僵硬性作为痉挛状态和帕金森病时张力增加的客观指标

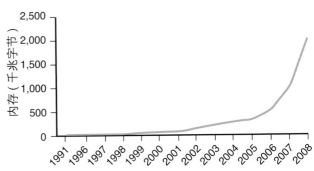

图 13.1 计算机内存能力随时间指数增长的示意图。超声技术的迅速发展与计算机性能的提高紧密相关

能会有其他意想不到的应用。用户的反馈可以指导制造商开发更好的可用于神经肌肉检查的超声仪器。

本章的内容按超声检查的适应证进行划分并加以阐述。强调不同领域适应证是为了阐明超声检查具有广阔的研究和临床应用范畴，并鼓励那些仅为某一适应证而购买仪器者持续探索其他应用范畴并改善患者服务。

一、肌肉超声

从肌肉超声开始阐述是有理由的，因为肌肉是最早使用超声进行检查的周围神经系统的一部分。将检测神经和肌肉原发病的神经肌肉超声与肌肉骨骼超声分开是有益的，后者包括骨骼、肌腱和继发的肌肉疾病，如血肿、外伤、钙化、撕裂伤和肿瘤，这些患者常因为局部触痛或肿胀就能指出病变部位。神经肌肉超声显像的挑战在于寻找病变部位，因为神经肌肉疾病常发生在患者和全科医师难以识别的神经节段和肌肉部位。仅有少部分神经肌肉／电诊断专家擅长临床定位，因此这些人可能成为神经肌肉超声的熟练操作者。

继发于肌肉骨骼疾病的肌肉病变在普遍人群中的发生率较高，明显超过原发性肌肉疾病的发病率。

然而，由神经肌肉原因所致的肌肉疾病也不少。超声检查神经肌肉组织最常发现的远端（良性）肌束颤动，可发生于达43%的一般人群（见第三章和第十章）。超声检查发现约1.5%的普通人群具有由糖尿病神经病变引起的远端肌肉神经源性改变；也发现了肌萎缩或回声改变的各种其他神经源性原因，包括神经根病变和压迫性单神经病变。神经肌肉较不常见的疾病是原发肌肉病变，即肌病。无论专业方向如何，肌肉骨骼和神经肌肉超声检查医师的需求量都很大。

超声有可能在以下几方面改变对肌肉疾病的评价。以文献趋势为基础，超声将渐渐成为肌肉的定量研究工具（图13.2）。最简单和最显而易见的使用就是测量肌肉大小[3]。现已有肌肉厚度的标准数据[4-7]，随着发育列线图、线性测量或使用三维（3D）经验的增加，超声可以精确预测肌肉体积，并可进一步增强评价萎缩和肥大肌肉的能力。随着神经或肌肉萎缩性疾病的有效治疗方法的发现，超声测量肌肉大小可能成为评价疾病进展的有用的生物学指标[8]。

有趣的是，有论文提示糖尿病神经病变患者远端肌肉厚度与运动电位幅度具有很强的相关性[9]。在萎缩的远端肌肉出现复合肌肉动作电位振幅降低，一般认为是轴索丧失所致，因此该研究的提示是，

出版物 1965－2009

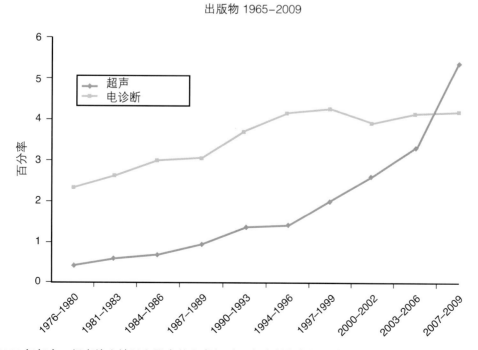

图13.2　截至2009年年中，超声检查神经和肌肉的文章相对于电诊断文章的百分比图。注意超声显像论文相关数字的增加与该领域技术的进展相平行

现有根据复合肌肉动作电位振幅消失进行诊断的轴索丧失也可以采用超声测量远端肌肉的相对萎缩程度来判断。如果是这样，在无法预测是否存在脱髓鞘或不能耐受电刺激的情况下，特别是那些需要随访并进行系列神经传导检查的患者，超声显像就可以部分替代神经传导检查。

大量研究认为，除萎缩外，回声增强也是肌肉疾病的敏感指标[10-13]。回声增强可用于某些肌病的描述性分类（见第十章），使用定量测量技术进一步完善该方法并可能扩展其应用。超声回声检测也可以强烈提示脊肌萎缩症（SMA）的严重程度，这种疾病主要发生在青年和儿童，患者常不愿意进行电诊断检查，特别是系列的多次检查[14]。希望新一代的超声仪器可以使用简便方法测量肌肉回声，以简化肌肉疾病的临床研究。肌肉回声改变也与肌肉内脂肪含量相关，非专业从事神经肌肉医学的研究者或许对此更感兴趣。随着年龄增长，肌肉内脂肪储存提示对血管疾病的易感性增加，此时能通过改变饮食结构来提高身体健康。因此肌肉超声是评价此类患者的简单的非侵入方法。

肌肉超声显像的另一个发展领域是评价盆底肌，这与电诊断发展相一致[15-17]。超声检查不仅能评价盆底肌厚度和回声性，还能提供其他相关信息，包括电针穿刺、肌肉运动、肌肉损伤、残余尿量、膀胱颈活动度、尿道完整性、下垂和其他结构问题。超声检查还可作为电诊断的补充，用于评价肠和膀胱功能紊乱的患者。

躯干和椎旁肌的厚度测量引起了广泛关注[18-22]，这在很大程度上是为了评价核心肌群的运动以及它们在治疗慢性背部疼痛中的作用。对那些想评价物理治疗结果的医师，超声可作为定量评价运动效果的非侵入性工具。

超声检查还具有更高级的功能，可用于观察肌肉运动。现在的设备对检测肌束颤动具有很高敏感性[23-26]。识别肌纤维颤动的最佳参数尚未确定[27-28]，但仪器特有的帧速率、分辨力和显示的增强功能可以提供肌肉纤颤更好的图像，以减少在某些患者进行肌电图检查的需要。

肌肉运动和肌肉大小与运动障碍性疾病的评价有关。M 型超声是评价肌肉震颤频率和幅度的简单可靠的方法，可以避免可能影响 EMG 记录的不确定谐波和次谐波的干扰。虽然相关研究不多（参见 Reimers 等）[29]，但肌肉肥大有时是局灶或节段型肌张力障碍的表现。超声检查未发现肌肉肥大有助于鉴别某些心理性肌张力障碍患者。M 型超声是否能提高临床上鉴别震颤、抽搐、舞蹈病、投掷症、肌张力障碍和肌阵挛的准确性还有待观察（图 13.3A 和 B）。因为肌肉机械收缩的持续时间比运动相关的电活动长几百毫秒（图 12.1），所以超声检查比 EMG 能更好地捕捉肌肉运动时间和模式。而且，不像一般的临床录像记录那样仅能评价总体作用力引起的关节运动，超声检查能够研究单块肌肉的收缩动作，而不受激动肌和拮抗肌活动的影响。EMG 实验室的经验表明运动障碍性疾病的许多"知识"来源于临床观察，有时居然没有依据。例如，旧的神经病学教科书[30]通常将特发性震颤的频率范围定为 6～8 Hz，但最近的研究证实频率范围更广（4～11 Hz），用超声检查患者头部的震颤就一目了然了（图 13.3C）。虽然使用电针可以部分解决肌电图评价运动时存在的某些问题，但与表面记录不同，电针或电线插入

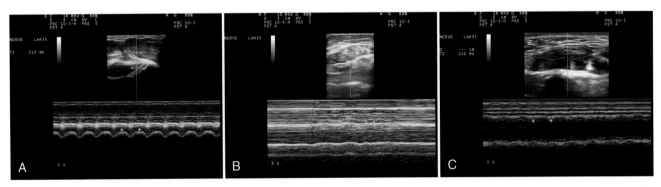

图 13.3　A，轴向超声图，帕金森病所致中重度静止性震颤患者前臂中部伸肌筋膜引出的 2 秒 M 型超声。注意常规正弦型震颤为 4.7Hz（波峰时间间隔为 212ms）。震颤的规律显而易见。B，下肢舞蹈症患者比目鱼肌远端的 2 秒 M 型轴向超声图。注意组织中的干扰出现不规则、可变的持续时间和振幅，某些运动持续几百毫秒。舞蹈症是临床诊断，图像本身并不具有特异性，但它表明了超声检查能捕捉散在局灶区域的重复运动。C，头部特发性震颤患者胸锁乳突肌震颤的 M 型超声图。注意 212ms 的震颤间隔使震颤频率略低于 5Hz，远低于旧神经病学教科书中特发性震颤采用的以 6 Hz 为下限的频率范围

会因疼痛而使用受限，且不能排除邻近肌肉的交互干扰。

研究与肌肉病理相关的肌肉血流改变的报道不多[31-33]。众所周知，超声检查可测量运动后可能继发于血流增加的肌肉体积改变，且大部分仪器可以定量评价小动脉的血流参数。对变性或炎症性肌病在休息或肌肉活动时的肌肉血流变化人们所知甚少，需要进一步的研究（图13.4）。

最后，随着新治疗方法的出现，超声作为介入工具具有特殊的价值。迄今为止，尚不清楚类固醇是否因局部保护作用或对炎症细胞的全身效应而对治疗炎症性肌病有益，对这些患者进行肌肉内类固醇注射研究（超声引导下）有助于回答这个问题。超声检查有助于验证肌病的肌纤维颤动是否因为肌纤维连续性丧失，使得肌纤维远端与有运动轴突支配的近端肌纤维分离所致。如果是这样，肌肉与终板区域距离越远，肌纤维颤动应该越明显。超声的另一种潜在应用是超声消融技术，将来可能有助于治疗肌肉的异位钙化[34]或小肿瘤[35]。声孔效应和微泡技术甚至有助于在基因治疗中选择性导入外源基因[36-37]。

二、神经超声

超声检查用于神经研究是在首次报道用于肌肉研究后十多年才开始的，这是因为极高分辨力超声探头的开发较迟所致的。周围神经的多样及广泛分布使神经超声难以获得足够的参考值。有证据提示体型和年龄影响神经的横截面积[38]，区分正常和异常神经大小的研究将有助于提高超声检查识别疾病的能力。和肌肉疾病一样，更好的测量回声强度的方法可能也有助于评价神经疾病。但是，与肌肉不同，低回声是神经病理改变的最常见标志（见第五章），且目前尚无法对神经回声进行简单的定量分析。近年来，神经形态特别是腕管综合征中腕部正中神经压扁率的测量已经受到关注[39-40]。在未来，神经病理将不只通过神经大小，也可通过有助于确定异常区域的形态学参数来识别。同样的，密切观察束状结构可能提供有用信息[41-43]。某些肿瘤可能呈特定的束状，在一些腓骨肌萎缩症患者，神经有显著的束状扩大（视频13.1和13.2）；其他疾病在超声检查时也可能表现为选择性束状受累。

超声在脑神经成像和脑神经功能检测的应用日益受到关注。超声视神经显像在眼科，甚至在一些急诊科是常规检查[44]；在有适当安全措施和设备时，这可为更多研究提供信息。脑神经Ⅰ、Ⅲ～Ⅸ和Ⅻ并不易于显像，但运动神经及它们支配的肌肉可以超声显像。第Ⅹ和第Ⅺ对脑神经可以直接超声成像[45]。

神经运动（如滑动，视频13.3）是文献中日益受关注的领域。改进鉴别正常和病理性神经活动的技术[46-50]，特别是受卡压区域，可以进一步揭示如何更好地诊断和治疗压迫性神经病变。研究较少的是神经切断术后的神经收缩现象（神经间隙）[51]。神经间隙指神经切断后两端之间的距离（视频13.4）。距离越大，越易于进行超声评价，但越难以修复。神经的远端-近端张力是切断术后出现间隙的原因；测量神经张力的更好方法（可能为弹性成像，后面讨论）可用于评价严重神经损伤后的神经移动性和神经再生的潜能。

神经血流显像是另一个非常令人感兴趣的领域。

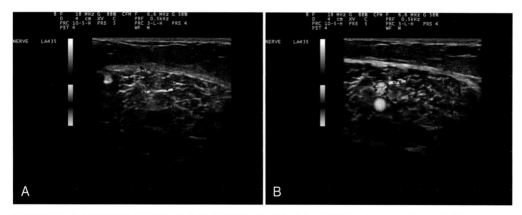

图13.4 A，休息后的左内侧腓肠肌轴向彩色多普勒血流图。注意仅有极小量的血流。B，在100次举脚趾后，血流明显增加，小动脉扩张和血流增加很明显。未显示与血流增加相关的肌肉总体积增大

彩色多普勒血流显像易于检测永存正中动脉（视频13.5）。在一些腕管综合征患者所观察到的腕部正中神经血流增加具有病理意义[52]（视频13.6），理解它的发生和意义可以更好地了解卡压性神经病变的病理生理。其他卡压性神经病变中神经血流的情况尚未研究。尚不清楚现有仪器或超声造影剂如何最佳地评价血流。超声具有改变血-神经屏障的能力和通过声孔效应及微泡增强技术局部治疗的能力[36-37]，这可能为以后某些类型神经病变的治疗提供独特方法。

与神经相关的介入超声使用还处于发展初期。就如在第十一章阐述的那样，超声可绘制外科手术过程中可能受损神经的路线图而具有术前价值[53-54]。确立这类研究有效性的挑战包括需要研究大量人群以具有合理说服力使检测到的神经损伤发生率减少具合理的统计学意义，因为这是大部分外科手术中相对较少的并发症。

超声检查有希望成为引导和管理神经活检的工具。例如，它可以帮助识别适合活检的小运动神经分支，比典型地从纯感觉神经如腓肠神经获得的组织能提供更多信息用于诊断。对于局灶性神经异常的患者，超声检查可以引导病变部位的开放活检以获得小的束状组织（该技术很适用于麻风病中显著肥大的神经）。有证据表明超声引导有助于放置电极，记录邻近神经的反应或选择性刺激某些神经（如超声检查易于识别的脊神经根），并可帮助确定神经的局部病理改变。

让人特别关注的是超声引导下的局部治疗。局部麻醉师能够将低剂量局部麻醉剂有效传递到周围神经，获得这些药剂的最大局部效应。从事介入性疼痛治疗的医师也发现超声可引导注射，使药物接近感兴趣的目标神经。因此，各种新的具有潜在生物活性的药物，从胰岛素到生长因子再到类固醇，可通过超声引导注射到受损神经周围，促进神经再生或愈合。对于广义的神经病变而言，这种治疗的益处可能是有限的，尽管如此，就研究目的而言，近神经注射可以提供有用的研究模型。治疗药物的单侧近神经注射，如果有益将出现易于观察到的疗效，并具有相当大的统计学意义（因为可以注射安慰剂进行两侧对比）。考虑到神经病变缺乏有效治疗，使用这类方法进行研究有可能提供独特的信息。

超声检查的简便和实用性促进了临床试验的实施，它可用于评估卡压性神经病的不同治疗方法的有效性，如腕管综合征类固醇注射与外科治疗的有效性比较。以腕管综合征为例，超声不仅引导治疗

并核实适当的注射部位，也能通过测量腕管中血流或神经的运动，动态观察疗效的持续时间和神经功能的切实改变。虽然在临床神经肌肉研究中，超声检查并不比电诊断更敏感，但超声研究更少引起依从性、伦理委员会批准和受试者招募的问题。

类似于对类固醇治疗有反应的炎症性肌病，目前尚不清楚类固醇如何在某些炎症性神经病变中介导有益效应。局部注射类固醇可将局部和全身效应分开而获得对这一过程的更多了解。这在具有局部传导阻滞，且有时超声检查可以显示局部肿大的神经病变特别引人关注[55]。使用药物如苯酚[56]破坏神经以控制疼痛或治疗痉挛可能也是未来研究和发展的领域。虽然肉毒杆菌毒素的应用是该领域的一个重大进展，但苯酚因作用时间更长、功效更完全，可能更适合这些慢性不可逆状态如痉挛的治疗，特别是当所注射的神经主要为运动神经时，如闭孔或肌皮神经。对于肌张力障碍，苯酚并不被看好，因为经验表明肌张力障碍时收缩肌群随时间而不同，且苯酚对感觉神经不良反应更大。高强度聚焦超声也能引起神经传导阻滞，用于治疗疼痛和痉挛[57-58]。

神经与动脉和静脉在身体多个部位紧密相关，发展研究血管壁的血管内超声导管技术[59]，可用高分辨力超声检查深部或表面超声难以显像的神经。

三、与神经肌肉疾病类似的肌肉骨骼疾病

有经验的肌电图医师常会遇到有症状但无神经肌肉病理改变，需要电诊断检查的患者。在这些患者中有部分是可通过超声诊断的潜在肌肉骨骼疾病。在这种情况下，超声检查将成为电诊断的有用补充，不仅因为它能证实存在神经或肌肉疾病，而且因为它能查明引起症状的其他原因。肌肉骨骼超声检查超出了本文的范围从而限制了对这一主题的讨论，但熟练掌握电诊断和肌肉骨骼超声检查的医师将对神经肌肉医学研究做出重大贡献。

四、小纤维和自主神经

虽然超声的分辨力不足，不能有选择性地直接识别自主神经，但它为评价自主神经支配结构的功能提供了独特的方法。其中最主要的是血管结构，包括心脏、动脉、微动脉和静脉。血流成像拥有先进的技术，且血流改变是由支配这些结构的自主神

经密切介导的。特别让人感兴趣的是超声能够发现
自主神经支配的不对称性，并能够研究不同血管结
构的神经支配情况[2]。例如，控制肢体肌肉血流的
自主神经纤维可能与控制温度调节的自主神经不同，
也和控制胃肠道血流如肠系膜动脉的自主神经纤维
不同。再如，对一些直立性低血压的患者，当使用
电生理指标，如 Valsalva 率和深呼吸时的心率改变
进行评价时，心脏自主神经功能是正常的。如果能
够评价这些患者站立时下肢静脉的张力就能够洞察
电生理检测未能发现的自主神经功能紊乱。难以对
自主神经病变进行诊断和量化的一个原因是，对评
价这一复杂系统有意义的检测方法仍很有限。随着
超声技术的更广泛使用，有可能开始对自主神经疾
病按病变特征进行分类，如病变节段的分布、自主
神经功能的类型或所累及的自主神经终末器官类型
（超声检查可以显示终末器官），而不是按受累神经
纤维的大小进行分类。有充足的研究机会来探讨超
声检查在评价不同类型自主神经功能中的作用（视
频 13.7）。

超声检查在评价自主神经功能中的另一个潜在
应用来自特别高分辨力仪器的使用，这种仪器类似
于用来研究眼内结构的超声生物显微镜技术。当具
有足够的分辨力，有可能通过皮肤对汗腺进行成像
（或者是其他终末结构如迈斯纳触觉小体）[60-61]。近
来的研究进展已经使高分辨力光学器件的使用成为
可能，所以可以假设使用足够高分辨力的超声也可
能获得同样的结果。与此类似，更深部组织的其他
小受体（如肌梭）可以采用同样的技术进行术中观
察。这些方法取决于持续的技术进步和临床的反复
试验。

在更简单的层面，超声检查已经能够观察某
些器官平滑肌的活动，如胃肠道和泌尿系统括约肌
以及膀胱壁、食管壁、胃壁和肠壁。虽然这些结构
的超声检查通常不属于神经科医师的实践范围，但
那些真正对自主神经功能有兴趣的医师将会彻底研
究这些技术在诊断自主神经支配的终末器官中的新
应用。

五、新兴超声技术

超声技术在各个不同领域持续取得进展。弹性
成像（用于组织弹性测量）在研究神经和肌肉疾病
方面特别引人注意。该技术主要用于区分肿瘤与健
康组织，特别是富含脂肪的组织如乳腺[62]。可想而

知，该技术可通过观察肌源性疾病中的组织学改变，
或运动障碍性疾病和痉挛状态中肌张力或肌肉支持
组织的改变，提供各种肌肉硬度改变的信息[63]。该
技术的实时和非侵入性特性使它在研究中特别具有
吸引力。

3D[64-65] 和 4D 超声成像具有在神经肌肉的进一
步研究中发挥作用的潜在可能，但现在，这种应用
主要是理论上而非现实的。该技术有望对肌肉体积
进行真实测量，也可用于简单预测肌肉体积。

介入技术的新发展也增强了超声的使用。易于
被超声、CT 或 MRI 识别的特殊处理标记（电线、
夹子或珠子）可在超声引导下插入人体以帮助指导
随后的手术、活检、放射或成像。这种技术在肿瘤
治疗中特别有用，也可用于监测神经或肌肉组织的
变化。已经研制出经过处理能增强背向散射的电针
或直接从尖端发出超声的电针，这些技术有助于超
声引导下的电针穿刺。最后，超声造影剂[66-68] 有助
于更好地研究各种神经肌肉疾病中的血流情况，以
及发展声孔效应和相关治疗技术。

使用超声检查显示中枢神经系统结构日益受
到关注。婴儿的开放囟门一直被用作围生期超声脑
部成像的入口。类似于在小婴儿，如果脊柱是弯曲
的且探头在棘突下以一定的角度观察，脊髓能以小
片段的方式成像。现已证明利用超声低频率探头有
可能直接经颅使大脑成像。这些研究发现，在帕
金森病和其他运动障碍性疾病，黑质有可识别的改
变[69-71]。这些影像与典型神经肌肉疾病临床表现之
间的关系尚有待阐明。

六、实践问题

发展职业标准以明确实践范围、培训需求和培
训方法，使医师在实践中或在住院医师阶段能获得
所需的技能，并将该技术应用于患者，这是未来发
展的方向。与超声有关的基本问题是，谁有资格进
行神经肌肉超声检查，需要什么样的培训，如何保
持并在继续医学教育中提高工作能力，以及神经肌
肉超声应该如何分类。

笔者相信，从事任何医学专业的医师，如果
有兴趣并经过适当培训，就能够操作并解读神经肌
肉超声检查结果。美国神经肌肉和电诊断医学协会
（AANEM）是一个主要致力于神经肌肉医学的社团，
已经规定了神经肌肉超声所需的培训和知识[72]。大
部分超声团体通常由超声检查的专科医生、相应领

域中有代表性的专家（如从事心脏超声成像的心脏病专家）和影像专家如放射科医师组成。神经肌肉超声的主要专业领域包括神经病学和物理医学以及康复医学；放射科医生是相关的核心群体，但风湿病学家、整形外科医生、神经外科医生和矫形外科医生显然也参与其中，这就出现了临床神经生理学家使用神经肌肉超声检查的情况。传统的临床神经生理学家并不积极参与影像研究，但随着技术的发展，这种情况已经慢慢改变。脑电图、诱发电位和脑磁图能以大脑图谱的方式生成图像。超声是从临床神经生理学中最基本的示波器技术发展而来。超声检查以神经肌肉解剖、运动学、血流和其他物理性能的形式捕捉神经生理学中非电生理的成分。因此，神经生理学家将神经肌肉超声作为实验室技能的一部分是明智的。最后，时间会告诉我们哪一个专业应在实践中包括神经肌肉超声检查，但很可能多专业协作对该技术的实践应用是最有效的，能确保社区医生将该技术应用于患者。

AANEM 已经发表了声明，将神经肌肉超声定义为 AANEM 成员的执业范围，这些成员主要是能胜任电诊断检查并已获得超声额外培训的神经病学家和物理治疗师。美国超声医学会是世界上最大的超声社团，已经发表了肌肉骨骼超声的培训指南，可能将发表进行神经肌肉超声检查所需的相关培训指南。这些组织的目标是通过培训和教育该领域的执业医师和专家以促进患者医疗的最佳化。这些社团和其他团体参与开发神经肌肉超声的培训课程。未来医学的成功，特别是神经病学和物理治疗学以及康复医学，可能需要执业医师认识并采用可用的新兴技术，而且除传统住院医师和研究员外，实践培训的需求将随着时间增加。

七、总结

对于那些有电诊断操作经验的医师，超声检查采用精确 3D 表现神经和肌肉的空间关系、功能和血流，为增强自身有限的构想提供了独特的机会。这是认识大自然如何构建周围神经系统并确定功能、了解盲点的最高级工具。超声是一种特别有价值的工具，可用来指导神经肌肉医学领域的初学者，为他们提供解剖信息以及成像和图像重构技能，这也适用于 MRI 和 CT。对我们这些临床实验室的工作者，实时显像能向使用者输注发现的喜悦并促进求知欲，引导新的新发现并更好地治疗患者。

参考文献

1. Stalberg E. Single fiber EMG, macro EMG, and scanning EMG: new ways of looking at the motor unit. CRC Crit Rev Clin Neurobiol. 1986;2: 125-131.
2. Walker FO. Autonomic testing. In: Kimura J, editor. Peripheral nerve diseases. New York: Elsevier;2006: 487-510.
3. Walker FO. Normal neuromuscular sonography. In: Tegler CH, Babikian VL, Gomez CT, editors. Neurosonology. New York: Mosby;1996: 396-405.
4. Arts IM, Pillen S, Schelhaas HJ, et al. Normal values for quantitative muscle ultrasonography in adults. Muscle Nerve. 2010;41: 32-41.
5. Pillen S, van Alfen N, Zwarts MJ. Muscle ultrasound: a grown-up technique for children with neuromuscular disorders. Muscle Nerve. 2008;38: 1213-1214.
6. Pillen S, Arts IM, Zwarts MJ. Muscle ultrasound in neuromuscular disorders. Muscle Nerve. 2008;37: 679-693.
7. Pillen S, Verrips A, Van Alfen N, et al. Quantitative skeletal muscle ultrasound: diagnostic value in childhood neuromuscular disease. Neuromuscul Disord. 2007;17: 509-516.
8. Hamjian JA, Walker FO. Serial neurophysiological studies of intramuscular botulinum: a toxin in humans. Muscle Nerve. 1994;17: 1385-1392.
9. Severinsen K, Andersen H. Evaluation of atrophy of foot muscles in diabetic neuropathy: a comparative study of nerve conduction studies and ultrasonography. Clin Neurophysiol. 2007;118: 2172-2175.
10. Pillen S, van Dijk JP, Weijers G, et al. Quantitative gray-scale analysis in skeletal muscle ultrasound: a comparison study of two ultrasound devices. Muscle Nerve. 2009;39: 781-786.
11. Pillen S, Tak RO, Zwarts MJ, et al. Skeletal muscle ultrasound: correlation between fibrous tissue and echogenicity. Ultrasound Med Biol. 2009;35: 443-446.
12. Pillen S, van Keimpema M, Nievelstein R A, et al. Skeletal muscle ultrasonography: visual versus quantitative evaluation. Ultrasound Med Biol. 2006;32: 1315-1321.
13. Pillen S, van Engelen B, van den Hoogen F, et al. Eosinophilic fasciitis in a child mimicking a myopathy. Neuromuscul Disord. 2006;16: 144-148.
14. Wu JS, Darras BT, Rutkove S B. Assessing spinal muscular atrophy with quantitative ultrasound. Neurology. 2010;75: 526-531.
15. Dietz HP. Pelvic floor ultrasound: a review. Am J Obstet Gynecol. 2010;202: 321-333.
16. Falkert A, Endress E, Weigl M, Seelbach-Gobel B. Three-dimensional ultrasound of the pelvic floor 2 days after first delivery: influence of constitutional and obstetric factors. Ultrasound Obstet Gynecol. 2010;35: 583-588.
17. Timor-Tritsch IE. Appearance of the levator ani

muscle subdivisions in endovaginal three- dimensional ultrasonography. Obstet Gynecol. 2009;114：1145-1146.

18. Stetts DM, Freund JE, Allison SC, Carpenter GA rehabilitative ultrasound imaging investigation of lateral abdominal muscle thickness in healthy aging adults. J Geriatr Phys Ther. 2009;32：60-66.

19. Brown SH, McGill SM. A comparison of ultrasound and electromyography measures of force and activation to examine the mechanics of abdominal wall contraction. Clin Biomech. 2010;25：115-123.

20. Costa LO, Maher CG, Latimer J, Smeets R J. Reproducibility of rehabilitative ultrasound imaging for the measurement of abdominal muscle activity：a systematic review. Phys Ther. 2009;89：756-769.

21. Hebert JJ, Koppenhaver SL, Parent EC, Fritz JM A systematic review of the reliability of rehabilitative ultrasound imaging for the quantitative assessment of the abdominal and lumbar trunk muscles. Spine. 2009;34：E848-E856.

22. Lin YJ, Chai HM, Wang SF. Reliability of thickness measurements of the dorsal muscles of the upper cervical spine：an ultrasonographic study. J Orthop Sports Phys Ther. 2009;39：850-857.

23. Reimers CD, Ziemann U, Scheel A, et al. Fasciculations：clinical, electromyographic, and ultrasonographic assessment. J Neurol. 1996;243：579-584.

24. Walker FO, Donofrio PD, Harpold GJ, Ferrell WG. Sonographic imaging of muscle contraction and fasciculations：a correlation with electromyography. Muscle Nerve. 1990;13：33-39.

25. Scheel AK, Toepfer M, Kunkel M, et al. Ultrasonographic assessment of the prevalence of fasciculations in lesions of the peripheral nervous system. J Neuroimaging. 1997;7：23-27.

26. Fermont J, Arts IM, Overeem S, et al. Prevalence and distribution of fasciculations in healthy adults：effect of age, caffeine consumption and exercise. Amyotroph Lateral Scler. 2009;11：181-186.

27. van Baalen A, Stephani U. Fibration, fibrillation, and fasciculation：say what you see. Clin Neurophysiol. 2007;118：1418-1420.

28. Pillen S, Nienhuis M, van Dijk JP, et al. Muscles alive：ultrasound detects fibrillations. Clin Neurophysiol. 2009;120：932-936.

29. Reimers CD, Schlotter B, Eicke BM, Witt T N. Calf enlargement in neuromuscular diseases：a quantitative ultrasound study in 350 patients and review of the literature. J Neurol Sci . 1996;143：46-56.

30. Victor M, Adams RD. Principles of neurology, ed 4. New York：McGraw-Hill; 1989.

31. Weber MA, Krix M, Delorme S. Quantitative evaluation of muscle perfusion with CEUS and with MR. Eur Radiol. 2007;17：2663-2674.

32. Weber MA, Jappe U, Essig M, et al. Contrast-enhanced ultrasound in dermatomyositis and polymyositis. J Neurol.

2006;253：1625-1632.

33. Adler RS, Garolfalo G, Paget S, Kagen L. Muscle sonography in six patients with hereditary inclusion body myopathy. Skeletal Radiol. 2008;37：43-48.

34. Poliachik SL, Khokhlova TD, Bailey MR. High intesnity focused ultrasound as a potential treatment modality for heterotopic ossification. J Acoust Soc Am. 2010;127：1759.

35. Palussiere J, Salomir R, Le BB, et al. Feasibility of MR-guided focused ultrasound with real- time temperature mapping and continuous sonication for ablation of VX2 carcinoma in rabbit thigh. Magn Reson Med. 2003;49：89-98.

36. Liang HD, Tang J, Halliwell M. Sonoporation, drug delivery, and gene therapy. Proc Inst Mech Eng H. 2010;224：343-361.

37. Lentacker I, Geers B, Demeester J, et al. Design and evaluation of doxorubicin-containing microbubbles for ultrasound-triggered doxorubicin delivery：cytotoxicity and mechanisms involved. Mol Ther. 2010;18：101-108.

38. Cartwright MS, Passmore LV, Yoon JS, et al. Cross-sectional area reference values for nerve ultrasonography. Muscle Nerve. 2008;37：566-571.

39. Yesildag A, Kutluhan S, Sengul N, et al. The role of ultrasonographic measurements of the median nerve in the diagnosis of carpal tunnel syndrome. Clin Radiol. 2004;59：910-915.

40. El-Karabaty H, Hetzel A, Galla TJ, et al. The effect of carpal tunnel release on median nerve flattening and nerve conduction. Electromyogr Clin Neurophysiol. 2005;45：223-227.

41. Kuo YL, Yao WJ, Chiu HY. Role of sonography in the preoperative assessment of neurilemmoma. J Clin Ultrasound. 2005;33：87-89.

42. Boppart SA, Bouma BE, Pitris C, et al. Intraoperative assessment of microsurgery with three- dimensional optical coherence tomography. Radiology. 1998;208：81-86

43. Peer S, Harpf C, Willeit J, et al. Sonographic evaluation of primary peripheral nerve repair. J Ultrasound Med. 2003;22：1317-1322.

44. Major R, al-Salim W. Towards evidence based emergency medicine：best BETs from the Manchester Royal Infirmary, BET 3：ultrasound of optic nerve sheath to evaluate intracranial pressure. Emerg Med J. 2008;25：766-767.

45. Gruber H, Kovacs P. Sonographic anatomy of the peripheral nervous system. In：Peer S, Bodner G, editors.High-resolution sonography of the peripheral nervous system. Berlin：Springer; 2003：13-37.

46. Coppieters MW, Hough AD, Dilley A. Different nerve-gliding exercises induce different magnitudes of median nerve longitudinal excursion：an in vivo study using dynamic ultrasound imaging. J Orthop Sports Phys Ther. 2009;39：164-171.

47. Dilley A, Lynn B, Greening J, DeLeon N. Quantitative in vivo studies of median nerve sliding in response to wrist,

elbow, shoulder and neck movements. Clin Biomech. 2003;18 : 899.

48. Dilley A, Summerhayes C, Lynn B.An in vivo investigation of ulnar nerve sliding during upper limb movements. Clin Biomech. 2007;22 : 774-779.

49. Dilley A, Greening J, Lynn B, et al.The use of cross-correlation analysis between high- frequency ultrasound images to measure longitudinal median nerve movement. Ultrasound Med Biol.27, 2001. 1211–121

50. Erel E, Dilley A, Greening J, et al. Longitudinal sliding of the median nerve in patients with carpal tunnel syndrome. J Hand Surg Br. 2003;28 : 439-443.

51. Cartwright MS, Chloros GD, Walker FO, et al. Diagnostic ultrasound for nerve transection. Muscle Nerve. 2007;35 : 796-799.

52. Mallouhi A, Pulzl P, Trieb T, et al. Predictors of carpal tunnel syndrome : accuracy of gray-scale and color Doppler sonography. AJR Am J Roentgenol. 2006;186 : 1240-1245.

53. Flavin R, Gibney RG, O'Rourke S K. A clinical test to avoid sural nerve injuries in percutaneous Achilles tendon repairs. Injury. 2007;38 : 845-884.

54. Ricci S, Moro L. Antonelli Incalzi R : Ultrasound imaging of the sural nerve : ultrasound anatomy and rationale for investigation. Eur J Vasc Endovasc Surg. 2010;39 : 636-641.

55. Granata G, Pazzaglia C, Calandro P, et al. Ultrasound visualization of nerve morphological alteration at the site of conduction block. Muscle Nerve. 2009;40 : 1068-1070.

56. Lee J, Lee YS. Percutaneous chemical nerve block with ultrasound-guided intraneural injection. Eur Radiol. 2008;18 : 1506-1512.

57. Foley JL, Little JW, Vaezy S. Effects of high-intensity focused ultrasound on nerve conduction. Muscle Nerve. 2008;37 : 241-250.

58. Foley JL, Little JW, Vaezy S. Image-guided high-intensity focused ultrasound for conduction block of peripheral nerves. Ann Biomed Eng. 2007;35 : 109-119.

59. Vogt M, Opretzka J, Perrey C, Ermert H. Ultrasonic microscanning. Proc Inst Mech Eng H.2010;224 : 225-240.

60. Nolano M, Provitera V, Santoro L, et al.In vivo confocal microscopy of Meissner corpuscles as a measure of sensory neuropathy. Neurology. 2008;71 : 536-537.

61. Provitera V, Nolano M, Caporaso G, et al. Evaluation of sudomotor function in diabetes using the dynamic sweat test. Neurology. 2010;74 : 50-56.

62. Regini E, Bagnera S, Tota D, et al. Role of sonoelastography in characterizing breast nodules : preliminary experience with 120 lesions. Radiol Med. 2010;115 : 551-562.

63. Drakonaki EE, Allen GM. Magnetic resonance imaging, ultrasound and real-time ultrasound elastography of the thigh muscles in congenital muscle dystrophy. Skeletal Radiol. 2010;39 : 391-396.

64. Min L, Lai G, Xin L. Changes in masseter muscle following curved ostectomy of the prominent mandibular angle : an initial study with real-time 3D ultrasonograpy. J Oral Maxillofac Surg.2008;66 : 2434-2443.

65. Pyun SB, Kang CH, Yoon JS, et al. Application of 3-dimensional ultrasonography in assessing carpal tunnel syndrome. J Ultrasound Med. 2011;30 : 3-10.

66. Stride EP, Coussios CC. Cavitation and contrast : the use of bubbles in ultrasound imaging and therapy. Proc Inst Mech Eng H. 2010;224 : 171-191.

67. Lonnebakken MT, Gerdts E. Impact of ultrasound contrast agents in echocardiographic assessment of ischemic heart disease. Recent Pat Cardiovasc Drug Discov.2010;5 : 103-112.

68. Tinkov S, Winter G, Coester C, Bekeredjian R. New doxorubicin-loaded phospholipid microbubbles for targeted tumor therapy, part I : formulation development and in-vitro characterization. J Contr Rel. 2010;143 : 143-150.

69. Krogias C, Eyding J, Postert T. Transcranial sonography in Huntington's disease. Int Rev Neurobiol. 2010;90 : 237-257.

70. Behnke S, Schorder U, Berg D. Transcranial sonography in the premotor diagosis of Parkinson's disease. Int Rev Neurombiol. 2010;90 : 93-106.

71. Godau J, Hanz A, Wevers AK, et al. Sonographic substantia nigra hypoechogencity in polyneuropathy and restless legs syndrome. Move Disord. 2009;14 : 133-137.

72. Walker FO, Alter KE, Boon AJ, et al. Qualifications for practitioners of neuromuscular ultrasound : position statement of the American Association of Neuromuscular and Electrodiagnostic Medicine. Muscle Nerve. 2010;42 : 442-444.

神经肌肉超声检查规范

以下规范按照解剖部位或疾病名称分类，作为临床神经肌肉超声检查指南。另外神经肌肉超声检查的一般原则见第一章框 1.1，应当始终遵循。以下程序仅为超声检查神经肌肉疾病的总体原则，并不能囊括所有方法。

一、腕管综合征

1. 患者仰卧，臂稍外展；或坐位，屈肘，膝部横放一个枕头，掌心向上置于其上。

2. 先将探头置于腕横纹远侧横切扫查。

3. 追踪正中神经向远侧至少达腕横韧带水平，向近侧至少到前臂中部，观察神经轮廓。

4. 观察腕横韧带的完整性，特别是腕管松弛术后出现持续症状的患者更应注意。

5. 在腕横纹远侧检查是否存在永存正中动脉和正中神经分裂。

6. 确定神经最粗处（常位于腕横纹远侧附近）测量正中神经的横截面积，可以手动描计也可以自动测量。

7. 观察正中神经的回声特性，明确回声是否减低。

8. 嘱患者屈伸所有的手指及腕关节，观察正中神经的活动度是否减少（正常正中神经可以自由移动，当指和腕关节完全屈曲时可见屈肌腱包绕正中神经）。

9. 指关节和腕关节做屈伸运动时，观察指屈肌或蚓状肌是否进入腕管。

10. 在正中神经处开启彩色多普勒功能，缓慢提高彩色增益，如果神经先于屈肌腱出现血流信号，则表明正中神经血流增加。

11. 向近侧追踪正中神经至前臂中部，并在此处测量其横截面积。

12. 探头回到腕横纹远侧，纵切观察正中神经。检查神经的轮廓直至其于腕横韧带下方向深部走行。如果出现神经受压，应测量神经的最小和最大前后

径。缓慢屈伸手指，观察神经的活动度。正常正中神经应能达到其最大的活动度。

13. 可选项目：检查正中神经所支配肌肉的厚度和回声，例如拇短展肌、旋前圆肌等。

二、肘部尺神经病变

1. 患者仰卧，臂外旋、外展、屈肘。该体位也常用来检查肘部神经传导。

2. 先将探头置于前臂近端尺侧横切扫查。

3. 寻找尺神经并向近侧追踪至臂中部，观察神经的轮廓。

4. 确定尺神经最粗处并测量其面积，可以手动描计也可以自动测量。神经增粗部位可能不止一处（例如，肱骨内上髁／肱尺关节处），这时应测量所有增粗部位。

5. 在神经最粗处远侧及近侧 4~5cm 处分别测量尺神经面积，一般是在前臂及臂中部位置。

6. 在最粗处观察尺神经的回声特性，明确回声是否减低。

7. 在尺神经最粗处开启彩色多普勒功能，观察神经内部及周边的异常血流信号。

8. 有时可见一条小的动脉在肘部与尺神经伴行，测量时应注意将其与尺神经区分开。

9. 嘱患者完全屈肘及伸肘，在肱骨内上髁水平横切扫查，观察有无尺神经半脱位。

10. 探头回到尺神经最粗处纵切扫查，观察神经的轮廓。

11. 可选项目：检查尺神经所支配肌肉的厚度和回声，例如第一骨间背侧肌、小指展肌、尺侧腕屈肌等。

三、螺旋沟处桡神经病变

1. 患者仰卧，臂稍外展。

2. 先将探头置于肘前窝桡侧横切扫查。

3. 寻找桡神经，该处桡神经可能已经分为浅支

和深支。

4. 向近侧追踪桡神经，可见其向深方走行，邻近肱骨。继续向近侧追踪直至腋后襞。追踪过程中臂需进一步外展并向前抬起，探头应往后上方移动。

5. 确定桡神经最粗处并测量其横截面积，可手动描计，也可自动测量。

6. 在最粗处远侧及近侧 4~5cm 处分别测量桡神经面积。

7. 在桡神经最粗处开启彩色多普勒功能，观察神经内部及周边异常血流信号。

8. 在螺旋沟内常可见一支小的动脉与桡神经伴行，测量时应将其区分开。

9. 在桡神经最粗处纵切扫查，观察桡神经的轮廓。

10.可选项目：检查桡神经所支配肌肉的厚度和回声，例如伸指总肌、肱桡肌、肱三头肌等。

四、检查臂丛

1. 患者仰卧或坐位。

2. 先将探头置于锁骨中部上方纵切扫查。

3. 在锁骨下动脉附近寻找臂丛，向远侧追踪至锁骨上方，向近侧追踪其分为神经干直至神经根处。

4. 评价所有可见神经根及臂丛干的横切面，如果增粗应测量横截面积，可以手动描计，也可自动测量。

5. 观察神经的回声特性，明确是否存在回声减低。

6. 在臂丛最粗处开启彩色多普勒功能，观察神经内部及周边异常血流信号。

7. 冠状面扫查观察臂丛神经根及神经干的轮廓。

8. 可选项目：体型偏瘦的患者有时可以向远侧追踪臂丛至锁骨处，该处臂丛与锁骨下动脉伴行。从腋窝扫查可以观察到臂丛的最远侧部分。由于可能存在解剖学变异，应双侧对比检查。

五、腓骨头处腓神经病变

1. 患者俯卧，腿轻微外展。

2. 先将探头置于腘窝的外上部横切扫查。

3. 自坐骨神经分支处开始寻找腓神经。向远侧追踪其经腘窝向外侧走行至腓骨头处，由于腓神经向外侧绕着腓骨头走行，横切扫查时会变扁平。在

该处检查需要仔细调整探头以获得理想的横切面图像。

4. 寻找腓神经最粗处，一般在腓骨头附近，测量神经的横截面积，可以手动描计，也可以自动测量。

5. 观察神经的回声特性，特别需注意神经内部或周边的无回声区，这是腱鞘囊肿的表现，据文献报道该处腱鞘囊肿较常见。

6. 在腓神经最粗处开启彩色多普勒功能，观察神经内部及周边异常血流信号。

7. 在神经最粗处纵切扫查观察腓神经的轮廓。

8. 可选项目：检查腓神经所支配肌肉的厚度和回声，例如趾短伸肌、胫骨前肌、股二头肌短头等。

六、踝部胫神经病变

1. 患者仰卧，腿外旋。

2. 先在内踝处横切扫查。

3. 寻找胫神经，一般与胫后动脉相邻。向远侧追踪至其分为足底中间及外侧神经，向近侧追踪至内踝上方 4~5cm 处，观察神经轮廓。

4. 寻找胫神经最粗处并测量横截面积，可以手动描计，也可以自动测量。

5. 观察胫神经的回声特性，特别需注意神经内部或周边的无回声区，这是腱鞘囊肿的表现，文献报道该处可见腱鞘囊肿。

6. 在胫神经最粗处开启彩色多普勒功能，观察神经内部及周边异常血流信号。特别需注意可能存在的血管畸形（动脉瘤、假性动脉瘤等），文献有相关报道。

7. 常有数支静脉与胫后动脉伴行，彩色多普勒血流显像有助于鉴别这些静脉。

8. 在内踝水平辨认以下肌腱：胫骨后肌，趾长屈肌及拇长屈肌。

9. 在胫神经最粗处冠状扫查，观察神经轮廓。

10.可选项目：检查胫神经支配肌肉的厚度和回声，例如拇展肌、内侧腓肠肌等。

七、多神经病

以下是一般原则，根据临床表现的不同需要作适当调整。

1. 患者仰卧。

2. 分别在下肢及上肢至少检查两根神经。先向远侧然后向近侧 4~5cm 横切扫查这些神经，观察神

经轮廓。

3. 在每根神经最粗处测量横截面积，可以手动描计，也可以自动测量。

4. 观察每根神经的回声特点。

5. 在每根神经最粗处开启彩色多普勒功能观察神经内部及周边异常血流信号。

6. 在每根神经最粗处纵切扫查。

7. 可选项目：怀疑慢性及急性炎性脱髓鞘多发性神经病（CIDPs 及 AIDPs）和多灶性运动神经病时，按照臂丛神经检查程序检查臂丛神经。

8. 可选项目：检查下肢及上肢远侧肌肉的厚度和回声，同时观察远侧肌肉的肌束震颤。

八、肌肉疾病

以下是一般原则，根据临床表现的不同需要作适当调整。双侧比较有助于评价肌肉的厚度、回声及血供。

1. 患者仰卧。

2. 下肢和上肢分别选择至少一块远侧及近侧肌肉检查。先行横切检查。

3. 以肌肉与皮下组织和骨头的分界处为标志，检查肌肉厚度。

4. 观察肌肉回声特性。不时改变探头角度以明确回声是否存在明显变化。检查是否有伴声影的强回声点，这是钙化灶的特点。

5. 观察肌肉的血供情况，在感兴趣区开启多普勒功能。

6. 每块肌肉都应做矢状位检查观察厚度、回声和血供。

九、肌萎缩性侧索硬化症

以下是一般原则，根据临床表现的不同需要作适当调整。

1. 根据检查部位安排患者体位。检查脊柱旁肌肉时最好采用俯卧位。其余检查通常采用仰卧位。

2. 依据病史及临床检查结果引导肌肉超声检查。最好检查脊柱区域的所有肌肉（延髓支配的颏舌肌，斜方肌；颈髓支配的脊柱旁肌，上肢肌肉；胸髓支配的脊柱旁肌；腰髓支配的脊柱旁肌，下肢肌肉）。

3. 分别横切及纵切扫查每块肌肉，观察是否存在萎缩、回声增强、肌束震颤等。

4. 怀疑多灶性运动神经病时，应检查臂丛看是否有神经根和神经干肿大。

5. 将电诊断与超声检查结果综合考虑以提高检查效率与诊断能力从而避免不必要的针刺肌电图检查。

6. 可选项目：检查肌肉时，使用局部放大功能检查感兴趣区，高帧频检查肌纤维颤动中的微小运动。

十、超声引导膈肌肌电图

1. 患者仰卧。

2. 先将探头置于第 7、第 8、第 9 肋腋前线处矢状扫查。应同时显示两根肋骨及肋间隙。

3. 辨认上、下肋骨，肋间外肌和肋间内肌，膈，腹腔脏器，肺和胸膜。

4. 寻找膈肌较厚且远离胸膜 / 肺的肋间隙（常为第 7 肋间隙）。

5. 测量进针深度。

6. 探头转为横切与肋骨及肋间隙平行扫查。

7. 无菌操作下，在探头平面内引导肌电图针穿入膈肌。

神经肌肉超声视频

第二章

视频 2.1：腕关节处横切扫查，正中神经显示为扁平的低回声结构，位于浅方正中部位；其三面为肌腱包绕，左右侧远处为血管结构。探头角度变化时，神经回声仅出现细小改变，而肌腱回声则明显减低。

视频 2.2：Ⅰ型麻风病患者尺神经肿胀的超声及彩色多普勒显像，神经内血流增加。

视频 2.3：慢性炎性脱髓鞘性多发性神经病患者上臂桡神经肿胀的超声及彩色多普勒显像，神经外膜血流增加。

视频 2.4：该视频显示腘窝内坐骨神经远侧。坐骨神经分为胫神经和腓神经，腓神经沿着腘窝向下到腓骨头处。

第三章

视频 3.1：正常肱二头肌收缩时横切扫查，可见回声轻微减低，肌肉直径增大。注意可见内外侧头之间的筋膜（仅收缩时可见）。

视频 3.2：肌萎缩性侧索硬化症（ALS）患者病变肱二头肌横切扫查。注意随机、频发的肌束颤动，显示为整块肌肉内部多个短暂的局部收缩。

视频 3.3：正常肱二头肌横切扫查。左（内）侧可见一条搏动性血管，浅方有一根神经（神经血管束）。

视频 3.4：一个增大的运动单元的轻微收缩可导致肌肉轻微而快速的运动，与肌纤维性颤动类似。同步肌电图记录显示一个运动单元的神经冲动（称为假震颤性收缩或肌束颤动收缩）。

视频 3.5：股四头肌横切扫查。显示肌纤维颤动特征性的持续、快速、颤抖性运动。皮肤及皮下脂肪并没有移动，因此可以判断这些运动并非探头移动所造成的伪像。视频的后半部分探头有一个轻微移动，这时可见整个图像出现移动。

第五章

视频 5.1：屏幕左侧为近端，右侧为远端。正中神经为低回声的长条形结构，走行于高回声屈肌腱的正浅方。受检者屈伸手指时可见屈肌腱向近侧和远侧滑动。正中神经出现一些移动，但小于肌腱的运动。

视频 5.2：自腕关节向肘前窝横切扫查左侧正中神经。屏幕左侧为外侧，右侧为内侧。视频开始时正中神经位于屏幕的中央并逐渐向上方移动。探头自腕关节向上移动到肘前窝的过程中，检查者不停调整探头确保正中神经位于屏幕的中央。在旋前圆肌深方正中神经明显向深部移动并达到其最深处，显示为低回声；随后神经变扁平并紧邻肱动脉位于其内侧。

视频 5.3：自腕关节向远侧横切扫查左侧正中神经至手部。屏幕左侧为外侧，右侧为内侧。视频开始时正中神经位于屏幕中央并逐渐向下方移动，随着探头向远侧移动。神经一直位于屏幕中央但迅速向深方移动。可见腕横韧带，其深方的神经为低回声。在手部神经分为数个指支，可见与搏动性的指动脉相邻，位于屈肌腱之间。

视频 5.4：自前臂向近侧绕过肘关节到臂中部横切扫查尺神经。在肘部可见神经位于内上髁附近。

视频 5.5：可见尺神经位于内上髁附近。患者屈肘时尺神经向内上髁的前方移动并到达其外侧，此即为尺神经半脱位。E，内上髁；N，尺神经；UG，自然体位下尺神经的位置。

视频 5.6：自腕关节向上至腋窝横切扫查左侧尺神经。最初，神经在前臂位于尺动脉旁。在肘部位于内上髁附近，在肘上方一直位于屏幕中央。

视频 5.7：自肘前窝向上至腋窝横切扫查左侧桡神经。神经起初为扁椭圆形高回声，随着探头向上移动逐渐变为圆形并向深方移动，直至肱骨旁。随后调整探头，继续可见神经位于肱骨旁，显示在屏幕右下方。

第八章

视频 8.1：臂中部肱二头肌持续肌束颤动视频。探头保持不动，可见肌肉持续运动。该病例为肌萎缩性侧索硬化症（ALS）患者，在臂部及大腿部均可见肌束颤动。

视频 8.2：肌纤维颤动所致肌肉细微无序运动视频。肌电图证实存在肌纤维颤动。为了获得本视频，开启了局部放大功能并将设备的帧速调到最高。

第十章

视频 10.1：一位 74 岁男性肌萎缩性侧索硬化症患者超声所见肱二头肌多发肌束颤动。肌束颤动表现为肌肉内一部分短暂、快速运动，而周围肌肉不产生变形。肌束颤动可在肌肉一个部分重复出现，但更多情况下为多部位随机发生。

视频 10.2：55 岁男性波纹肌病患者，肱二头肌内一个收缩波在肌肉内沿着垂直于肌纤维方向扩散。

视频 10.3：83 岁女性患者，超声检查肱三头肌时感觉肌肉痉挛。痉挛表现为肌肉内持续、高频率收缩。收缩的频率高低不一，当痉挛消退时肌肉收缩也突然消失。

第十一章

视频 11.1：图 11.1 D 所示一根 18G 注射针插入猪肉的矢状显像。注意当探头出现轻微移动时针很容易从视野消失，调整后重新显示。垂直扫查时可见明显的混响伪像。视频邻近结束时注射了 1ml 生理盐水，随即在针尖处显示。

视频 11.2：与视频 11.1 中相同的针和猪肉横断扫查视频。注意只有当针穿过或回收到探头扫查平面时才能看到针尖。一开始针位于屏幕的中间偏左上方；随后转向下内方。可以调整探头追踪针尖，但针尖的辨认较困难，使用该方法时应慎重。

视频 11.3：短轴及长轴显示肌电图针穿入趾短伸肌。短轴显示时注意神经血管束（图 11.12）。注意针在肌肉中前进时路线并不规则，这与检查者的经验有关。

视频 11.4：注射类固醇激素前，针插入腕管近侧掌长肌旁的矢状面视频。图像左侧为远侧，可见针从右侧进入。

视频 11.5：肌电图针在患者胸锁乳突肌中移动的矢状断面图像。超声引导肉毒杆菌毒素注射显得非常简单。

第十三章

视频 13.1：特发性震颤患者胸锁乳突肌短轴显像。实时超声很容易识别震颤（也可见于图 13.3C）。

视频 13.2.A：正中神经（箭头）短轴显像，首先在腕部，随后向近侧移动直至旋前圆肌深方。注意探头在腕关节附近移动时束状结构的变化。该视频显示Ⅰ型腓骨肌萎缩症患者神经明显增粗，束状结构明显。视频 13.2 B：Ⅰ型腓骨肌萎缩症患者增粗的正中神经。显示前臂处神经明显增粗，束状结构明显。神经向上移动，在肘前窝远侧位于旋前圆肌深方，紧邻肱动脉。

视频 13.3.A：掌根部正常正中神经矢状面视频。手指交替屈伸时可见神经向远侧和近侧滑动。手掌（P）位于图像左侧，腕关节（W）位于右侧。注意肌腱的活动度大于神经。该视频需与视频 B 对比。FR，屈肌支持带；N，正中神经；T，浅方为指浅屈肌腱，深方为指深屈肌腱。

视频 13.3B：腕管综合征患者正中神经肿大视频。注意矢状扫查手指屈伸时神经并不滑动，轴向扫查当腕关节与手指屈曲时神经与肌腱无相对运动（见于视频 A）。

视频 13.3C：尺神经半脱位视频。基础状态下，肘关节屈曲小于 90°时，尺神经位于尺神经管内内上髁外侧。当肘关节被动屈曲大于 90°时，可见尺神经突然半脱位。伸肘关节时，又重新回到尺神经管内。上述运动时患者无症状。E，内上髁；N，尺神经；UG，静息状态下尺神经的位置。

视频 13.4：本视频显示正中神经断裂后的间隙。伴随一段音频信号。

视频 13.5：腕关节处永存正中动脉（A）旁的正中神经（N）纵断面。探头加压时动脉搏动更明显。彩色多普勒显像显示血流信号进一步证实。注意动脉看起来通过动脉 / 神经旁结缔组织与神经相连，当手指作弹钢琴动作时，神经和血管相应移动。

视频 13.6：腕管综合征患者正中神经矢状显像。手掌位于图像左侧，桡骨远端在右侧底部清晰显示。注意正中神经内慢速点状血流信号，出现于视频结束时桡骨头稍远侧。

视频 13.7：做 Valsalva 动作时肱动脉视频。注意多普勒显像显示血流的变化，做 Valsalva 动作时心率加快，放松时心率明显减慢，血流立即减少。超声可以用来评价局部动脉自主功能。